MRT-basierte Chirurgie des Rektumkarzinoms

Martin E. Kreis · Patrick Asbach
(Hrsg.)

MRT-basierte Chirurgie des Rektumkarzinoms

Springer

Hrsg.
Martin E. Kreis
Klinik für Allgemein-, Viszeral- und
Gefäßchirurgie, Campus Benjamin Franklin
Charite – Universitätsmedizin Berlin
Berlin, Deutschland

Patrick Asbach
Klinik für Radiologie
Campus Benjamin Franklin
Charité – Universitätsmedizin Berlin
Berlin, Deutschland

ISBN 978-3-662-58158-2 ISBN 978-3-662-58159-9 (eBook)
https://doi.org/10.1007/978-3-662-58159-9

Die Deutsche Nationalbibliothek verzeichnet diese Publikation in der Deutschen Nationalbibliografie; detaillierte bibliografische Daten sind im Internet über http://dnb.d-nb.de abrufbar.

Springer ist ein Imprint der eingetragenen Gesellschaft Springer-Verlag GmbH, DE und ist ein Teil von Springer Nature.
Die Anschrift der Gesellschaft ist: Heidelberger Platz 3, 14197 Berlin, Germany

Vorwort

Die Behandlung des Rektumkarzinoms wurde in den letzten Jahren durch verschiedene Entwicklungen maßgeblich verbessert. Hierzu gehörten Neuerungen in der Chirurgie, wie die von Bill Heald eingeführte „totale mesorektale Exzision", wodurch eine erhebliche Verbesserung der Lokalrezidivraten erreicht werden konnte. Des Weiteren konnten die Quoten sphinktererhaltender Operationen erhöht werden und es wurde gezeigt, dass die minimalinvasive Chirurgie der offenen Chirurgie mindestens ebenbürtig ist. Ein weiterer zentraler Fortschritt war die Entwicklung der multimodalen Therapie, das heißt die Kombination von Strahlen- und/oder Chemotherapie mit der Operation.

Aufgrund der Vielzahl der Therapieoptionen, die heute zur Behandlung des Rektumkarzinoms zur Verfügung stehen, ist es internationaler Standard, dass jeder Patient prätherapeutisch in einer Tumorkonferenz von einem multidisziplinären Team (MDT) besprochen wird. Dieses Verfahren stellt sicher, dass alle Möglichkeiten der Therapie bei Bedarf zum Wohle des Patienten in Betracht gezogen werden.

Diese Diskussionen und Entscheidungen des MDT benötigen jedoch eine Grundlage und diese stellt in den meisten Fällen die Bildgebung dar. Die Magnetresonanztomographie (MRT) des Beckens hat hier in den letzten Jahren eine zentrale Bedeutung erlangt, da sich hier die Verhältnisse des Tumors zur mesorektalen Faszie und den anderen Strukturen des kleinen Beckens am besten darstellen lassen. Damit gute Therapieentscheidungen erfolgen, muss eine MRT nicht nur technisch adäquat durchgeführt werden, sondern auch entsprechend interpretiert und präsentiert werden. Zusätzlich zu diesen Kenntnissen sollte aber der Radiologe auch grundlegende Kenntnisse über die verschiedenen Therapieoptionen haben. Insbesondere ist ein Verständnis der für die chirurgische Indikationsstellung maßgeblichen Aspekte für eine zielführende interdisziplinäre Diskussion wichtig. Gleichermaßen sollten die Behandlungspartner ebenfalls Grundkenntnisse in der Befundung und Interpretation der MRT haben, um die vom Radiologen erhobenen Befunde nachvollziehen und in die Therapieplanung eingehen lassen zu können.

Das vorliegende Buch zielt darauf ab, die für die Therapie des Rektumkarzinoms maßgeblichen Aspekte der MRT systematisch aufzuarbeiten und zusammenzufassen. Es wurde nicht nur für Radiologen, sondern für alle Berufsgruppen geschrieben, die im MDT bei der Therapieplanung für Patienten mit Rektumkarzinom mitwirken. Die hier mit umfangreicher Bebilderung dargestellten Themen sollen eine verbesserte Grundlage für Diskussion von MRTs in Tumorkonferenzen liefern und somit zu einer optimierten Therapieplanung für Patienten beitragen.

Priv.-Doz. Dr. Patrick Asbach
Prof. Dr. Martin E. Kreis

Inhaltsverzeichnis

Teil IV Präoperatives Management

Herausgeber- und Autorenverzeichnis

Über die Herausgeber

Martin E. Kreis, Prof. Dr. med. 1967 geboren. Studium der Medizin an der Eberhard-Karls-Universität Tübingen. Während des Studiums einjähriger Auslandsaufenthalt in Corvallis, Oregon, USA. Facharzt für Chirurgie 2001, Schwerpunkt Viszeralchirurgie 2003 und seitdem Oberarzt. 2004 Wechsel an die Ludwig-Maximilians-Universität München als Bereichsleitender Oberarzt für kolorektale Chirurgie. Gründung und Leitung des dortigen Darmkrebszentrums im Jahre 2009 und seit 2010 leitender Oberarzt. Seit 2012 Direktor der Klinik für Allgemein-, Viszeral- und Gefäßchirurgie an der Charité – Universitätsmedizin Berlin, Campus Benjamin Franklin. 2018 Ernennung zum ärztlichen Leiter des Charité Centrums 08 „Chirurgische Medizin".

Patrick Asbach, Priv.-Doz. Dr. med. 1974 geboren. Studium der Medizin in Regensburg und an der University of Missouri, Columbia, USA. 2003 Promotion. Assistenzarzt am Institut für Radiologie am Campus Charité Mitte. 2007 Facharzt für Radiologie. Danach Oberarzt an der University of Louisville, Kentucky, USA und am Universitätsklinikum Jena. 2010 Habilitation an der Charité. Seit 2011 Leiter der Sektion Magnetresonanztomographie der Charité. Wissenschaftliche Arbeitsgebiete: Technische Entwicklungen der abdominellen Magnetresonanztomographie einschließlich der MR-Elastographie.

Autorenverzeichnis

Patrick Asbach Priv.-Doz. Dr. med. CharitéCentrum Diagnostische und Interventionelle Radiologie und Nuklearmedizin, Klinik für Radiologie, Charité – Universitätsmedizin Berlin, Berlin, Deutschland

Ulrike I. Attenberger, Prof. Dr. med. Klinik für diagnostische und interventionelle Radiologie, Rheinische Friedrich-Wilhelms-Universität Bonn, Bonn, Deutschland

Pascal Baltzer, Assoz. Prof. Priv.-Doz., Dr. med. Klinische Abteilung für Allgemeine Radiologie und Kinderradiologie, Medizinische Universität Wien, Wien, Österreich

Katharina Beyer, Priv.-Doz. Dr. med. Klinik für Allgemein-, Viszeral- und Gefäßchirurgie, CharitéCentrum Chirurgische Medizin, Berlin, Deutschland

Martina Brandlhuber, Dr. med. Klinik und Poliklinik für Radiologie, Ludwig-Maximilians-Universität München (LMU), München, Deutschland

Antonia Busse, Priv.-Doz. Dr. med. Medizinische Klinik III mit Schwerpunkt Hämatologie, Onkologie und Tumorimmunologie, CharitéCentrum Tumormedizin, Charité Universitätsmedizin Berlin, Berlin, Deutschland

Jakob Christian Dobroschke, Dr. med. Klinik und Poliklinik für Viszeral-, Thorax- und Gefäßchirurgie, Universitätsklinikum Carl Gustav Carus an der Technischen Universität Dresden,

Dresden, Deutschland

Helga Fritsch, Univ.-Prof. Dr. med. univ. Sektion Klinische Funktionelle Anatomie, Medizinische Universität Innsbruck, Innsbruck, Österreich

Matthias Haas, Dr. med. CharitéCentrum für Diagnostische und Interventionelle Radiologie und Nuklearmedizin Klinik für Radiologie, Charité – Universitätsmedizin Berlin, Berlin, Deutschland

Ralf D. Hofheinz, Prof. Dr. med. Medizinische Fakultät Mannheim der Universität Heidelberg, Universitätsmedizin Mannheim, Interdisziplinäres Tumorzentrum, Mannheim, Deutschland

Christoph Holmer, Priv.-Doz. Dr. med. Klinik für Allgemein- und Viszeralchirurgie, St. Joseph Krankenhaus Berlin, Berlin, Deutschland

David Horst, Prof. Dr. med. Institut für Pathologie, Charité – Universitätsmedizin Berlin, Berlin, Deutschland

Romed Hörmann Sektion Klinische Funktionelle Anatomie, Medizinische Universität Innsbruck, Innsbruck, Österreich

Armin Jarosch, Dr. med. Institut für Pathologie, Charité – Universitätsmedizin Berlin, Berlin, Deutschland

Martin E. Kreis, Prof. Dr. med. Klinik für Allgemein-, Viszeral- und Gefäßchirurgie, Campus Benjamin Franklin, Charité – Universitätsmedizin Berlin, Deutschland

Sigmar Stelzner, Priv.-Doz. Dr. med. Städtisches Klinikum Dresden, Dresden, Deutschland

Dietmar Tamandl, Assoc. Prof. Priv.-Doz. Dr. med. Klinische Abteilung für Allgemeine Radiologie und Kinderradiologie, Medizinische Universität Wien, Wien, Österreich

Matthias Taupitz, Prof. Dr.med. CharitéCentrum Diagnostische und Interventionelle Radiologie und Nuklearmedizin, Klinik für Radiologie, Charité – Universitätsmedizin Berlin, Berlin, Deutschland

Jürgen Weitz, Prof. Dr. med., M.Sc. Klinik und Poliklinik für Viszeral-, Thorax- und Gefäßchirurgie, Universitätsklinikum Carl Gustav Carus an der Technischen Universität Dresden, Dresden, Deutschland

Barbara D. Wichtmann, M.Sc. Klinik für diagnostische und interventionelle Radiologie, Rheinische Friedrich-Wilhelms-Universität Bonn, Bonn, Deutschland

Abkürzungsverzeichnis

ADC	Apparent diffusion coefficient (anscheinender Diffusionskoeffizient)
aRCT	Adjuvante Radiochemotherapie
cCR	Clinical complete response (klinisch komplette Remission)
CRM	Circumferential resection margin (zirkumferenzieller Resektionsrand)
CT	Computertomographie
DCE-MRT	Dynamic contrast-enhanced Magnetresonanztomographie (Perfusions-MRT/Magnetresonanzperfusionsbildgebung)
dMRT	Diffusionsgewichtete Magnetresonanztomographie
EMVI	Extramural vascular invasion (extramurale Gefäßinfiltration)
EUS	Endorektaler Ultraschall
MRT	Magnetresonanztomographie
nRCT	Neoadjuvante Radiochemotherapie
pCR	Pathologic complete response (pathologisch komplette Remission)
PET	Positronenemissionstomographie
ROI	Region of interest
TME	Totale mesorektale Exzision
TNM-Klassifikation	T – Ausdehnung (Größe, Infiltrationstiefe) des Primärtumors, N – Lymphknotenbefall, M – Metastasen

Teil I

Anatomie und Embryologie des Rektums

Klinisch relevante Anatomie und Embryologie von Rektum und Analkanal, Anorektum

1

Helga Fritsch und Romed Hörmann

Inhaltsverzeichnis

1.1 Begrifflichkeit

In der gültigen Nomina Anatomica (Terminologia Anatomica 2011) sowie in den meisten Anatomiebüchern werden Rektum und Analkanal als getrennte Organe besprochen. Anatomisch und klinisch wird die Grenze zwischen beiden Darmabschnitten unterschiedlich gesetzt und definiert (s. unten). In diesem Buchbeitrag wird das Anorektum, das sich in kraniokaudaler Richtung aus dem Darmrohr entwickelt bzw. differenziert, als ein gemeinsames, komplexes funktionelles System mit unterschiedlichen Abschnitten abgehandelt.

In Höhe des 2. oder 3. Sakralwirbels geht das Rektum aus dem Colon sigmoideum hervor, von dem es sich durch das Fehlen der typischen Kolonmerkmale wie Tänien, Haustren und Fettanhängsel unterscheidet. Das Rektum besitzt eine durchgehende einheitliche äußere Längsmuskelschicht. Es ist ca. 15 cm lang und hat neben zwei definierten Krümmungen in der Sagittalebene, Flexura sacralis und Flexura anorectalis, auch Krümmungen in der Frontalebene, Flexurae laterales (Abb. 1.1a, b). Im oberen Abschnitt (ca. oberes Drittel) wird das Rektum ventral und lateral vom Peritoneum überzogen, welches beim Mann (Abb. 1.1b) unter Bildung der Excavatio rectovesicalis auf die Harnblase und die oberen Pole der Samenbläschen, bei der Frau (Abb. 1.1a) unter Bildung der Excavatio rectouterina auf den Uterus umschlägt. Während der obere Abschnitt also retroperitoneal liegt, sind der Großteil des Rektums und der zugehörige ca. 4 cm lange Canalis analis als extraperitoneal zu bezeichnen. Der Analkanal wird von einem komplexen Sphinktersystem umgeben und mündet über die Analöffnung, den Anus, nach außen.

1.2 Schleimhautrelief und Feinbau

Im anatomischen Präparat ist das Rektum auf Höhe der Flexura sacralis zur Ampulla recti häufig aufgedehnt. In deren Inneres springen meist drei stationäre Schleimhautfalten, die Plicae transversae, vor. Während die kleinere obere und auch die untere von links kommen, prägt die größte und mittlere, die Kohlrausch-Falte, von rechts kommend das Oberflächenrelief (Abb. 1.1a, b). Im weiblichen Becken ist die Kohlrausch-Falte, die ca. 6 cm oberhalb des Anus liegt eine wichtige Landmarke, da sie höhenmäßig dem tiefsten Punkt der Peritonealhöhle und damit der Excavatio rectouterina (dem Douglas-Raum) entspricht.

H. Fritsch (✉) · R. Hörmann
Institut für Klinisch-Funktionelle Anatomie, Medizinische Universität Innsbruck, Innsbruck, Österreich
E-Mail: helga.fritsch@i-med.ac.at

R. Hörmann
E-Mail: romed.hoermann@i-med.ac.at

M. E. Kreis und P. Asbach (Hrsg.), *MRT-basierte Chirurgie des Rektumkarzinoms*, https://doi.org/10.1007/978-3-662-58159-9_1

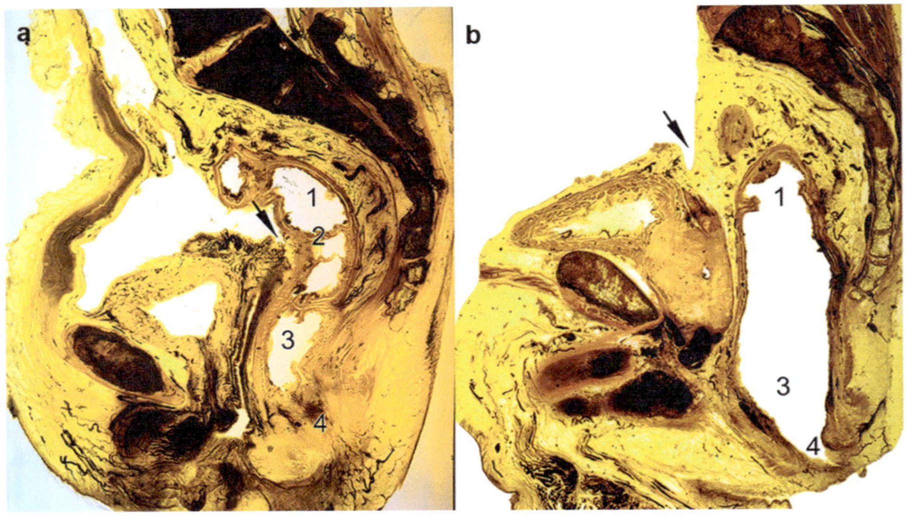

Abb. 1.1 Mediansagittalschnitt durch **a** ein weibliches Becken mit Anorektum, Vagina und Harnblase, **b** ein männliches Becken mit Anorektum, Prostata und Harnblase. *1* Flexura sacralis, *2* Kohlrausch-Falte, *3* Flexura anorectalis, *4* Canalis analis. Der *Pfeil* zeigt in die Excavatio rectouterina bzw. rectovesicalis

Im Bereich der Ampulla recti entsprechen die mikroskopische Oberfläche und das zugehöriges Epithel den typischen Kolonkrypten. In Anlehnung an die Einteilung und Nomenklatur von Fenger (1997) wird dieser Teil der Schleimhaut als rektale Zone (RZ) bezeichnet (Abb. 1.2). Dieser Bereich der Schleimhaut ist Ort der Entstehung des rektalen Adenokarzinoms.

Im makroskopischen Relief schließt nach kaudal die Zone der Columnae anales an. Diese sind 6–10 längs gestellte Schleimhautfalten, deren Grundlage die arteriovenösen Anastomosen des sog. Corpus cavernosum recti bilden und zwischen denen Einbuchtungen, Sinus anales, liegen. Der obere unscharfe Rand dieses Bereiches wird nach der anatomischen Nomenklatur als Junctio anorectalis bezeichnet. Klinisch bedeutender ist, das dieser nach Fenger (1997) als schmale kolo- bzw. anorektale Zone (ARZ) bezeichneter schmale Höhenabschnitt durch die Abnahme und Verkürzung der typischen Kolonkrypten gekennzeichnet ist und damit den epithelialen Wechsel anzeigt. Die anorektale Zone kann ebenfalls Entstehungsort für das rektale Adenokarzinom sein (Fritsch et al. 2010).

Der Höhenabschnitt der Columnae und Sinus anales wird nach Fenger (1997) als anale transitionale Zone bezeichnet (ATZ). Klinisch ist es wichtig zu wissen, dass die Länge bzw. Höhe der ATZ beim Erwachsenen sehr variabel ist (zwischen 3 und 20 mm) und diese Zone in seltenen Fällen auch fehlen kann! Das Epithel in diesem Bereich ist ebenfalls variabel, es wechseln mehrschichtiges Epithel mit kubischen und prismatischen Zellen und mehrschichtig unverhorntem Plattenepithel. Fenger (1997) beschreibt in dieser Zone noch vereinzelte Krypten. Die anale transitionale Zone (ATZ) kann also als jener Höhenabschnitt im Anorektum definiert werden, der zwischen der Zone mit typischer kolorektaler Schleimhaut (RZ und ARZ) und typischem ununterbrochenem Plattenepithel

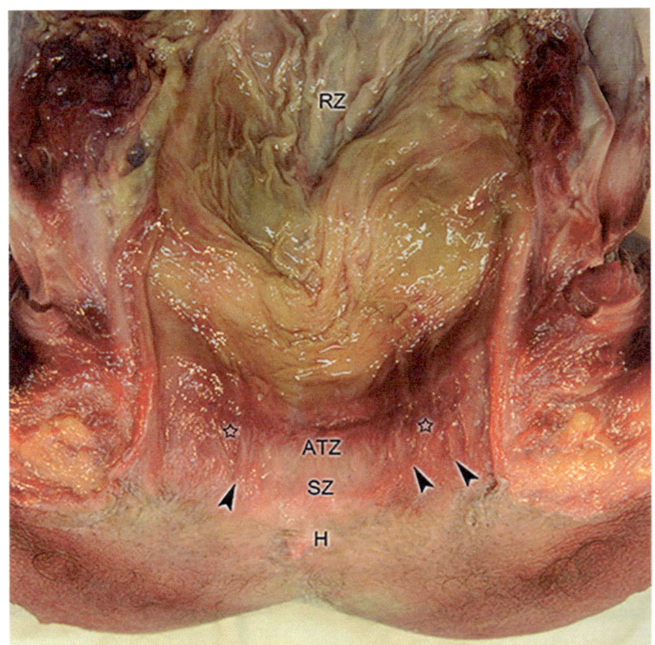

Abb. 1.2 Aufgeklapptes Präparat vom Anorektum von ventral eröffnet mit Ansicht nach dorsal. *RZ* rektale Zone, *ATZ* anal transitionale Zone, *SZ* squamöse Zone, *H* Haut. Zwischen *AZ* und *H* liegt die Linea anocutanea. Die *Pfeilspitzen* weisen auf die Columnae anales, die *Sternchen* markieren die Sinus anales

(SZ) liegt. Während einige Autoren die Existenz dieses epithelial variablen Abschnittes komplett verneinen (Tanaka et al. 2012), rückt sie bei führenden Pathologen (Yang et al. 2015) in den Fokus der vergleichenden Analyse zur Entstehung HPV-verursachter Karzinogenese. Aufgrund der Variabilität der Epithelien kann es Metaplasien geben, die u. a. Charakteristika aus dem übrigen Magen-Darm-Trakt aufweisen und die dem jeweiligen variablen Epithel zuzuordnen sind. Seltene, aber unterschiedliche Tumorbildung ist möglich (Fenger 1997).

Am kaudalen Ende sind die Columnae anales durch Querfalten, Valvulae anales, verbunden, welche die leicht gezackte Linea pectinata (oder dentata) markieren. Auf Höhe der Linea pectinata münden die Ausführungsgänge der Analdrüsen (Proktodealdrüsen), die ein muköses Sekret produzieren, in die Sinus anales. Die Entzündungen dieser Drüsen sind Ausgangsorte für Analabszesse und Analfisteln. Auf die Linea pectinata folgt analwärts die Zona transitionalis analis, die ebenso wie die Querfalten ausschließlich von mehrschichtig unverhorntem Plattenepithel bedeckt ist und daher nach Fenger (1997) als squamöse Zone (SZ) bezeichnet wird. In diesem Schleimhautabschnitt ist das Epithel fest mit den darunter liegenden Schichten verwachsen und schimmert weiß aus. In der Klinik wird diese äußerst dicht sensorisch innervierte und damit schmerzempfindliche Zone als Zona alba oder Anoderm bezeichnet. In der SZ können Plattenepithelkarzinome und maligne Melanome vorkommen. Dieser Höhenabschnitt geht an der unscharf markierten Linea anocutanea in die äußere perianale Haut über, welche stark pigmentiert ist und alle Charakteristika der übrigen Haut aufweist. Dementsprechend sind hauttypische Neoplasien möglich.

Die Analöffnung wird von Falten umgeben, die dadurch entstehen, dass Bündel von glatter Längsmuskulatur wie mimische Muskeln bis an die Basalmembran des Oberflächenepithels reichen. Drei regelmäßig vorkommende Falten, die ein asymmetrisches Y bilden, werden beschrieben.

1.3 Wandaufbau von Rektum und Analkanal inklusive Sphinkterapparat

Das Rektum besitzt die gleichen Wandstrukturen wie der übrige Dickdarm, d. h. Tunica mucosa, Tela submucosa und Tunica muscularis (Terminologia histologica 2008; Abb. 1.3). Hervorzuheben ist, dass sich die Muscularis mucosae (dünne glatte Muskulatur zwischen Tunica mucosa und Tela submucosa) kaudal bis zur Linea pectinata fortsetzt und hier das Corpus cavernosum recti innen bedeckt. Die innere, glatte Ringmuskelschicht der Tunica muscularis recti verdickt sich analwärts zum M. sphincter ani internus. Die verstärkte Fortsetzung der Ringmuskelschicht ist ca. 2 cm hoch und endet an der Linea anocutanea, wo der M. sphincter ani internus zu tasten ist. Die äußere Längsmuskelschicht der Tunica muscularis recti ist durchgehend und strahlt analwärts mit dünnen Bündeln fächerförmig an die Epithelgrenze der äußeren Haut ein.

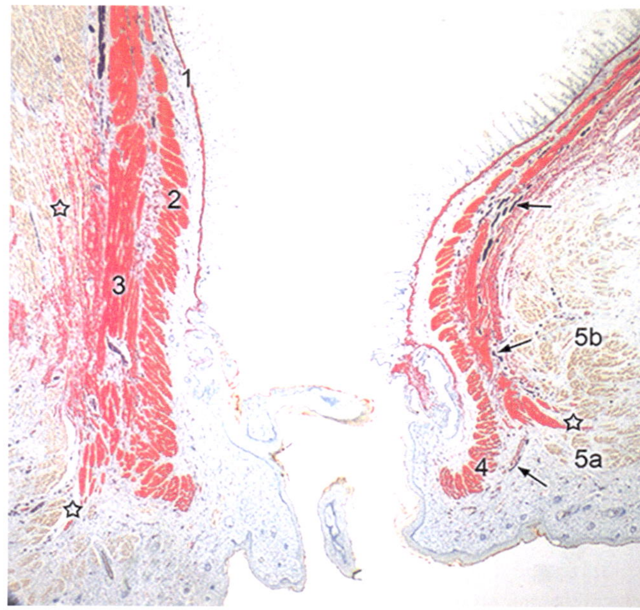

Abb. 1.4 Ausschnitt eines sagittalen plastinierten Schnittes durch das Anorektum eines Feten mit immunhistologischer Markierung von glatter *(rot)* und quergestreifter Muskulatur *(braun)*. *1* Muscularis mucosae, *2* innere Ringmuskelschicht, *3* äußere Längsmuskelschicht mit ausstrahlenden Bündeln *(Sternchen)*, *4* M. sphincter ani internus, *5* M. sphincter ani externus, *5a* tiefe Portion, *5b* oberflächliche Portion. Die *Pfeile* markieren Äste des N. pudendus

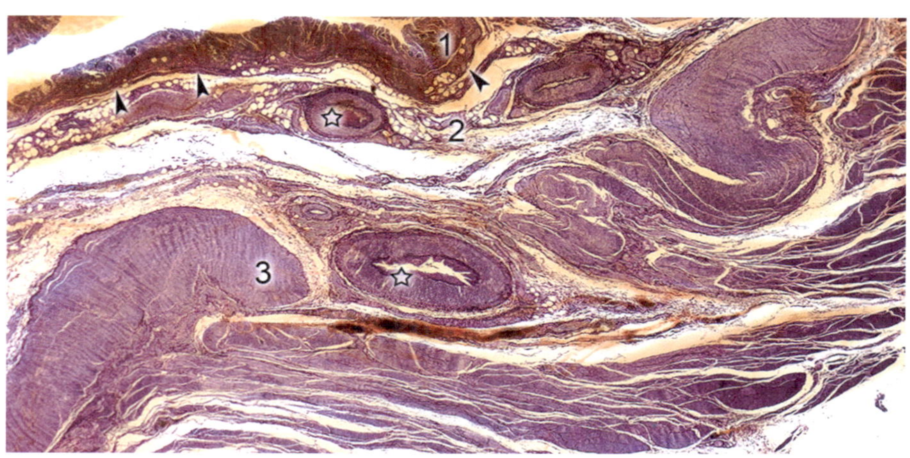

Abb. 1.3 Ausschnitt eines transversalen plastinierten histologischen Schnittes durch die Rektumwand eines Erwachsenen. *1* Tunica mucosa mit Muscularis mucosae *(Pfeilspitzen)*, *2* Tela submucosa mit sich verzweigenden Ästen der A. rectalis superior *(Sternchen)*, *3* Tunica muscularis mit durchbrechendem großen Ast der A. rectalis superior *(Sternchen)*

Diese Bündel liegen zwischen M. sphincter ani internus und M. sphincter ani externus (Fritsch et al. 2002; Abb. 1.4) und werden auch als M. corrugator ani bezeichnet. Der glattmuskuläre Sphinkter, der im Wesentlichen vom Sympathikus innerviert wird, befindet sich im Dauertonus. Mit zunehmendem Alter können sich die glattmuskulären Strukturen im Sinne einer Verdünnung bzw. eines Durchsetzens mit Bindegewebe verändern.

Der M. sphincter ani externus ist eine ca. 3–4 cm hohe muskuläre Schlinge bzw. Klemme, die im Wesentlichen zwei funktionell unterschiedliche Höhenabschnitte umfasst: eine oberflächliche und eine subkutane Portion (Abb. 1.4; Fritsch et al. 2002). Letztere ist ventral am Perineum verankert ist, nach dorsal nicht komplett zirkulär und bei der Frau höher und kräftiger ausgebildet. Die Fasern der tastbaren subkutanen Portion sind in alle Richtungen verflochten und werden von den glatten Muskelbündeln (s. o.) durchsetzt. Die tiefe Portion ist jener Teil, der sich an die subkutane Portion anschließt, ventral nicht komplett zirkulär ist, dorsal über das Lig. anococcygeum am Steißbein fixiert ist und kranial ohne scharfe Grenze in den M. puborectalis übergeht. Die tiefe Portion ist beim Mann höher und kräftiger ausgebildet als bei der Frau.

1.4 Leitungsbahnen

Die Blutzufuhr zum Rektum erfolgt über die A. rectalis superior, die als Endast der A. mesenterica inferior entspringt. Am rektosigmoidalen Übergang teilt sich die dorsal vom Rektum gelegene A. rectalis superior in zwei große Hauptäste, einen rechten und einen linken auf (Aigner et al. 2002). Diese verlaufen nach ventral und kaudal. Während der rechte Hauptast sich weiter in eine vordere und hintere Portion aufteilt, bleibt der linke meist ungeteilt (Abb. 1.5). Drei bis fünf Endäste erreichen die Rektumwand beidseits zwischen proximalen und mittleren Drittel. Einige Äste haben einen langen longitudinalen Verlauf durch die Tunica submucosa des Rektums. Mit ihren Endästen speist ausschließlich die A. rectalis superior das Corpus cavernosum recti, welches aus arteriovenösen Anastomosen besteht und in der Tunica submucosa der Columnae anales liegt. Sowohl die inkonstanten Aa. rectales mediae als auch die Aa. rectales inferiores sind paarig. Die A. rectalis media tritt, wenn vorhanden, beidseits auf Höhe des Levatotors an die Rektumwand heran, die aus der A. pudenda entstammende A. rectalis inferior versorgt beidseits die Wand des Analkanals. Der Venenabfluss aus dem Rektum erfolgt über gleichnamige Venen und parallel zu den genannten Arterien. Da das Blut der V. rectalis superior in die V. mesenterica inferior abfließt und damit in die V. portae, das Blut aus den Vv. rectalis media und inferior über die V. iliaca interna in die V. cava inferior, besteht am Rektum eine portokavale Anastomose.

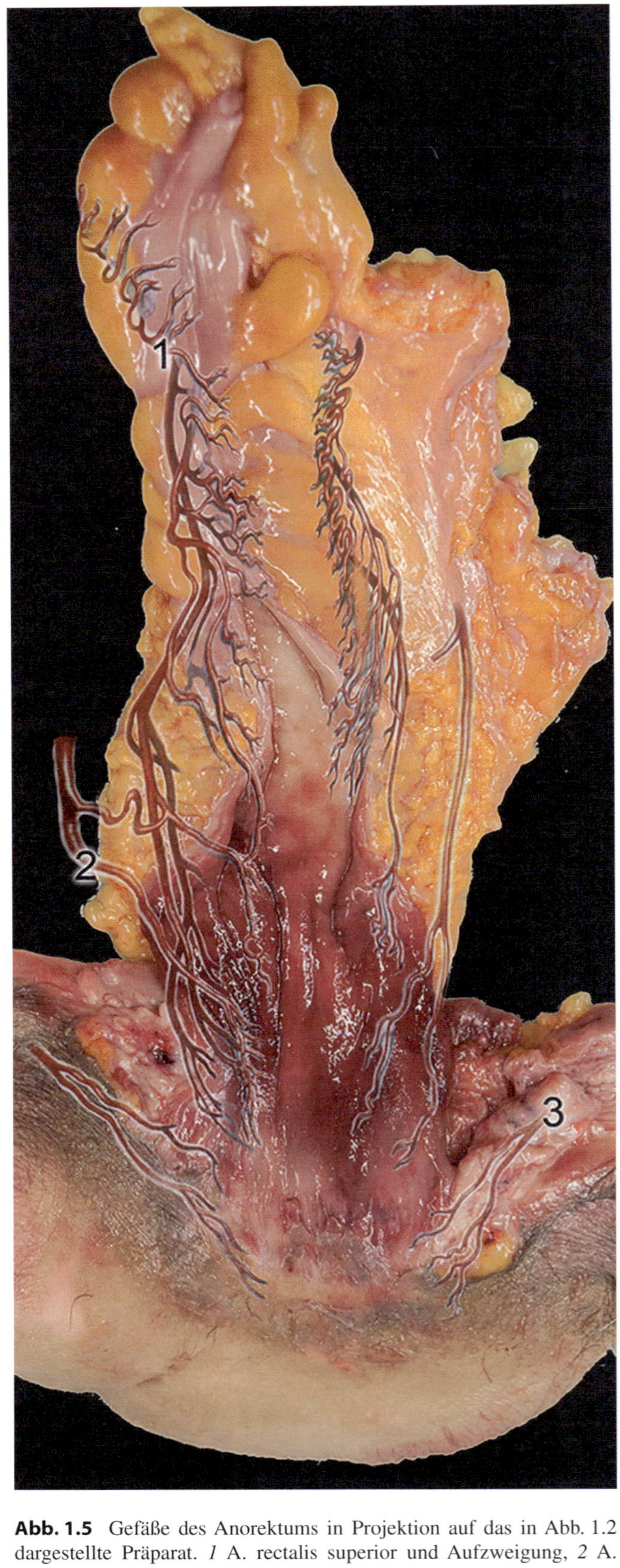

Abb. 1.5 Gefäße des Anorektums in Projektion auf das in Abb. 1.2 dargestellte Präparat. *1* A. rectalis superior und Aufzweigung, *2* A. rectalis media, *3* A. rectalis inferior

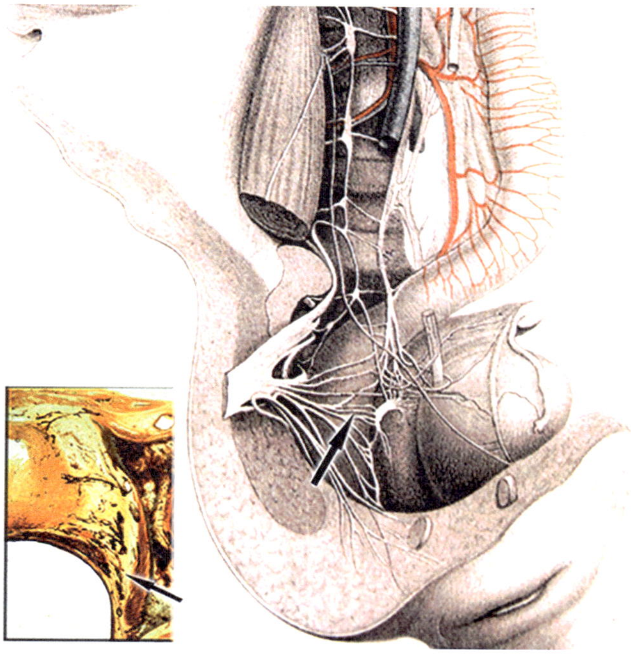

Abb. 1.6 Schema zur Lage des Plexus hypogastricus inferior *(Pfeil)* nach Frankenhäuser (1867). Inlet: Ausschnitt einer transversalen plastinierten Scheibe durch ein männliches Becken mit Plexus hypogastricus inferior *(Pfeil)* in Nachbarschaft zum Samenbläschen

Die rektalen Lymphknoten liegen in der Nähe bzw. in Begleitung der Vasa rectalia superiora und damit im Wesentlichen dorsolateral in der Adventitia recti (Mesorektum, s. unten). Damit unterscheidet sich die Lage der rektalen Lymphknoten und Wege von denen der übrigen Beckenorgane, die entlang der Vasa iliaca interna bzw. deren Äste liegen.

Die nervöse, d. h. viszerosensible und viszeromotorische, Versorgung erfolgt sympathisch über den Plexus hypogastricus superior und inferior und den lumbalen und sakralen Grenzstrang (Abb. 1.6). Die parasympathische Innervation stammt aus dem sakralen Parasympathikus mit Zentrum S2–S4 und erreicht das Rektum über die Nn. splanchnici pelvici und den Plexus hypogastricus inferior, der im männlichen Becken der Adventita recti lateral aufliegt, im weiblichen dem Lig. sacrouterinum (s. unten). Über den N. pudendus, der den quergestreiften M. sphincter ani externus somatomotorisch innerviert (Abb. 1.4), laufen auch Somatoafferenzen aus der Analhaut.

1.5 Weitere angrenzende Strukturen

Das Anorektum liegt im hinteren Bindegewebskompartiment des kleinen Beckens. Aus dem Vergleich makroskopischer und mikroskopischer Präparate aller Altersgruppen ergibt sich folgende Gliederung für das Bindegewebe im hinteren Kompartiment:

Direkt vor dem Os sacrum bzw. dem Os coccygis liegt ein kleines präsakrales Subkompartiment, das durch die Fascia pelvis parietalis, die hier regional Fascia praesacralis genannt wird, von den umliegenden Strukturen abgegrenzt wird. Den größten Anteil am dorsalen Kompartiment hat jedoch das Rektum mit seinem begleitenden Bindegewebe, das als

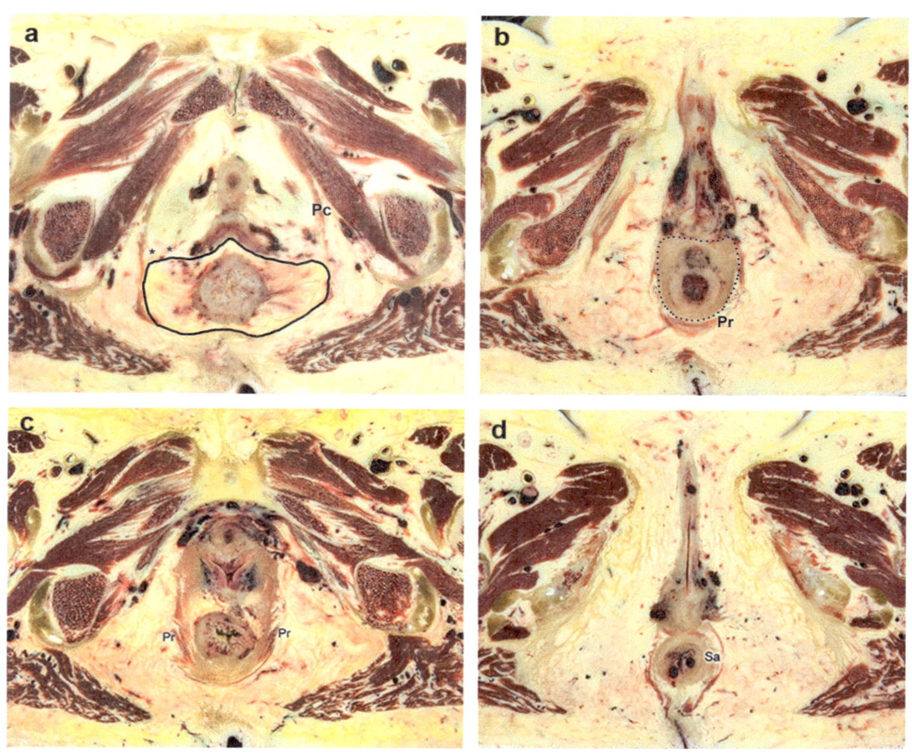

Abb. 1.7 Schnittanatomie transversal durch ein weibliches Becken. **a** Unterhalb der Excavatio rectouterina. Die *gestrichelte Markierung* umfährt die Adventitia recti, die *Sternchen* markieren die Fascia recti mit den Ligg. sacrouterina. **b** Beckenbodendurchtritt. Die *gestrichelte Markierung* umfährt die Adventitia recti. **c** Beckenbodenaustritt, **d** anorektale Zone (ATZ) mit Sphinkteren. *Pc* M. pubococcygeus, *Pr* M. puborectalis, *Sa* M. sphincter ani externus

perirektales Subkompartiment (Abb. 1.7) anzusehen ist. Dieses perirektale Binde- und Fettgewebe ist identisch mit der rektalen Adventitia (Mesorektum nach Heald; Heald 1995), also jenem Gewebe, das in der Entwicklung entlang der Vasa rectalia superiora entsteht und das Rektum begleitet. Es enthält neben den Vasa rectalia superiora und ihren Ästen, Äste der variablen Vasa rectalia media, die rektalen Nerven und insbesondere die rektalen Lymphknoten und -gefäße, die damit getrennt von den übrigen Beckenlymphknoten entlang der Vasa iliaca interna und ihren Aufzweigungen liegen. Außen und damit von den übrigen Strukturen des Beckenbindegewebes abgegrenzt, wird die Adventitia recti, die im Erwachsenenalter aus strukturiertem Fettgewebe besteht, durch eine mehr oder weniger kräftige, bindegewebige Lamelle, die Fascia recti (Fritsch 1990), bedeckt. Die Adventitia recti ist lateral und dorsal breit, ventral eher schmal. Sie nimmt in kraniokaudaler Richtung an Breite ab und endet in Höhe des Durchtritts durch den M. puborectalis, von wo ab die Wand des Anorektums nunmehr großtenteils von quergestreifter Muskulatur umgeben wird.

Für Ausbreitung, Behandlung und Diagnostik bei Rektumtumoren sind die benachbarten Strukturen und deren Verhältnisse zum perirektalen Subkompartiment von Bedeutung: Dorsal ist das präsakrale Subkompartiment locker mit dem perirektalen verbunden, d. h. beide können stumpf voneinander getrennt werden. Kaudal findet diese „Trennschicht" ihre Grenze zwischen einem variablen M. rectococcygeus bzw. dem Lig. anococcygeum. Im männlichen Becken liegen der Fascia recti die vegetativen Nerven des Plexus hypogastricus inferior und die Äste der Vasa iliaca lateral auf. Im weiblichen Becken schiebt sich das Lig. sacrouterinum zwischen Fascia recti und Leitungsbahnen (Fritsch et al. 2004)! Auch bei der ventralen Grenze des perirektalen Subkompartiments finden sich geschlechtsspezifische Unterschiede. Unterhalb des parietalen Peritoneums der Excavatio rectovesicalis grenzt beim Mann die Prostata an das perirektale Kompartiment. Die faserreiche bindegewebige Kapsel der Prostata ist nicht immer, aber häufig mit dem Septum rectoprostaticum (bestehend aus einer frontal gestellten Bindegewebsplatte und glattmuskulären Bündeln) verwachsen. Bei der Frau liegen unterhalb der Excavatio rectouterina zunächst die Fornix vaginae mit der Cervix uteri, an die sich kaudal die Vagina anschließt. Ventral des perirektalen Subkompartiments liegt das Septum rectovaginale (Ludwikowski et al. 2002), das im Aufbau mit dem Septum rectoprostaticum vergleichbar ist. Ventral hiervon findet sich meist lockeres Bindegewebe, das eine Trennung zwischen Rektumvorderwand und Vaginalhinterwand ermöglicht.

Bei beiden Geschlechtern findet sich subkutan ventral des Analkanals das feste und faserreiche Bindegewebe des Perineums, in das etliche muskuläre Strukturen einstrahlen. Eine anatomisch definierbare Trennschicht ist in diesem bindegewebige Keil nicht zu definieren.

1.6 Grundlagen der normalen Entwicklung des Anorektums

Rektum und Analkanal gehen aus dem Teil der entodermalen Darmanlage hervor der als Hinterdarm bezeichnet wird. Am ventrokaudalen Ende (ca. 5. Entwicklungs-

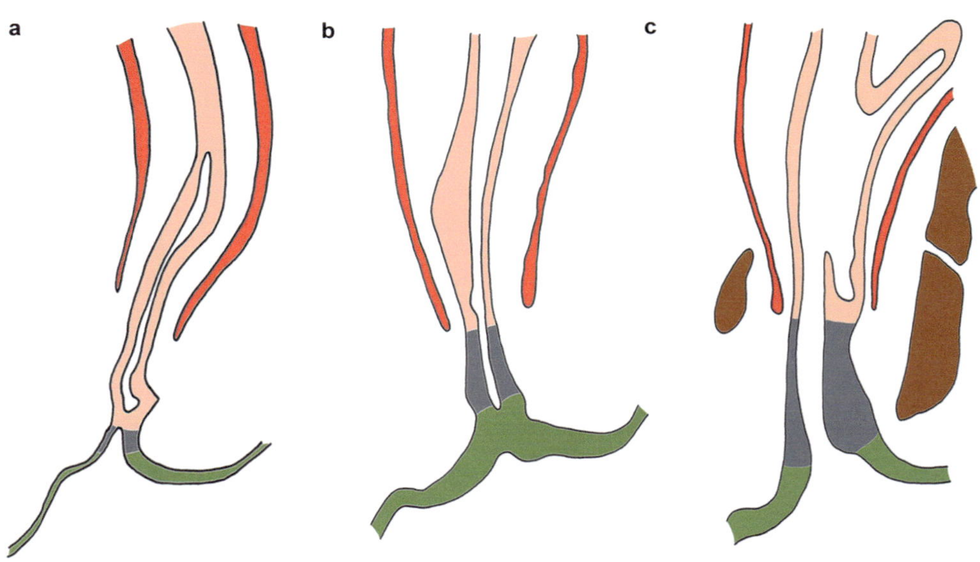

Abb. 1.8 **a–c** Schematisierte Darstellung der Entwicklung des menschlichen Anorektums nach Verschwinden der Kloakenmembran in **a** Woche 7, **b** Woche 8 und **c** Woche 9. *Rot* glatte Muskulatur, **braun** quergestreifte Muskulatur, *rosa* Epithel bzw. Schleimhaut von rektaler Zone (RZ) und anorektaler Zone (ATZ), *grau* squamöse Zone (SZ) und *grün* äußere Haut

woche) hat dieser eine sackförmige Erweiterung, Kloake, die nach außen durch die Kloakenmembran verschlossen ist (Abb. 1.8). Die mit Entoderm ausgekleidete Kloake liefert nicht nur die epitheliale Auskleidung für Rektum und Analkanal, sondern auch jene für Harnblase und Urethra. Durch Wachstum bzw. Proliferation des urorektalen Septums in Richtung Kloakenmembran (ca. 7. Entwicklungswoche) wird die Kloake in den ventral gelegenen Sinus urogenitalis und das dorsal gelegene Anorektum geteilt. Die aus epithelialen Zellhaufen bestehende Kloakenmembran verschwindet durch Apoptose (Reißen der Kloakenmembran), sodass Urethral- und Analkanal jeweils nach außen offen sind. Die Spitze des urorektalen Septums hat nun die Körperoberfläche erreicht und bildet das zukünftige Perineum. Durch den Einsatz verfeinerter Methoden ist bereits seit Jahrzehnten widerlegt, dass die Kloakenmembran der Ort des Zusammentreffens von Entoderm und Ektoderm (Stelzner 1998) ist!

Die Analöffnung wird kurzzeitig durch proliferierende Epithelzellhaufen verlegt, sog. Analmembran. Diese liegt in Höhe der Linea pectinata, die zu diesem Zeitpunkt bereits durch unterschiedlich immunhistochemisches Verhalten der Oberflächenepithelien nachgewiesen werden kann. Der epitheliale Verschluss verschwindet in der 8. Entwicklungswoche. In der darauffolgenden 9. Entwicklungswoche proliferieren und differenzieren die unterschiedlichen Epithelien und die Columnae und Sinus anales werden ausgebildet, damit markiert sich nicht nur die Linea dentata deutlich, sondern die epitheliale Grenze zwischen hochprismatischen (kubischen) Epithel und Plattenepithel wird deutlich. Im Mesenchym um das Anorektum ist bereits die glatte innere Ringmuskelschicht differenziert, die mit einem verdickten Ende in der 8. Entwicklungswoche bis auf Höhe der Linea pectinata reicht. Die äußere Längsmuskelschicht differenziert zeitverzögert in kraniokaudaler Richtung.

1.7 Klinische, anatomische und histologische Definition des Analkanals

Wesentliche Gründe, das Anorektum aus moderner anatomischer und klinischer Sicht als ein Organ mit verschiedenen Höhenabschnitten zu betrachten, sind die unterschiedlichen und vagen Definitionen des Analkanals und dessen embryonale Entwicklung bzw. Herkunft:

Der anatomische Analkanal erstreckt sich von der Linea dentata bis zur Analöffnung, d. h. er schließt nur die squamöse Zone (SZ) ein, was weder aus der Entwicklung noch aus funktioneller oder klinisch pathologischer Sicht sinnbringend ist.

Der histologische Analkanal, der in früheren Jahren von der analen transitionalen Zone (ATZ) ausgehend definiert wurde, umschließt jetzt wie von Klinikern und Pathologen empfohlen und in der Terminologia histologica (Aigner et al. 2002) festgehalten auch die anorektale Zone (ARZ). Als Orientierungsmarke für den Beginn dieses Höhenabschnittes dient die unscharfe Junctio anorectalis, die der Flexura anorectalis entspricht und damit auf Höhe der tastbaren Puborektalisschlinge liegt.

Der Wunsch, Organe und ihre Grenzen klar zu definieren, ist verständlich, hat über Dekaden zur Verwirrung gesorgt und stimmt mit dem derzeitigen Erkenntnisstand nicht überein.

Literatur

Aigner F, Bodner G, Conrad F et al (2002) The superior rectal artery and ist branching pattern with regard to its clinical influence on ligation techniques for internal hemorrhoids. Am J Surg 187:102–108

Fenger C (1997) Anal canal. In: Sternberg SS (Hrsg) Histology of pathologists. Lippincott-Raven, Philadelphia, S 551–571

Frankenhäuser F (1867) Die Nerven der Gebärmutter und ihre Endigungen in den glatten Muskelfasern. Friedrich Mauke, Jena

Fritsch H (1990) Development of the rectal fascia. Anat Anz 170:273–280

Fritsch H, Brenner E, Lienemann A, Ludwikowski B (2002) Anal sphincter complex: reinterpreted morphology and its clinical relevance. Dis Colon & Rectum 45:188–194

Fritsch H, Lienemann A, Brenner E et al (2004) Clinical anatomy of the pelvic floor. Adv Anat Embryol Cell Biol 175:1–64

Fritsch H, Zehm S, Illig R et al (2010) New insights into the development and differentiation of the human anorectal epithelia. Are there clinical consequences? Int J Colorectal Dis 25:1231–1242

Heald RJ (1995) Total mesorectal excision is optimal surgery for rectal cancer. Br J Surg 82:1279–1299

Ludwikowski B, Oesch-Hayward I, Fritsch H (2002) Rectovaginal fascia: important structure in pelvic surgery? About its development, structure, and function. J Pediatr Surg 37:634–638

Stelzner F (1998) Chirurgie an viszeralen Abschlusssystemen. Thieme, Stuttgart

Tanaka E, Noguchi T, Nagai K et al (2012) Morphology of the epithelium of the lower rectum and the anal canal in the adult human. Med Mol Morphol 45:72–79

Terminologia Anatomica (2011) International anatomical terminology. Ed by the Federative International Programme on Anatomical Terminologies (FIPT), 2. Aufl. Thieme, Stuttgart

Terminologia histologica (2008) Federative International Committee on Anatomical Nomenclature. Lippincott Williams & Wilkins, Philadelphia

Yang EJ, Quick MC, Hanamornroongruang S et al (2015) Microanatomy of the cervical and anorectal squamocolumnar junctions: a proposed model for anatomical differences in HPV-related cancer risk. Mod Pathol 28(7):1–7

Normale Anatomie des Rektums in der MRT

2

Martina Brandlhuber

Inhaltsverzeichnis

▶ Die operative Therapie des Rektumkarzinoms erfordert eine detaillierte Kenntnis der Anatomie des Anorektums und seiner umgebenden Strukturen. Die hochauflösende dünnschichtige MRT des Rektums gilt heute aufgrund ihrer exzellenten Weichteildarstellung als bildgebende Modalität der Wahl zur Beurteilung des Anorektums. In diesem Kapitel werden MRT-basiert Schritt für Schritt die wichtigsten anatomischen Grundlagen zur modernen Chirurgie des Rektumkarzinoms vermittelt.

Zusatzmaterial online
Zusätzliche Informationen sind in der Online-Version dieses Kapitel (https://doi.org/10.1007/978-3-662-58159-9_2) enthalten.

M. Brandlhuber (✉)
Klinik und Poliklinik für Radiologie, Ludwig-Maximilians-Universität München (LMU), München, Deutschland
E-Mail: martina.brandlhuber@med.uni-muenchen.de

Die erfolgreiche chirurgische Therapie des Rektumkarzinoms erfordert eine detaillierte Kenntnis der Anatomie des Anorektums inklusive des Sphinkterapparats, der perirektalen Hüllfaszien sowie der versorgenden Gefäße, Nerven und lymphatischen Drainagewege. Für die Beurteilung dieser Strukturen hat sich die hochauflösende dünnschichtige MRT des Rektums etabliert. Ohne Strahlenbelastung ermöglicht sie eine exzellente Weichteildarstellung

M. E. Kreis und P. Asbach (Hrsg.), *MRT-basierte Chirurgie des Rektumkarzinoms,* https://doi.org/10.1007/978-3-662-58159-9_2

und bietet zudem die Möglichkeit der multiplanaren Bildakquisition und -rekonstruktion (Raghunathan u. Mortele 2009). Zur Beurteilung pathologischer Prozesse ist eine genaue Kenntnis der normalen Anatomie des Anorektums sowie der angrenzenden Strukturen unabdingbar. Im Folgenden wird zunächst die Anatomie des Anorektums einschließlich des anorektalen Kontinenzorgans in der MRT dargestellt, gefolgt von einer Beschreibung des Beckenbodens mit seiner engen topografischen Beziehung zum Anorektum. Anschließend werden die perirektalen Faszien und Spalträume sowie relevante Gefäß-Nerven-Straßen (inklusive der Lymphdrainage) des Anorektums erläutert.

2.1 Anorektale Anatomie in der MRT

Zum besseren Verständnis des in diesem Kapitel verwendeten Bildmaterials soll kurz auf einige technische Details bei der Untersuchung des Anorektums in der MRT eingegangen werden.

Die Darstellung des Rektums für anatomische Zwecke gelingt am besten unter rektaler Distension mit einem MRT-positiven Distensionsmedium (beispielsweise 150–200 ml Ultraschallgel). Hierdurch weicht die Darmwand auseinander, und die einzelnen Wandschichten lassen sich gut gegenüber dem hyperintensen Ultraschallgel abgrenzen (siehe Abb. 2.1). Man beachte, dass diese endorektale Füllung bzw. Distension primär der übersichtlichen Darstellung anatomischer Strukturen gesunder Probanden dient und nicht für das lokale Staging eines Patienten mit Rektumkarzinom angewendet wird (Beets-Tan et al. 2018).

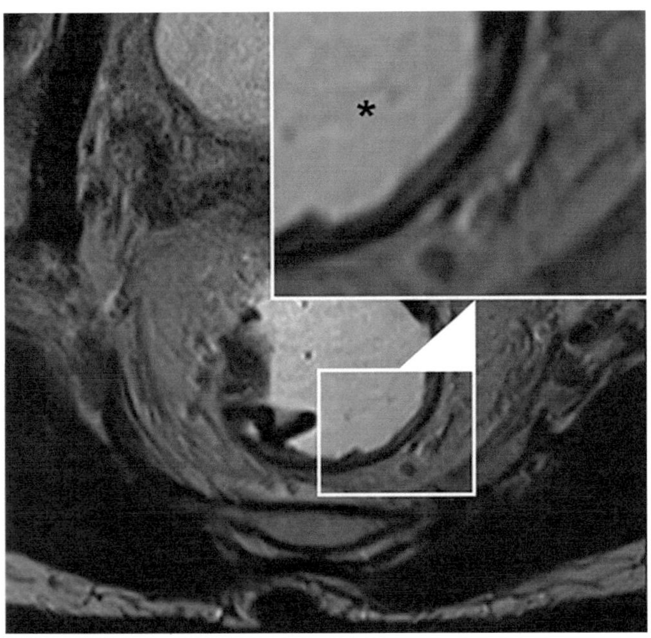

Abb. 2.1 Wandschichten des Rektums in einer nativen axialen dünnschichtigen (3 mm) T2-gewichteten Turbo-Spin-Echo-Sequenz. In der Vergrößerung *(Kasten rechts oben)* lassen sich gut die einzelnen Wandschichten differenzieren. Im Lumen stellt sich das in T2w hyperintense Ultraschallgel dar *(Sternchen)*; es folgen die Wandschichten von innen nach außen: hypointense Mucosa – hyperintense Submukosa – hypointense Muskularis; gut zu erkennen ist auch die hyperintense mesorektale Fettschicht außerhalb der Darmwand

Zur Beurteilung der einzelnen Wandschichten des Rektums eignen sich am besten native axiale dünnschichtige (3 mm) T2-gewichtete Turbo-Spin-Echo-Sequenzen (T2w-TSE), gegebenenfalls ergänzt um sagittale oder koronare Schnittebenen. Kontrastmittelgestützte T1-gewichtete Sequenzen mit Fettsättigung (T1w-fs) sind für die Differenzierung der einzelnen Wandschichten nicht geeignet, da hier die gesamte Darmwand homogen Kontrastmittel anreichert. Kontrastmittel-gestützte (T1w-fs-) Sequenzen erleichtern jedoch die Beurteilung des Sphinkterapparats (siehe weiter unten).

Bei dem im Folgenden dargestellten Bildmaterial handelt es sich zumeist um eine dieser beiden Sequenzen (native T2w-TSE oder KM-gestützte T1w-fs) in unterschiedlichen Ebenen (axial, koronar und sagittal).

▶ Die zentrale Sequenz zur Beurteilung des Anorektums ist die native dünnschichtige T2-gewichtete Turbo-Spin-Echo-Sequenz (T2w-TSE). Die Beurteilung des Sphinkterapparats gelingt ebenfalls in der T2w-TSE, wird jedoch durch ergänzende kontrastmittelgestützte T1-gewichtete Sequenzen mit Fettsättigung (T1w-fs) erleichtert.

2.1.1 Rektum

In der MRT erkennt man den Beginn des Rektums durch das Fehlen der typischen Kolonmerkmale (i.s. Haustrae, Taeniae und Appendices epiploicae, siehe Abb. 2.2). Anhand seiner drei seitlichen Krümmungen kann das Rektum in drei Abschnitte unterteilt werden. In der MRT erkennt man diese Krümmungen am besten in koronaren T2-gewichteten Sequenzen, wobei man sich hier an den Plicae transversales recti (Houston-Klappen) im Inneren orientieren kann (siehe Abb. 2.2 und Abb. 2.3).

Die oberen beiden Drittel des Rektums werden anterolateral (oberes Drittel) bzw. anterior (mittleres Drittel) von viszeralem Peritoneum umgeben. Dieses bildet etwa auf Höhe der mittleren Krümmung (im Bereich der mittleren, sog. Kohlrausch-Falte) die vordere peritoneale Umschlagfalte und grenzt so die oberen zwei Drittel des Rektums gegen die extraperitoneal gelegene weitlumige Rektumampulle ab (siehe auch Abschn. 2.4.1; Abb. 2.3).

In der sagittalen Ebene erkennt man die Flexura sacralis des Rektums, die der nach vorne konkaven Form des Os sacrum folgt (siehe Abb. 2.3). Durch den Muskelzug des M.

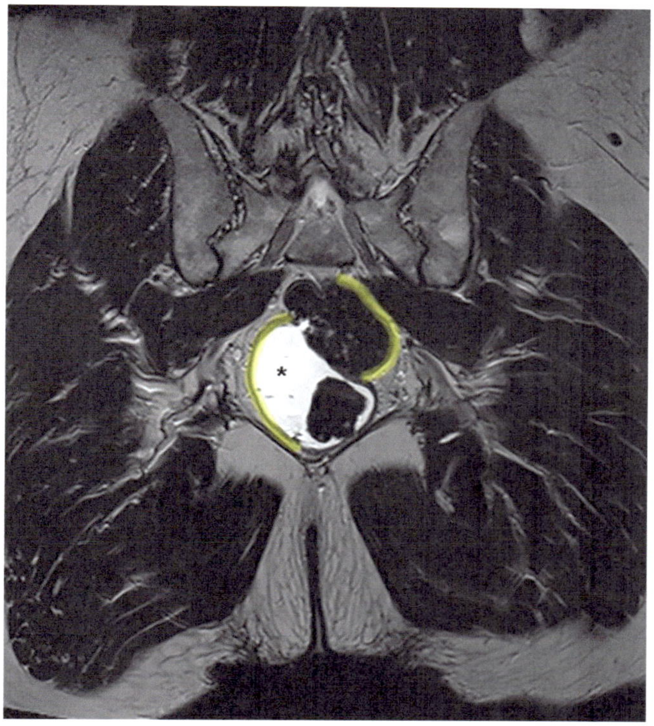

Abb. 2.2 Seitliche Krümmungen des Rektums (♂) in einer nativen koronaren dünnschichtigen (3 mm) T2-gewichteten TSE-Sequenz. Anhand der Wand des Rektums *(gelb markiert)* lassen sich die seitlichen Krümmungen des Rektums nachvollziehen (kaudal Krümmung nach links – kranial Krümmung nach rechts); *Sternchen* hyperintenses Ultraschallgel im Darmlumen. Supplementärer Online-Inhalt (gesamte MRT-Sequenz): Gut zu erkennen sind die Krümmungen *(gelb)* in der gesamten Sequenz, hier stellt sich auch der rektosigmoidale Übergang dar *(orange)*; *Kreuz* Harnblase

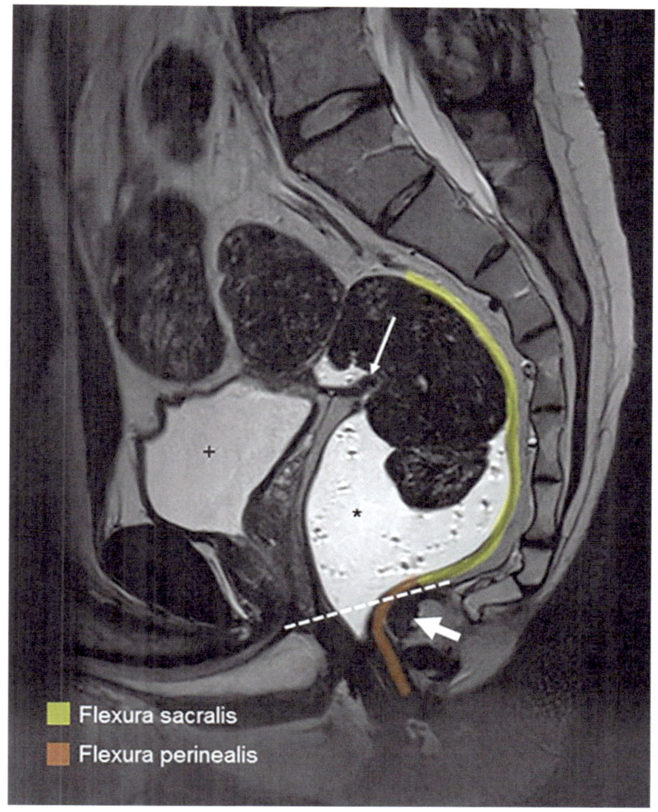

Abb. 2.3 Flexura sacralis (♂) und perinealis in einer nativen sagittalen dünnschichtigen (3 mm) T2-gewichteten TSE-Sequenz. Die *gestrichelte Linie* markiert den Übergang von der Rektumampulle in den Analkanal (am Oberrand des M. puborectalis; *kurzer Pfeil*); Kohlrausch-Falte *(langer Pfeil)*. *Sternchen* hyperintenses Ultraschallgel im Darmlumen; *Kreuz* Harnblase

puborectalis (Teil des M. levator ani, siehe Abschn. 2.3.1.1) entsteht die Flexura perinealis (der sog. anorektale Winkel von ca. 90 Grad), die den Übergang der Rektumampulle in den Analkanal markiert (siehe Abb. 2.3).

Die rektalen Wandschichten lassen sich am besten in der nativen axialen T2w-TSE differenzieren (siehe Abb. 2.1). Im Lumen stellt sich das Ultraschallgel als deutlich hyperintenses Distensionsmedium dar. Unmittelbar daran angrenzend erkennt man die Mukosa als feine hypointense Linie. Es folgt eine im Vergleich zur Mukosa flau hyperintense Schicht (bei Weitem nicht derart hyperintens wie das Ultraschallgel im Darmlumen), die der Tela submucosa entspricht. Daran angrenzend lässt sich eine Schicht geringer Signalintensität erkennen, die der Tunica muscularis zugeordnet werden kann. Außerhalb der Darmwand schließlich erkennt man eine je nach Höhenlokalisation ab ano unterschiedlich stark ausgeprägte hyperintense Schicht (mit einer Signalintensität vergleichbar zum subkutanen Fett), die der mesorektalen Fettschicht, dem Mesorektum, entspricht (siehe Abschn. 2.4.1).

▶ **Wandschichten des Rektums (T2w-TSE) von innen nach außen**

- Tunica mucosa – feine hypointense Schicht, angrenzend an das Darmlumen
- Tela submucosa – im Vergleich zur Mucosa flau hyperintense Schicht
- Tunica muscularis – deutlich hypointense Schicht, angrenzend an das Mesorektum

2.1.2 Analkanal

Im Gegensatz zum Rektum zeigt der Analkanal in der sagittalen Ebene einen obliquen und um ca. 30 Grad nach kaudal posterior geneigten Verlauf (siehe Abb. 2.3). Der Kanal erstreckt sich vom Oberrand der Puborektalschlinge (Junctio anorectalis, siehe Abb. 2.3) nach kaudal bis zum Analring (engl. „anal verge"). Der Analring zeigt sich in der klinischen Untersuchung als gut tastbare Furche (Sulcus

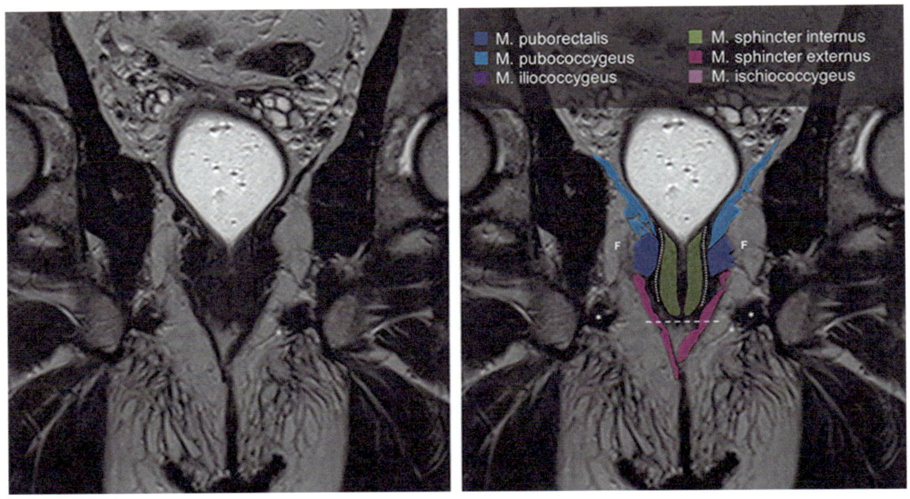

Abb. 2.4 Sphinkterapparat und Diaphragma pelvis (♂) in einer nativen koronaren dünnschichtigen (3 mm) T2-gewichteten TSE-Sequenz (auf der rechten Seite mit farbiger Markierung der relevanten Strukturen). Die *lang gestrichelte horizontale Linie* markiert den Analring am Unterrand des inneren Sphinkters („anal verge"), die *kurz gestrichelten vertikal verlaufenden Linien* kennzeichnen den intersphinktären Raum. Beachte, dass Faserzüge des M. pubococcygeus in den intersphinktären Raum einstrahlen. *Sternchen* M. transversus perinei superficialis; *F* Fossa ischioanalis. Supplementärer Online-Inhalt (gesamte MRT-Sequenz): Im kaudalen Becken sind die einzelnen Anteile des M. levator ani nicht mehr sicher voneinander zu differenzieren, insbesondere M. puborectalis und M. puboanalis (Teil des M. pubococcygeus) – in der Sequenz werden diese Muskelanteile deshalb mittels Farbverlauf *(hellblau/dunkelblau)* dargestellt. M. iliococcygeus *(lila)* und ischiococcygeus *(rosa)* sind ebenfalls erst in der Sequenz zu erkennen

intersphinctericus) zwischen den unteren Sphinkterrändern (Sphincter internus und externus). Diese Furche ist in der MRT aufgrund ihrer Lokalisation am Unterrand des inneren Sphinkters zu bestimmen (siehe Abb. 2.4).

Die beiden Sphinktere (Sphincter internus und externus) bilden unterhalb der Mukosa zwei sich teilweise überlappende muskuläre „Röhren" (siehe genauer Abschn. 2.2). Hierbei liegt ca. ein Drittel des inneren Sphinkters oberhalb und ca. ein Drittel des externen Sphinkters unterhalb der Überlappungszone, sodass sich eine Gesamtlänge des Analkanals von ca. 3–5 cm ergibt (Hussain et al. 1996).

Angrenzend an die Sphinktermuskulatur lassen sich lumenwärts Mukosa und Submukosa erkennen, die in axialen Sequenzen eine gezackte sternförmige Konfiguration annehmen (sog. Columnae anales, siehe Abb. 2.5). Die Linea dentata als Grenzlinie zwischen dem mehrschichtigen unverhornenden Analschleimhautplattenepithel und dem hochprismatischen Schleimhautepithel des Rektums stellt eine chirurgische Landmarke dar und ist in der MRT nicht abgrenzbar. Anatomisch befindet sie sich etwa im mittleren Drittel des Analkanals, ihre Lokalisation kann somit in koronaren Sequenzen abgeschätzt werden (Morris et al. 2000).

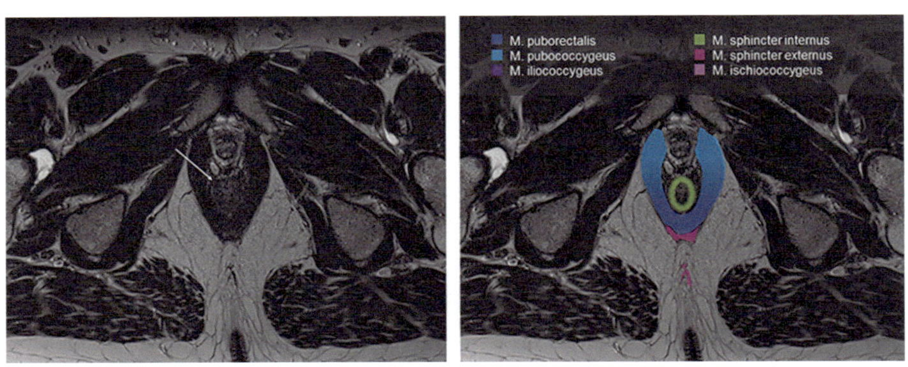

Abb. 2.5 Sphinkterapparat (♂) und Diaphragma pelvis in einer nativen axialen dünnschichtigen (3 mm) T2-gewichteten TSE-Sequenz (auf der rechten Seite mit farbiger Markierung der relevanten Strukturen). Der *lange dünne Pfeil* markiert den sog. „longitudinal anal muscle" (LAM). Im kaudalen Becken sind die einzelnen Anteile des M. levator ani nicht mehr sicher voneinander zu differenzieren, insbesondere M. puborectalis und M. puboanalis (Teil des M. pubococcygeus) – diese Muskelanteile werden deshalb mittels Farbverlauf *(hellblau/dunkelblau)* dargestellt. Supplementärer Online-Inhalt (gesamte MRT-Sequenz): M. iliococcygeus *(lila)* und ischiococcygeus *(rosa)* sind erst in der Sequenz zu erkennen. *Sternchen* „longitudinal anal muscle" (LAM); *x* Mm. transversi perinei

2.2 Komplex des Sphincter ani

Wie bereits erwähnt wird der Analkanal von einem muskulären Sphinkterapparat umgeben, der sich aus einem glattmuskulären, autonom innervierten inneren Sphinkter (M. sphincter ani internus) und einem quergestreiften, willkürlich innervierten äußeren Sphinkter (M. sphincter ani externus) zusammensetzt. In der MRT wurden verschiedene Methoden zur Längenmessung des Sphinkterapparats beschrieben. Als relativ gut standardisierte Methode gilt die Messung der Länge des Sphincter internus (aufgrund der gut erkennbaren kranialen und kaudalen Randbegrenzung) in einer mittkoronaren Sequenz (siehe Abb. 2.4). Im Durchschnitt ergibt sich hier eine Länge von 3–5 cm (Hussain et al. 1996).

2.2.1 Sphincter internus

Der innere Analsphinkter (M. sphincter ani internus) stellt eine Fortsetzung sowie Verdickung der Ringmuskelschicht des Rektums dar und besteht aus glatter Muskulatur. In der kontrastverstärkten MRT (T1w-fs) reichert er (wie auch die rektale Ringmuskelschicht) deutlich Kontrastmittel an und lässt sich daher gut vom externen Sphinkter unterscheiden. Dieser nimmt als Vertreter der quergestreiften Muskulatur nur geringfügig Kontrastmittel auf (siehe Abb. 2.6 und Abb. 2.11). Zur Differenzierung der beiden Sphinktere sind deshalb kontrastverstärkte T1w-fs-Sequenzen gut geeignet. Nichtsdestotrotz ist der innere Sphinkter auch in den übrigen Sequenzen gut erkennbar – mit intermediärer Signalintensität in der nativen T2w (siehe Abb. 2.4) und auch T1w (ohne Abbildung).

Im koronaren Schnittbild erkennt man den M. sphincter internus an seiner „zigarrenartigen" Konfiguration (siehe Abb. 2.4). Er ist etwas kürzer als der äußere Sphinkter und besteht aus einem einzigen, ununterbrochenem Muskelstrang. Nach kranial hin überragt er den externen Sphinkter deutlich und wird an seinem Oberrand vom M. puborectalis, der sog. Puborektalschlinge umgeben (siehe Abb. 2.4). Der Unterrand des Muskels hingegen wird vom äußeren Sphinkter überragt, sodass hier eine Furche, der Sulcus intersphinctericus („anal verge") entsteht (vergleiche Abschn. 2.1.2).

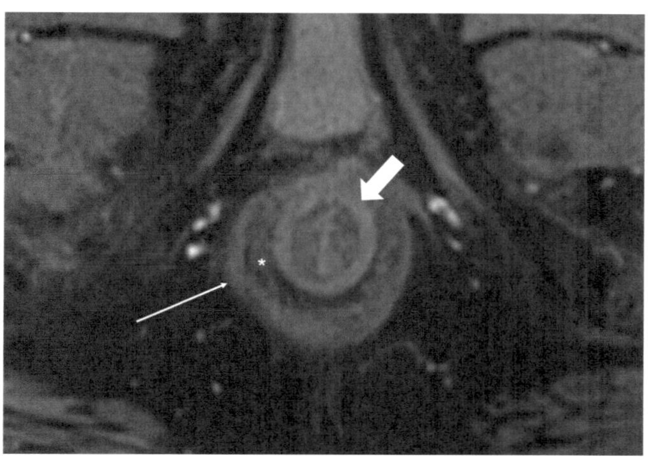

Abb. 2.6 Sphinkterapparat (♂) in einer Kontrastmittel(KM)-gestützten axialen dünnschichtigen (3 mm) fettgesättigten T1-gewichteten Sequenz. Sphincter internus mit deutlicher KM-Aufnahme *(dicker Pfeil);* Sphincter externus mit geringer KM-Aufnahme *(dünner Pfeil); Sternchen* „longitudinal anal muscle" (LAM). Beachte die hypointense Fettlammelle zwischen den einzelnen Schichten des Sphinkterapparats

2.2.2 Sphincter externus

Außerhalb des intersphinktären Raumes befindet sich der M. sphincter ani externus. Er erstreckt sich vom Unterrand des M. puborectalis bis zum Analring („anal verge"). Lange Zeit war wissenschaftlich nicht gesichert, ob es sich beim externen Sphinkter um einen Teil der Puborektalschlinge oder um einen eigenständigen Muskel handelt. Heute weiß man, dass der M. sphincter externus als eine von der Puborektalschlinge separate Struktur zu betrachten ist. Dies unterstreicht auch die Darstellung dieser beiden Muskeln in der MRT. Der externe Sphinkter befindet sich inferior des M. puborectalis und lässt sich von diesem konstant durch eine kleine Fettlamelle abgrenzen, was insbesondere in koronaren Sequenzen gut zu erkennen ist (siehe Abb. 2.4).

Wie bereits erwähnt besteht der äußere Sphinkter aus quergestreifter Muskulatur und besitzt eben deren Signalverhalten in der MRT. In der nativen T2-gewichteten Sequenz zeigt er eine geringe Signalintensität, für deren Beurteilung man sich gut an der übrigen quergestreiften Skelettmuskulatur orientieren kann. Im Vergleich zum inneren Sphinkter erkennt man ihn an seiner deutlich geringeren Kontrastmittelaufnahme (siehe Abb. 2.6 und Abb. 2.11).

Anders als der kontinuierliche Muskelstrang des Sphincter internus besitzt der externe Sphinkter eine segmentierte Struktur. Die einzelnen Abschnitte des externen Sphinkters werden historisch bedingt als **Pars profunda, superficialis** und **subcutanea** bezeichnet. Insbesondere diese etwas unruhige Struktur kann dem ungeübten Befunder in der MRT Schwierigkeiten bereiten. Im Folgenden sollen deshalb die drei Anteile des äußeren Sphinkters etwas genauer beschrieben werden. Generell zeigen die einzelnen Anteile des externen Sphinkters eine kraniokaudale Anordnung – und nicht einen von innen nach außen geschichteten Aufbau, wie es ihre Namengebung vermuten lassen könnte (siehe Abb. 2.4 bis Abb. 2.7).

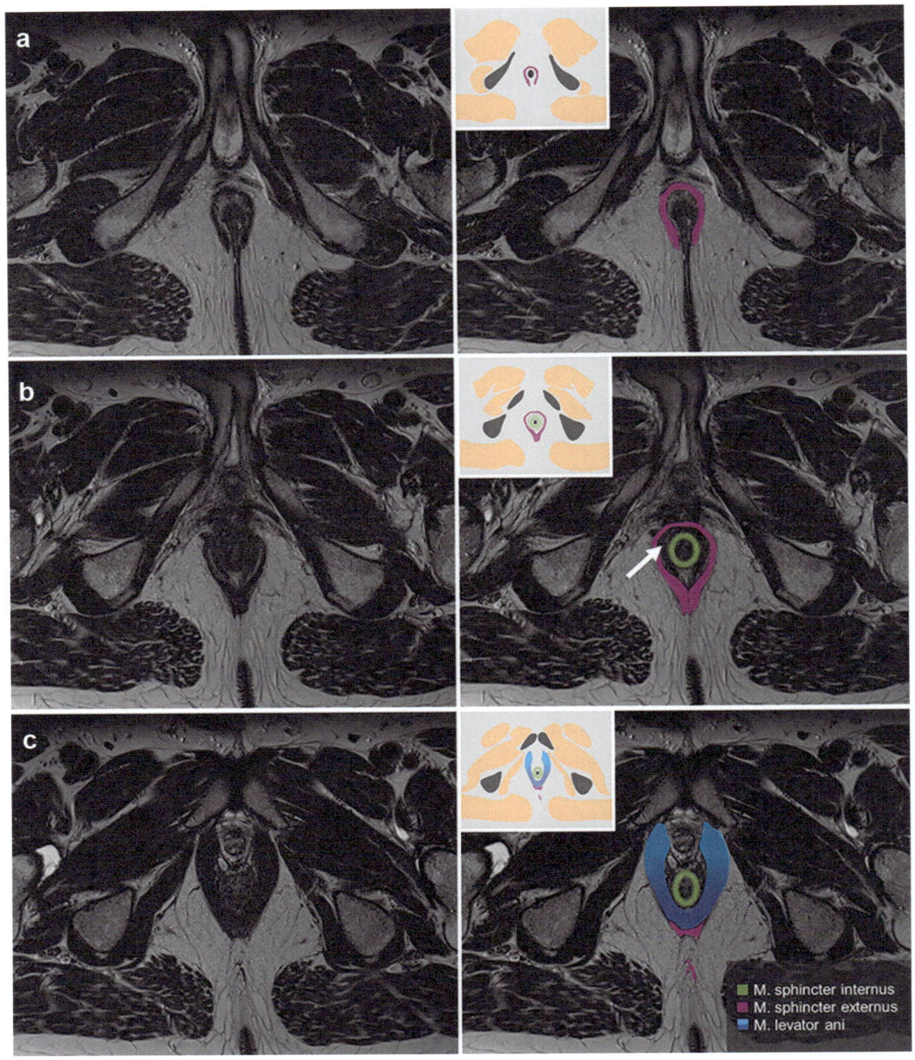

Abb. 2.7 Sphinkterapparat (♂) auf verschiedenen Höhen in einer nativen axialen dünnschichtigen (3 mm) T2-gewichteten TSE-Sequenz (auf der rechten Seite mit farblicher Markierung der relevanten Strukturen). **a** axiale kaudale Schicht durch den Analkanal. Zentral ist der Anus zu erkennen, umgeben von der hufeisenförmigen Pars subcutanea des M. sphincter ani externus; auf dieser Höhe ist der M. sphincter internus noch nicht abgrenzbar. **b** axiale mittlere Schicht durch den Analkanal. Der M. sphincter internus ist zirkumferenziell von der Pars superficialis/profunda des M. sphincter externus umgeben. Die Pars superficialis entsendet Faserzüge Richtung Os coccygis, daher die glühbirnenförmige Konfiguration des externen Sphinkters; im intersphinktären Raum ist der „longitudinal anal muscle" zu erkennen *(Pfeil)*. **c** axiale kraniale Schicht durch den Analkanal. Der M. sphincter internus wird dorsal vom M. puborectalis umschlungen; dorsal hiervon sind Faserzüge der Pars superficialis des M. sphincter externus zum Os coccygis zu erkennen

Der am weitesten kranial gelegene Anteil des externen Sphinkters, die **Pars profunda,** ist der kräftigste Muskelanteil und steht in enger Verbindung zum M. puborectalis, wenn auch von diesem durch eine schmale Fettlamelle getrennt. Die Pars profunda bildet mit der kaudal angrenzenden Pars superficialis eine funktionelle Einheit und auch MR-morphologisch sind beide Teile meist nicht sicher voneinander zu trennen (siehe Abb. 2.7b).

Der mittlere Anteil des Sphincter externus – verwirrenderweise als **Pars superficialis** bezeichnet – zeigt in axialer Schnittführung eine glühbirnenartige Form (siehe Abb. 2.7b). Anders als die Pars profunda besitzt er Faserzüge, die nach anterior ins Centrum tendineum perinei sowie nach posterior zum Os coccygis reichen und den Analkanal in seiner obliquen anteroposterioren Ausrichtung verankern (siehe Abb. 2.5 und Abb. 2.7b, c).

Die **Pars subcutanea** als am weitesten kaudal gelegener Anteil des externen Sphinkters umgibt den Analring („anal verge"), gut zu erkennen im sagittalen Schnittbild (siehe Abb. 2.8a). In der axialen Ebene besitzt sie eine hufeisenartige Form (siehe Abb. 2.5 und Abb. 2.7a). Wie auch die Pars superficialis entsendet die Pars subcutanea Fasern nach posterior zum Os coccygis (siehe Abb. 2.5 und Abb. 2.7a). In koronarer Schichtführung erkennt man sie an ihrer typischen Hakenform am kaudalsten Punkt des Sphinkterapparats (siehe Abb. 2.4) – hier bildet sie den Boden des intersphinktären Raumes.

2.2.3 Intersphinktärer Raum

Der Schlüssel zum Verständnis des Sphinkterapparats ist eine genaue Kenntnis der Anatomie des intersphinktären Raumes, also der dünnen Fettlamelle zwischen innerem und äußerem Sphinkter. Innerhalb dieser dünnen Fettlamelle finden sich Muskelfaserzüge, deren Ursprung bis heute Gegenstand histotopografischer Studien ist.

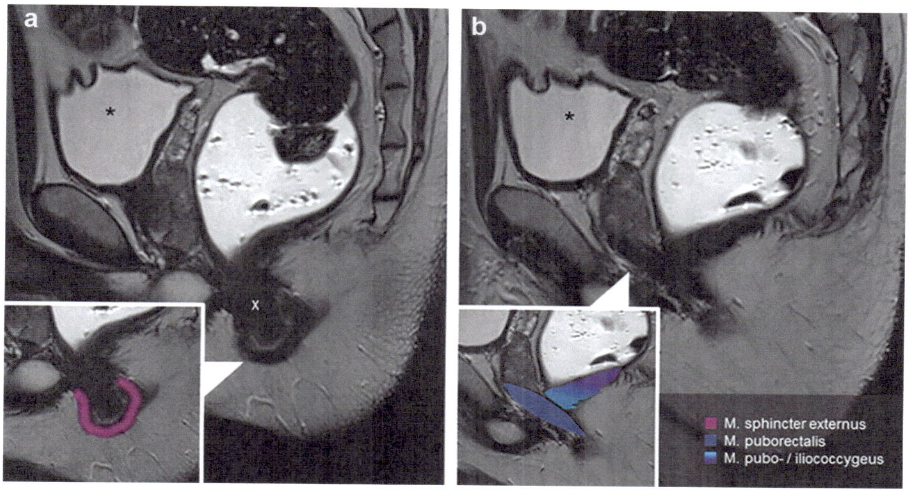

Abb. 2.8 Sphinkter und Levator (♂) in einer nativen sagittalen dünnschichtigen (3 mm) T2-gewichteten TSE-Sequenz. **a** Pars subcutanea des M. sphincter externus. In der Vergrößerung **(kleiner Kasten unten)** erkennt man gut die Lage in Bezug auf den Analkanal (*x*); *Sternchen* Harnblase. **b** M. levator ani. In der Vergrößerung *(kleiner Kasten unten)* sind M. puborectalis und die übrigen Anteile des M. levator ani (M. pubococcygeus und M. iliococcygeus) markiert, die sich gut anhand ihres Verlaufs abgrenzen lassen. *Sternchen* Harnblase

Ähnlich der inneren Ringmuskelschicht des Rektums, die sich im Analkanal zum M. sphincter ani internus verdickt, setzt sich auch die äußere Längsmuskelschicht des Rektums nach kaudal hin in den Analkanal fort. Sie verschmilzt mit Fasern der Fascia superior diaphragmatis pelvis (die kraniale Faszienbedeckung des M. levator ani) und erhält zudem Fasern des M. pubococcygeus (Teil des M. levator ani, siehe Abschn. 2.3.1.1). Diese nur ca. 1–1,5 mm breite muskuläre Fusionsstruktur setzt sich nach kaudal hin fort und verläuft zentral innerhalb der Fettschicht des intersphinktären Raumes (Hussain et al. 1995). Im englischen Sprachgebrauch wird sie als „longitudinal anal muscle“ (LAM) oder auch als „conjoint longitudinal coat“ (CLC) bezeichnet. In der axialen dünnschichtigen MRT des Analkanals (native T2w-TSE) ist sie zentral im intersphinktären Raum als ringförmige Struktur geringer Signalintensität zu erkennen (siehe Abb. 2.5). Beim ungeübten Befunder führt sie häufig zu Verwirrung, da sie den ansonsten mit Fettgewebe ausgefüllten intersphinktären Raum in eine potenzielle äußere und innere Ebene unterteilt. Dies kann die Interpretation der Strukturen (insbesondere die Definition von Sphincter internus und externus) erschweren. Das kaudale Ende der CLC inseriert am „Haken“ der Pars subcutanea des externen Sphinkters, der auf diese Weise den Boden des intersphinktären Raumes bildet.

2.3 Beckenboden

Der kaudale Verschluss des Beckens besteht aus mehreren Muskelschichten, von denen jede für sich genommen den Beckenausgang nur unvollständig verschließt. So entsteht der komplexe Aufbau des Beckenbodens, bestehend aus dem kranial gelegenen Diaphragma pelvis und dem weiter kaudal gelegenen Diaphragma urogenitale.

2.3.1 Diaphragma pelvis

Das Diaphragma pelvis bildet die innerste (oberste) Schicht des Beckenbodens und besteht aus dem M. levator ani und dem M. ischiococcygeus (oder auch kurz M. coccygeus).

2.3.1.1 M. levator ani

Der M. levator ani entspringt breitflächig von der inneren Beckenwand und besitzt die Form eines steil nach kaudal und innen (in Richtung auf den Analkanal) gerichteten Trichters. Nach ventral hin ist dieser Trichter offen und bildet das sogenannte „Levatortor“ (Hiatus levatorius). Dieses wird bilateral von den Levatorschenkeln (bestehend aus M. puborectalis und M. pubococcygeus) begrenzt und beinhaltet zwei Öffnungen – den Hiatus analis für den Analkanal und den Hiatus urogenitalis für die Harnröhre (bzw. bei der Frau für Harnröhre und Vagina).

Der M. levator ani besteht aus drei Anteilen: **M. iliococcygeus, M. pubococcygeus** und **M. puborectalis.** Die drei Muskeln bilden eine geschichtete Muskelplatte und sind in der MRT sowohl in koronaren als auch axialen T2-gewichteten Sequenzen (T2w-TSE) gut zu erkennen.

Am weitesten dorsal erkennt man die flächigen **Mm. iliococcygei** (siehe Abb. 2.5). Sie entspringen bilateral entlang der sehnigen Verstärkung des M. obturatorius internus, dem sog. Arcus tendineus musculi levatoris ani (siehe auch Abschn. 2.4.2) und inserieren am Os sacrum und Os coccygis. Median fusionieren beide Muskeln langstreckig in einer bindegewebigen Raphe.

Ventral angrenzend an die Mm. iliococcygei liegen die **Mm. pubococcygei**. Sie entspringen bilateral ebenfalls von der Faszie des M. obturatorius internus. Zudem besitzen sie anterolateral einen weiteren knöchernen Ursprung von der Rückseite des Os pubis (siehe Abb. 2.5). Je nach Lokalisation kann man den M. pubococcygeus weiter in M. puboanalis und M. puboprostaticus bzw. pubovaginalis differenzieren (in der MRT nicht immer möglich, siehe Abb. 2.4 und 2.5). In Form einer „Hängematte" ziehen die Fasern des M. pubococcygeus nach dorsal und inserieren am Os sacrum. Median münden beide Muskeln (wie auch die Mm. iliococcygei) in einer bindegewebigen Raphe. Fasern der Mm. pubococcygei fusionieren mit der rektalen Längsmuskelschicht und ziehen als conjoint longitudinal coat (CLC, siehe auch Abschn. 2.2.3) durch den intersphinktären Raum.

Die paarigen **Mm. ilio- und pubococcygei** zeigen in der axialen Ebene einen obliquen Verlauf von kranial lateral nach kaudal median, sodass sie ein gefiedertes Erscheinungsbild annehmen (siehe Abb. 2.5). In der koronaren Schnittebene hingegen erkennt man sie gut an ihrer feinen trichterartigen Konfiguration oberhalb der Puborektalschlinge (siehe Abb. 2.4).

Den kräftigsten und am weitesten kaudomedian gelegenen Teil des M. levator ani bildet die unpaare **Puborektalschlinge** (M. puborectalis), eine Muskelschlinge unmittelbar oberhalb des externen Sphinkters. Sie entspringt auf beiden Seiten knöchern an der Hinterseite des Os pubis und verläuft steil (um ca. 45 Grad) nach kaudal, um den Analkanal zu umschlingen – so ergibt sich die typische Konfiguration des anorektalen Winkels (siehe Abb. 2.3 und Abb. 2.8b). Im Vergleich zum äußeren Sphinkter ist die Puborektalschlinge relativ muskelstark, sodass man sie in koronarer Schichtführung als trianguläre Struktur jeweils oberhalb des Sphincter externus erkennt (siehe Abb. 2.4). In koronaren Sequenzen liegt sie inferolateral des deutlich feineren restlichen Levator (M. iliococcygeus und M. pubococcygeus) und kann von diesem nicht immer eindeutig differenziert werden (siehe Abb. 2.4). In axialen Sequenzen verläuft die Puborektalschlinge (antero-)lateral und dorsal des Analkanals, während unmittelbar anterior des Analkanal keine Anteile des Muskels zu finden sind (siehe Abb. 2.5). In der sagittalen Schnittebene schließlich erkennt man den M. puborectalis als vom Os pubis aus schräg nach posterior und kaudal verlaufendes „Muskelband" (siehe Abb. 2.8b).

2.3.1.2 M. ischiococcygeus (M. coccygeus)

Dorsal angrenzend an die Mm. iliococcygei des M. levator ani erkennt man die ebenfalls paarig angelegten Mm. ischiococcygei (auch als Mm. coccygei bezeichnet). Sie gehören nicht zum Levator und entspringen von der Spina ischiadica ossis ischii bzw. vom Ligamentum sacrospinale. Ihren Ansatz findet man an Os sacrum und Os coccygis (siehe Abb. 2.5).

2.3.2 Diaphragma urogenitale

Das im Vergleich zum Diaphragma pelvis relativ muskelschwache Diaphragma urogenitale spannt sich kaudal des Diaphragma pelvis zwischen den beiden unteren Schambeinästen auf. Die quer verlaufende dünne Muskelplatte wird durch den M. transversus perinei profundus gebildet und posterior inkonstant durch den M. transversus perinei superficialis begrenzt (siehe Abb. 2.5).

2.3.3 Fossa ischioanalis

Die Fossa ischioanalis (siehe Abb. 2.4 und 2.5) erstreckt sich unterhalb des Diaphragma pelvis und wird auch als infralevatorische Beckenbodenetage bezeichnet. Sie wird lateral von der Faszie des M. obturatorius internus (einem Teil der parietalen pelvinen Faszie) und medial vom Levatortrichter begrenzt. Kaudal wird die mit lockerem Fettgewebe ausgefüllte Fossa ischioanalis von der Fascia perinei superficialis begrenzt (siehe Abschn. 2.4.5).

2.4 Faszien und korrespondierende Räume

Die Faszienverhältnisse im kleinen Becken gestalten sich komplex, sind jedoch MR-morphologisch meist gut nachvollziehbar. Ein besonders zentraler Punkt ist die Lage des Rektums in Bezug zum Peritoneum (intra- versus extraperitoneal).

Im Folgenden soll die Anatomie sowohl der viszeralen als auch der parietalen pelvinen Faszie dargestellt werden. Die **viszerale** pelvine Faszie entspricht der mesorektalen Faszie, die mehr oder weniger direkt das Rektum umhüllt. Die **Paraproktien** verbinden die viszerale (mesorektale) mit der **parietalen** pelvinen Faszie (Beckenwandfaszie).

Nach Darstellung dieser komplexen MR-Anatomie sollen die **posterioren** (präsakrale Faszie) und **anterioren** Faszienverhältnisse (Septum rectogenitale) erläutert werden. Abschließend folgt eine kurze Beschreibung der kaudal gelegenen Beckenbodenfaszien (Fasciae diaphragmatis pelvis).

> Faszien und korrespondierende Räume
> - Mesorektale Faszie, viszerale pelvine Faszie
>   Umschließt zirkumferenziell das Mesorektum; im unteren Rektumdrittel wird sie beidseits lateral unterbrochen von den Paraproktien

- Parietale pelvine Faszie
  Besteht aus vier Anteilen (Arcus tendineus fasciae pelvis, Fascia musculi obturatorii, Fascia musculi piriformis und Fascia superior diaphragmatis pelvis); dorsal des Rektums befindet sich zwischen mesorektaler und parietaler pelviner Faszie der retrorektale Raum
- Präsakrale Faszie
  Erscheint in der MRT als Verdickung der parietalen pelvinen Faszie ventral des Os sacrum; der präsakrale Raum (zwischen der äußeren Lamelle der parietalen pelvinen Faszie und der präsakralen Faszie) ist in der MRT nicht sicher abgrenzbar
- Septum rectogenitale (Septum rectoprostaticum bzw. rectovaginale)
  Bindegewebige Platte vor dem anterioren Mesorektum auf Höhe von Prostata bzw. Vagina
- Beckenbodenfaszien
  MR-morphologisch lässt sich lediglich die lockere Fascia perinei am Unterrand der Fossa ischioanalis abgrenzen

2.4.1 Mesorektale Faszie, Peritoneum und Paraproktien

Die mesorektale Faszie ummantelt zirkumferenziell das mesorektale Fettgewebe (das sogenannte Mesorektum), inklusive der A. und V. rectalis superior sowie der drainierenden Lymphgefäße. In der MRT erkennt man sie am besten in axialen T2-gewichteten Sequenzen (T2w-TSE) als feine lineare Struktur niedriger Signalintensität (siehe Abb. 2.9). Dem Mesorektum entspricht eine je nach Höhenlokalisation unterschiedlich breite und in T2w hyperintense Fettschicht (mit einer Signalintensität vergleichbar dem subkutanen Fettgewebe; siehe Abb. 2.9). Das Mesorektum ist posterior am stärksten ausgeprägt und nimmt zu beiden Seiten des Rektums kontinuierlich an Breite ab, sodass anterior nur eine relativ dünne mesorektale Fettschicht verbleibt. Gleichfalls verjüngt sich das Mesorektum allseits nach kaudal, bis auf Höhe des anorektalen Überganges kein mesorektales Fett mehr zu erkennen ist. Hier (etwa auf Höhe des vierten Sakralwirbels) verschmilzt die mesorektale Faszie dorsalseitig mit der Fascia pelvis parietalis und kaudal mit der Fascia diaphragmatis pelvis superior (der Faszienbedeckung des M. levator ani). Tief anterior verschmilzt die mesorektale Faszie mit dem Septum rectogenitale (siehe Abschn. 2.4.4). In den jeweiligen Verschmelzungszonen sind die Faszien in der MRT nicht mehr voneinander zu differenzieren.

Der Begriff „mesorektale" oder auch „perirektale" Faszie ist nach streng anatomischer Definition nicht ganz korrekt – vielmehr handelt es sich um das viszerale Blatt der pelvinen Faszie (Fascia pelvis visceralis). Nichtsdestotrotz ist der Begriff der mesorektalen Faszie aus dem klinisch-chirurgischen Sprachgebrauch nicht mehr wegzudenken und soll auch im Folgenden beibehalten werden.

Für die Beurteilung der lokalen Ausdehnung rektaler Tumore ist ein profundes Verständnis der extra- und intraperitonealen Anteile des Rektums unerlässlich. Die kranialen und mittleren Abschnitte des Rektums sind teilweise von Peritoneum umgeben. Im oberen Rektumdrittel befindet sich das Peritoneum anterolateral und im mittleren Drittel anterior des Rektums. Das untere Rektumdrittel schließlich liegt extraperitoneal. In den „Übergangszonen" zwischen den intra- und extraperitonealen Anteilen des Rektums bilden sich die sog. peritonealen Umschlagfalten.

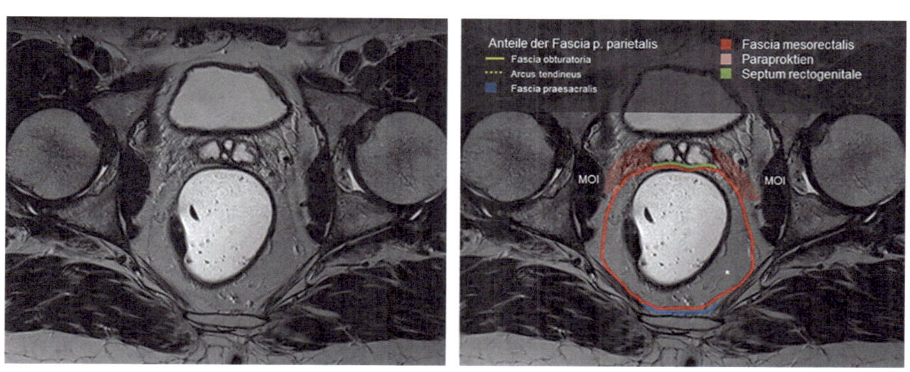

Abb. 2.9 Mesorektale und parietale pelvine Faszie (♂) in einer nativen axialen dünnschichtigen (3 mm) T2-gewichteten TSE-Sequenz (auf der rechten Seite mit farbiger Markierung der relevanten Strukturen). Gut zu erkennen sind die Fascia mesorectalis *(rot)* und das Septum rectogenitale *(grün)*. Als Bestandteil der parietalen pelvinen Faszie lässt sich zudem die Fascia praesacralis *(blau)* abgrenzen. Supplementärer Online-Inhalt (gesamte MRT-Sequenz): Als weitere Bestandteile der parietalen pelvinen Faszie erkennt man in der Sequenz die Fascia obturatoria (*gelb*; beachte auch deren anterioren Anteile weit kranial, *weiße Pfeile*), den Arcus tendineus fasciae pelvis *(gestrichelte gelbe Linie)* als Ursprung des Levatortrichters und wiederum die Fascia praesacralis *(blau)*; beachte den Alcock-Kanal am kaudalen Ende der Fascia obturatoria *(schwarzer Pfeil)*. *MP* M. piriformis; *MOI* M. obturator internus; *Sternchen* Mesorektum

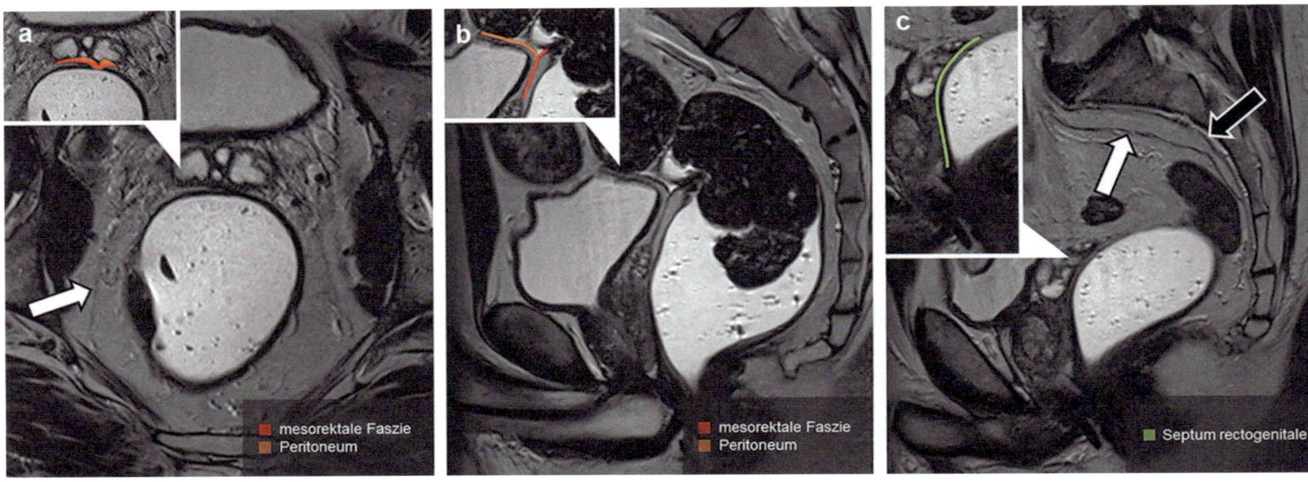

Abb. 2.10 Mesorektale Faszie (♂) und Peritoneum in einer nativen axialen (**a**) und sagittalen (**b**, **c**) dünnschichtigen (3 mm) T2-gewichteten TSE-Sequenz. **a** axiale Schicht auf Höhe der anterioren peritonealen Umschlagfalte. Typisches „seagull sign" der peritonealen Umschlagfalte; hier verschmilzt das Peritoneum mit der mesorektalen Faszie (in der Vergrößerung links oben farblich gekennzeichnet). Der *weiße Pfeil* markiert die übrige mesorektale Faszie, die das mesorektale Fett ummantelt. **b** Sagittale Schicht auf Höhe der anterioren peritonealen Umschlagfalte. Man erkennt die peritoneale Umschlagfalte mit Verlauf von der kranialen Blasenhinterwand bis zum Anheftungspunkt an der mesorektalen Faszie. **c** Sagittale Schicht auf Höhe des retrorektalen Raumes (Spatium retrorectale). Bei diesem adipösen Patienten lassen sich mesorektale Faszie *(weißer Pfeil)* und präsakrale Faszie *(schwarzer Pfeil)* gut erkennen, ebenso der mit Fett gefüllte retrorektale Spaltraum; Beachte, dass bei vielen Tumorpatienten kachektisch bedingt der retrorektale Raum wesentlich schlechter (wenn überhaupt) zur Darstellung kommt

Hierbei liegt die posteriore (und weitaus weniger wichtige) peritoneale Umschlagfalte höher im Becken als die anteriore peritoneale Umschlagfalte.

Etwa auf Höhe der mittleren Plica transversalis recti (der sog. Kohlrausch-Falte) verschmilzt das Peritoneum anterior mit der mesorektalen Faszie und bildet so die anteriore peritoneale Umschlagfalte. In der axialen MRT (T2w-TSE) erkennt man sie anhand ihrer Konfiguration, die dem Erscheinungsbild einer Möwe gleicht – daher die blumige Bezeichnung „Möwenzeichen" („seagull sign"; siehe Abb. 2.10a). Im sagittalen Schnittbild zeigt sich die anteriore peritoneale Umschlagfalte als lineare Struktur niedriger Signalintensität mit Verlauf von der kranialen Blasenhinterwand bis zu ihrem Anheftungspunkt an der mesorektalen Faszie (siehe Abb. 2.10b).

Durch die Verschmelzung der mesorektalen Faszie mit dem Peritoneum ergeben sich die für die Tumordiagnostik so wichtigen Lageverhältnisse des Rektums zum Peritoneum: Oberhalb der anterioren peritonealen Umschlagfalte umgibt das Peritoneum (antero-)lateral das Rektum – es liegt intraperitoneal. Unterhalb der anterioren peritonealen Umschlagfalte umgibt stattdessen die mesorektale Faszie zirkumferenziell das Rektum – es liegt extraperitoneal.

▶ **Lage des Rektums in Bezug zum Peritoneum**

- Intraperitoneal – Oberhalb der anterioren peritonealen Umschlagfalte
- Extraperitoneal – Unterhalb der anterioren peritonealen Umschlagfalte

Im unteren Rektumdrittel wird die mesorektale Faszie durch die sogenannten Paraproktien auf beiden Seiten aufgelockert bzw. unterbrochen. Indirekt verschmilzt hier die mesorektale Faszie über die Paraproktien mit dem parietalen Blatt der pelvinen Faszie (Fascia pelvis parietalis, siehe Abschn. 2.4.2). Bei den Paraproktien (auch als Ligg. lateralia recti oder als seitliche Rektumpfeiler bezeichnet) handelt es sich weniger um echte Bänder als um lockere, bindegewebige Aufhängungen des Rektums bzw. der mesorektalen Faszie an der lateralen Beckenwand. Sie dienen als Leitschienen für neurovaskuläre Verbindungen zum Rektum und beinhalten Äste des Plexus hypogastricus inferior sowie die A. und V. rectalis media. In der MRT erkennt man die Paraproktien an feinen bindegewebigen Septen, die etwa auf mittlerer Höhe des M. obturatorius internus von anterolateral nach posteromedian ziehen (siehe Abb. 2.9). Aufgrund der Lage des Plexus hypogastricus inferior (siehe Abschn. 2.6.1) innerhalb der Paraproktien sollten diese intraoperativ möglichst geschont werden.

2.4.2 Parietale pelvine Faszie und retrorektaler Raum

Wie oben bereits erwähnt besteht die pelvine Faszie aus zwei Blättern, der Fascia pelvis visceralis (Fascia mesorectalis) und der Fascia pelvis parietalis. Beide Faszienblätter umschließen dorsal des Rektums den sogenannten retrorektalen Raum (Spatium retrorectale, „hintere Grenzlamelle").

Die Anatomie der parietalen pelvinen Faszie gestaltet sich komplex (Kinugasa et al. 2008, Ercoli et al. 2005, Stelzner et al. 2011). Detaillierte morphologische Untersuchungen zeigen einen mehrschichtigen Aufbau dieses Faszienblatts mit einer inneren und äußeren Lamelle (Kinugasa et al. 2008, Ercoli et al. 2005). MR-morphologisch ist jedoch auch bei hoher Detailauflösung nicht zwischen beiden Blättern zu differenzieren.

Die parietale pelvine Faszie überzieht lateral als **Fascia musculi obturatorii** den M. obturatorius internus und posterior den M. piriformis (als **Fascia musculi piriformis**). Posterior verläuft sie entlang der Konkavität des Os sacrum und überzieht weiter kaudal als **Fascia superior diaphragmatis pelvis** den Beckenboden. In der MRT erkennt man meist gut eine sehnige Verstärkung der Fascia pelvis parietalis, den sogenannten **Arcus tendineus fasciae pelvis** (auch Arcus tendineus musculi levatorii), der von der Symphyse bogenförmig nach dorsal zur Spina ischiadica verläuft (siehe Abb. 2.9). Die übrigen drei Anteile der parietalen pelvinen Faszie (Fascia musculi obturatorii, Fascia musculi piriformis und Fascia superior diaphragmatis pelvis) besitzen in der MRT ein zur Muskulatur isointenses Signal, sodass sie von dieser meist nicht differenziert werden können. Eine Ausnahme stellen Anteile der Fascia obturatoria dar, die teilweise als separate Schicht angrenzend an den Muskel abzugrenzen sind (siehe Abb. 2.9). An der medialen Begrenzung des M. obturatorius internus sind zudem der N. pudendus sowie A. und V. pudenda interna im Canalis pudendalis (Alcock-Kanal) zu erkennen, einer Duplikatur der Fascia obturatoria (siehe Abb. 2.9 bzw. Abb. 2.13 und vergleiche Abschn. 2.5 und 2.6).

2.4.3 Präsakrale Faszie, präsakraler Raum und Fascia rectosacralis

Dorsal der äußeren Lamelle der Fascia pelvis parietalis befindet sich mit der Fascia praesacralis ein weiteres eigenständiges Faszienblatt. Insgesamt ergeben sich somit dorsal des Rektums zwei Räume: Erstens der chirurgisch äußerst relevante retrorektale Spaltraum (Spatium retrorectale, „hintere Grenzlamelle") zwischen der mesorektalen Faszie und der inneren Lamelle der parietalen pelvinen Faszie. Zweitens der sehr schmale präsakrale Spaltraum (Spatium praesacrale) zwischen der äußeren Lamelle der parietalen pelvinen Faszie und der präsakralen Faszie.

In der MRT sind die dorsal des Rektums gelegenen Spalträume jedoch auch bei hoher Bildauflösung nicht derart detailliert darstellbar. Dies liegt insbesondere daran, dass die parietale pelvine Faszie unmittelbar der präsakralen Faszie anliegt (Kinugasa et al. 2008, Ercoli et al. 2005). Häufig wird deshalb die präsakrale Faszie als Verdickung der parietalen pelvinen Faszie vor dem Os sacrum beschrieben (Sjodahl 2001, Redman 1983). Faktisch lassen sich in der MRT (sagittale T2w-TSE) somit dorsal des Rektums nur zwei Faszien (und damit ein Spaltraum) abgrenzen (siehe Abb. 2 10c): Erstens die mesorektale Faszie als dünne hypointense Linie mit kraniokaudalem Verlauf unmittelbar dorsal des Rektums. Zweitens die gemeinsame Struktur der parietalen pelvinen/präsakralen Faszie etwas weiter dorsal, eine meist noch feinere hypointense Linie mit gleicher Ausrichtung.

In der MRT hat es sich der Einfachheit halber eingebürgert, von der präsakralen Faszie zu sprechen, auch wenn diese Nomenklatur streng anatomisch gesehen nicht ganz korrekt ist. Zwischen der mesorektalen und präsakralen Faszie lässt sich je nach Ernährungszustand des Patienten mehr oder weniger gut der mit Fettgewebe gefüllte retrorektale Raum erkennen (siehe Abb. 2.10c).

Dorsal der Fascia praesacralis befinden sich die meist deutlich erkennbaren präsakralen Blutgefäße. Zwischen mesorektaler und präsakraler Faszie lässt sich zudem inkonstant ein interindividuell unterschiedlich stark ausgeprägter Faszienzug erkennen – die Fascia rectosacralis (oder auch Lig. rectosacrale) (Sato u. Sato 1991, Brown et al. 2004).

2.4.4 Septum rectogenitale (Septum rectoprostaticum bzw. rectovaginale)

Beim Mann bezeichnet man das Septum rectogenitale auch als Septum rectoprostaticum bzw. Denonvilliers-Faszie, bei der Frau spricht man vom Septum rectovaginale. Es handelt sich um eine bindegewebige Platte, die wie eine Schürze vor dem vorderen Mesorektum aufgehängt ist. In der MRT kann man nicht zwischen dem Septum rectogenitale und der anterioren mesorektalen Faszie differenzieren, die als fester Bestandteil in das komplex aufgebaute Septum integriert ist. In der sagittalen Ebene lässt sich kranial des Septum rectogenitale die anteriore peritoneale Umschlagfalte erkennen, die eine lockere Verbindung zum Septum aufweist (siehe Abb. 2.10b). Lateral dünnt das Septum aus und steht in ebenfalls lockerer Verbindung zur Fascia pelvis parietalis. Kaudal hingegen verschmilzt das anteriore Septum mit der Organkapsel der Prostata bzw. der Hinterwand der Vagina und ist in der MRT von diesen Strukturen nicht mehr zu differenzieren.

2.4.5 Beckenbodenfaszien (Fasciae diaphragmatis pelvis)

Die Faszien des Beckenbodens lassen sich MR-morphologisch nahezu nicht von der Muskulatur differenzieren, die sie umscheiden (Fascia diaphragmatis pelvis bzw.

urogenitalis jeweils mit superiorem und inferiorem Faszienblatt ober- bzw. unterhalb der jeweiligen Muskulatur). Lediglich die Fascia perinei (oder auch Fascia perinei superficialis) lässt sich gelegentlich am Unterrand der Fossa ischioanalis im perianalen Fettgewebe als lockere hypointense Struktur abgrenzen. Sie verschmilzt posterolateral mit der Fascia inferior diaphragmatis pelvis.

2.5 Gefäße und Lymphabflusswege

Die venöse (V. rectalis superior, Vv. rectales mediae und inferiores) Gefäßsituation gleicht der arteriellen und soll im Folgenden nicht separat aufgeführt werden. Nach Darstellung der arteriellen Gefäßversorgung wird die Lymphdrainage von Rektum und Analkanal erläutert.

2.5.1 Arterielle Versorgung von Rektum und Analkanal

Die unpaare obere Rektumarterie (A. rectalis superior, siehe Abb. 2.11) ist die direkte Fortsetzung der A. mesenterica inferior. Sie teilt sich etwa auf Höhe von SWK 3 in zwei bis drei Äste auf, die innerhalb des Mesorektums nach kaudal ziehen.

Die paarig angelegten mittleren Rektumarterien (Aa. rectales mediae) entspringen direkt aus der A. iliaca interna und sind nur in ca. 10 % der Fälle beidseits nachweisbar. Sie verlaufen gemeinsam mit den Nn. rectales des Plexus hypogastricus inferior in den Paraproktien und lassen sich in der MRT hier meist gut abgrenzen (siehe Abb. 2.11).

Die ebenfalls paarig angelegten unteren Rektumarterien (Aa. rectales inferiores, interindividuell eine bis drei an der Zahl) entspringen aus der A. pudenda interna. Ihr Auffinden in der MRT wird erleichtert, wenn man zunächst das pudendale Gefäß-Nerven-Bündel im Alcock-Kanal aufsucht (siehe Abb. 2.9, Abb. 2.11 und Abb. 2.13). Die unteren Rektumarterien verlaufen als fadenförmige Strukturen gemeinsam mit den Nn. rectales inferiores des N. pudendus im Fettgewebe der Fossa ischioanalis in Richtung Analkanal (vgl. Abschn. 2.6.2, siehe Abb. 2.11).

2.5.2 Lymphabflusswege von Rektum und Analkanal

Lymphknoten stellen sich in der MRT homogen signalarm und mit glatter Randbegrenzung dar. Lymphgefäße lassen sich als feinste linienförmige hypointense Strukturen innerhalb des mesorektalen Fettgewebes abgrenzen (siehe Abb. 2.9).

Der lymphatische Abflussweg von Rektum und Analkanal verläuft sowohl über mesenterische als auch inguinale Lymphknotenstationen. Demnach ergeben sich gravierende Unterschiede hinsichtlich des N-Staging bzw. M-Staging je nach Lokalisation des Primärtumors (Rektum versus Analkanal). Generell erfolgt das N-Staging anhand betroffener **regionaler** Lymphknoten, im Falle eines Tumorbefalls **extraregionaler** Lymphknoten spricht man bereits von einer Fernmetastasierung (M-Staging).

Die Drainagewege des Rektums unterscheiden sich je nach Höhenlokalisation. Im **oberen** Rektum erfolgt die Drainage entlang der Nodi rectales superiores zu den inferioren mesenterischen Lymphknoten. Im **unteren** Rektum verläuft der Lymphabfluss über die mittleren rektalen Lymphknoten (Nodi rectales mediae) zu den

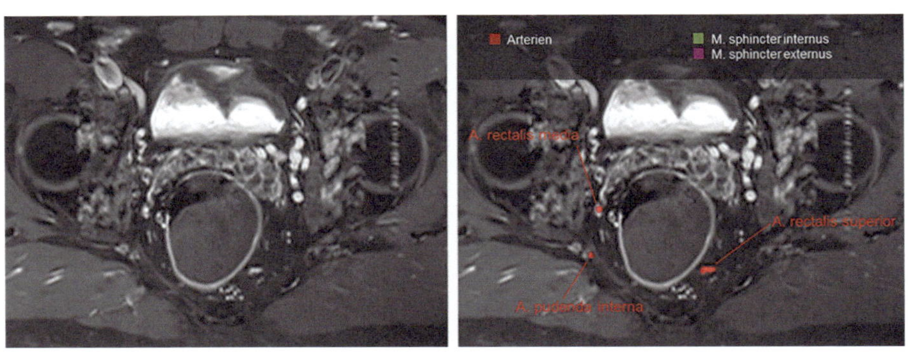

Abb. 2.11 Arterielle Versorgung des Anorektums und des Sphinkterapparats (♂) in einer kontrastmittelgestützten axialen dünnschichtigen (3 mm) fettgesättigten T1-gewichteten Sequenz (auf der rechten Seite mit farbiger Markierung der relevanten Strukturen). Einerseits erkennt man im mesorektalen Fettgewebe die A. rectalis superior, auf der anderen Seite die A. rectalis media. Supplementärer Online-Inhalt (gesamte MRT-Sequenz): In der Sequenz wird aus Gründen der Übersichtlichkeit nur ein Ast der A. rectalis superior *(links)* sowie die A. rectalis media und inferior *(jeweils rechts)* dargestellt. Beachte, dass bei diesem Patienten insgesamt drei untere Rektumarterien nachweisbar sind (vordere, mittlere und hintere A. rectalis inferior). Zu erkennen ist zudem die unterschiedliche Kontrastmittelaufnahme von Sphincter internus und externus; *Sternchen* intersphinktärer Raum

parailiakalen Lymphknoten (angrenzend an die internen Iliakalgefäße). Der Hauptlymphabfluss des **Analkanals** erfolgt über die unteren rektalen Lymphknoten (Nodi rectales inferiores oder auch mesorektale Lymphknoten) zu den inguinalen Lymphknoten, und von hier nach femoral.

Diese unterschiedlichen Drainagewege erklären die typischen Lymphadenopathiemuster von Tumoren je nach deren Höhenlokalisation. Proximale rektale Tumore führen häufig zu einer inferioren mesenterialen Lymphadenopathie. Distale rektale Tumore weisen typischerweise eine parailiakale nodale Metastasierung auf, und bei Infiltration des Analkanals kommt es häufig zu inguinalen Lymphknotenmetastasen (wobei hier ebenfalls eine parailiakale Metastasierung möglich ist, insbesondere wenn sich der Tumor nahe des anorektalen Überganges befindet).

Hinsichtlich der Definition regionaler und nichtregionaler Lymphknoten gibt es eine gewisse Variabilität (Beets-Tan et al. 2018). Sowohl für Rektum- als auch für Analkarzinome gelten Iliaca-communis-, Iliaca-externa- und femorale Lymphknoten als extraregional (M-Staging). Beim Rektumkarzinom werden überdies inguinale (nichtregionale) Lymphknotenmetastasen als Fernmetastasierung gewertet – es sei denn, der Analkanal wird durch den Tumor infiltriert. Im Falle eines primären Analkarzinoms hingegen zählen (anders als beim Rektum) die inferioren mesenterischen sowie die Nodi rectales superiores et mediae zu den extraregionalen Lymphknoten und zeigen eine systemische Metastasierung an. Die Nodi inguinales hingegen gelten beim Analkarzinom als regional (aufgrund der oben genannten Hauptdrainage).

Hauptlymphabfluss in Abhängigkeit von der Höhenlokalisation
- Oberes Rektum – inferiore mesenteriale Lymphknoten
- Unteres Rektum – interne iliakale Lymphknoten
- Analkanal – inguinale Lymphknoten

2.6 Nerven

Nach der S3-Leitlinie Kolorektales Karzinom (06/2013) soll die totale mesorektale Exzision (TME) unter Schonung des Plexus hypogastricus inferior (PHI) bzw. superior (PHS), der Nn. hypogastrici (NH), der Nn. splanchnici pelvici (NSP) und des N. pudendus (NP) erfolgen (Vogl et al. 2019). Fundierte Kenntnisse der Neuroanatomie dieser Strukturen mit Darstellung in der präoperativen MRT sind Voraussetzung für eine chirurgische Nervenprotektion. Im Folgenden soll die MR-Morphologie der neuronalen Risikozonen im Rahmen einer TME dargestellt werden (siehe Abb. 2.12a).

Neuronale Risikozonen im Rahmen der TME
- Anteriore mesorektale Dissektion (Risiko: PHI)
- Laterale mesorektale Dissektion (Risiko: PHI, NP)
- Posteriore mesorektale Dissektion (Risiko: PHS, PHI, NH, NSP)
- Absetzung der A. mesenterica inferior (Risiko: Plexus mesentericus inferior)

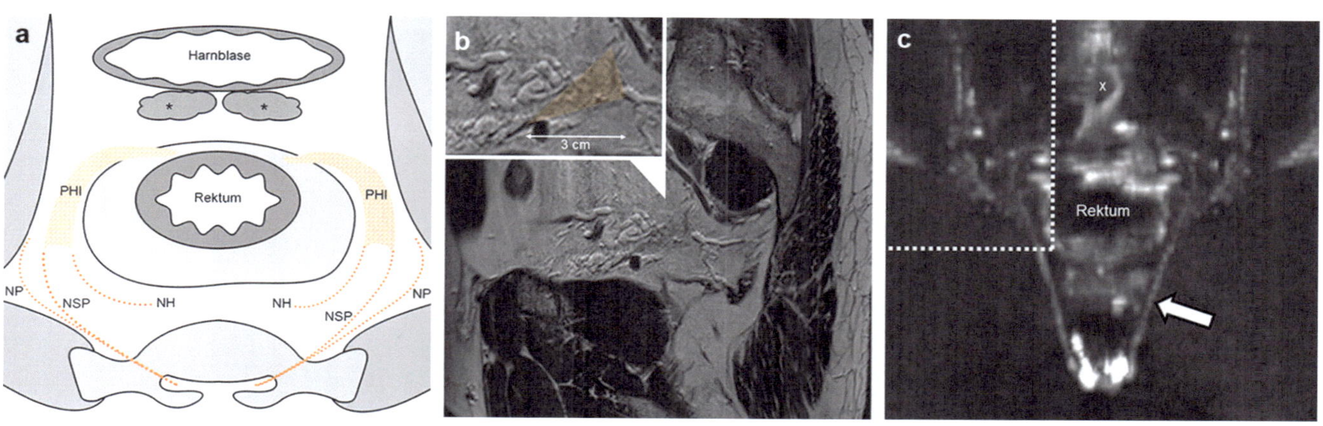

Abb. 2.12 Neuronale Strukturen des Beckens (♂). **a** Schemazeichnung. *NH* N. hypogastricus; *NP* N. pudendus; *NSP* Nn. splanchnici pelvici; *PHI* Plexus hypogastricus inferior; *Sternchen* Samenblasen. **b** Plexus hypogastricus inferior *(PHI)* in einer nativen parasagittalen dünnschichtigen (3 mm) T2-gewichteten TSE-Sequenz. In der Vergrößerung *(Kasten oben)* ist die trianguläre Struktur des PHI farblich gekennzeichnet. **c** Plexus hypogastricus inferior *(PHI)* und Nn. splanchnici pelvici *(NSP)* in einer „readout-segmented" echo-planaren diffusionsgewichteten MR-Neurographie. Im *Kasten oben (gestrichelte Linie)* ist der PHI mit seinem Netzwerk an Nervenfasern exzellent zu erkennen. Der *weiße Pfeil* markiert den N. splanchnicus pelvicus links. *x* Prostata

NH – N. hypogastricus; NP – N. pudendus; NSP – Nn. splanchnici pelvici; PHI – Plexus hypogastricus inferior; PHS – Plexus hypogastricus superior.

2.6.1 Plexus hypogastricus inferior (PHI)

Die anteriore und laterale mesorektale Dissektion sollte unter Schonung des Plexus hypogastricus inferior (PHI) und seiner Ausläufer erfolgen. Der PHI erhält sympathische Fasern vom N. hypogastricus (dexter bzw. sinister, vom Plexus hypogastricus superior kommend) und von den Nn. splanchnici sacrales. Parasympathische Fasern erreichen den PHI aus den Nn. splanchnici pelvici (siehe Abschn. 2.6.3).

Der Plexus hypogastricus inferior verzweigt sich netzförmig im Bereich der Paraproktien und zieht hier gemeinsam mit A. und V. rectalis media zur Darmwand. Weiter kaudal und ventral verbreitert er sich und entsendet eine Vielzahl feiner Nervenäste zu den übrigen Beckenorganen. Hierbei besteht die höchste Nervendichte an den seitlichen Enden des Septum rectogenitale (bei 10 Uhr und 2 Uhr).

In der sagittalen Ebene erkennt man den Plexus hypogastricus inferior als trianguläre bis rechteckige netzartige Struktur posterolateral der Samenblasen bzw. des oberen Drittels der Vagina. Er erstreckt sich hier über eine maximale anteroposteriore Ausdehnung von 3–4 cm (siehe Abb. 2.12b). In axialen Sequenzen (T2w-TSE) stellt sich der Plexus als Komposition perlschnurartiger hypointenser Strukturen dar (siehe Abb. 2.13). Man erleichtert sich das Auffinden des PHI, wenn man kaudal zunächst das Septum rectogenitale aufsucht und an der 2-Uhr- und 10-Uhr-Position des Septums auf Höhe der Puborektalschlinge die A. rectalis media identifiziert – unmittelbar benachbart stellt sich das feine Netz des Plexus hypogastricus inferior dar. Es lässt sich nun entlang der Paraproktien und der A. rectalis media nach kranial und lateral weiterverfolgen, bis es seine maximale Ausdehnung unmittelbar posterolateral des oberen Anteils der Samenblasen bzw. der Vagina einnimmt.

2.6.2 N. pudendus (NP)

Der N. pudendus entspringt dem Plexus sacralis (Rr. ventrales der Spinalnerven S1–S4). Zunächst zieht er gemeinsam mit dem N. ischiadicus durch das Foramen infrapiriforme, schlingt sich um das Lig. sacrospinale und erreicht schließlich durch das Foramen ischiadicum minus das Becken. Hier verläuft er in einer Faszienduplikatur der Fascia obturatoria (Teil der Fascia pelvis parietalis), dem sogenannten Alcock-Kanal (siehe auch Abschn. 2.4.2) und entlässt auf seinem Weg nach ventrokaudal zahlreiche Äste (Nn. rectales inferiores, Nn. perineales, Nn. scrotales/labiales inferiores und N. dorsalis penis/clitoridis). In der MRT erkennt man den N. pudendus am besten in axialen T2-gewichteten Sequenzen als relativ kaliberstarke deutlich hypointense Struktur, angrenzend an den M. obturatorius internus im Alcock-Kanal (siehe Abb. 2.13). Von hier lässt er sich gut nach proximal bis ins Foramen infrapiriforme nachverfolgen. Seine peripheren Äste (insbesondere die Nn. rectales inferiores) sind als feine hypointense lineare Strukturen im Fettgewebe der Fossa ischioanalis ebenfalls gut zu erkennen (siehe Abb. 2.13).

2.6.3 Nn. splanchnici pelvici (NSP)

Bei der posterioren mesorektalen Dissektion müssen neben den Plexus und Nn. hypogastrici die Nn. splanchnici pelvici (NSP) geschont werden. Die Ursprungsneurone der

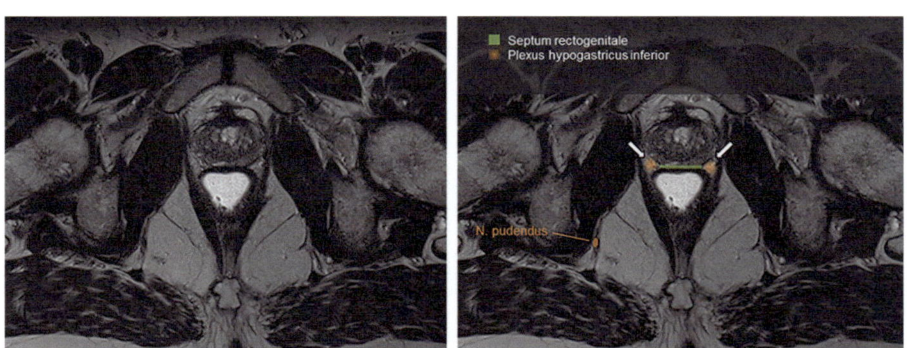

Abb. 2.13 N. pudendus und Plexus hypogastricus inferior (PHI) (♂) in einer nativen axialen dünnschichtigen (3 mm) T2-gewichteten TSE-Sequenz (auf der rechten Seite mit farbiger Markierung der relevanten Strukturen). Darstellung des PHI auf Höhe des Septum rectogenitale; die *weißen Pfeile* markieren die 2- und 10-Uhr-Position knapp oberhalb der Puborektalschlinge. Supplementärer Online-Inhalt (gesamte MRT-Sequenz): In der Sequenz zeigt der *schwarze Pfeil* den entscheidenden Einstieg zum Auffinden des PHI auf Höhe der Puborektalschlinge mit Darstellung der A. rectalis media

parasympathischen NSP befinden sich im Seitenhorn der Rückenmarksegmente S2–S4 und werden in den vegetativen Ganglien des PHI auf das zweite Neuron umgeschaltet. Die Nervenwurzeln S2–S4 lassen sich in der MRT meist gut darstellen. Von diesen ausgehend zeigen sich die NSP als feine hypointense Linien mit Verlauf von posterokranial nach anterokaudal. Die Identifikation der NSP gestaltet sich in klassischen T2-gewichteten TSE-Sequenzen häufig sehr schwierig. Die NSP wie auch der PHI können jedoch mithilfe neuer MRT-Techniken hervorragend dargestellt werden; es handelt sich um die sogenannte „readout-segmented" echo-planare diffusionsgewichtete MR-Neurographie (RS-EPI DW-MRN; „readout-segmented echo-planar diffusion-weighted magnetic resonance neurography"; Yamashita et al. 2017). Hier lassen sich die NSP auf beiden Seiten als kontinuierliche Nervenstränge von der Nervenwurzel bis zum PHI als deutlich hyperintense tubuläre Strukturen nachvollziehen (siehe Abb. 2.12c).

2.6.4 Plexus hypogastricus superior (PHS) und mesentericus inferior, N. hypogastricus (NH)

Bei der posterioren mesorektalen Dissektion sind sowohl der Plexus hypogastricus superior (auf Höhe des Promontoriums) als auch die N. hypogastrici (mit Verlauf innerhalb der beiden Lamellen der parietalen pelvinen Faszie, „hypogastric sheath") gefährdet; beide Strukturen lassen sich derzeit in der MRT nicht ausreichend darstellen. Gleiches gilt für den bei der Absetzung der A. mesenterica inferior gefährdeten Plexus mesentericus inferior. Die MR-morphologische Untersuchung dieser Strukturen (insbesondere mittels RS-EPI DW-MRN) ist derzeit Gegenstand wissenschaftlicher Studien, ihre Ergebnisse bleiben abzuwarten.

Fazit

Die hochauflösende dünnschichtige MRT ist aufgrund ihrer exzellenten Weichteildarstellung hervorragend geeignet, die Anatomie des Anorektums und seiner umgebenden Strukturen darzustellen. Für die Beurteilung pathologischer Prozesse ist eine detaillierte Kenntnis der anatomischen Gegebenheiten inklusive des Sphinkterapparats, der perirektalen Hüllfaszien sowie der versorgenden Gefäße, Nerven und lymphatischen Drainagewege unabdingbar.

In diesem Kontext spielt die Expertise des Radiologen eine bedeutende Rolle. In diesem Kapitel wurden relevante anatomische Orientierungspunkte aufgezeigt, die es bei den verschiedenen Operationsverfahren des Rektumkarzinoms zu beachten gilt.

Danksagung Dank gilt meiner Familie für ihre tatkräftige Unterstützung.

Literatur

Beets-Tan RGH et al (2018) Magnetic resonance imaging for clinical management of rectal cancer: updated recommendations from the 2016 European Society of Gastrointestinal and Abdominal Radiology (ESGAR) consensus meeting. Eur Radiol 28:1465–1475

Brown G et al (2004) High-resolution MRI of the anatomy important in total mesorectal excision of the rectum. AJR Am J Roentgenol 182:431–439

Ercoli A et al (2005) Terminologia Anatomica versus unofficial descriptions and nomenclature of the fasciae and ligaments of the female pelvis: a dissection-based comparative study. Am J Obstet Gynecol 193:1565–1573

Hussain SM, Stoker J, Lameris JS (1995) Anal sphincter complex: endoanal MR imaging of normal anatomy. Radiology 197:671–677

Hussain SM, Stoker J, Schutte HE, Lameris JS (1996) Imaging of the anorectal region. Eur J Radiol 22:116–122

Kinugasa Y et al (2008) Development of the human hypogastric nerve sheath with special reference to the topohistology between the nerve sheath and other prevertebral fascial structures. Clin Anat 21:558–567

Morris J, Spencer JA, Ambrose NS (2000) MR imaging classification of perianal fistulas and its implications for patient management. Radiographics 20:623–635 discussion 635–627

Raghunathan G, Mortele KJ (2009) Magnetic resonance imaging of anorectal neoplasms. Clin Gastroenterol Hepatol 7:379–388

Redman JF (1983) Anatomy of the retroperitoneal connective tissue. J Urol 130:45–50

Sato K, Sato T (1991) The vascular and neuronal composition of the lateral ligament of the rectum and the rectosacral fascia. Surg Radiol Anat 13:17–22

Sjodahl R (2001) The role of total mesorectal excision in rectal cancer surgery. Eur J Surg Oncol 27:440–441

Stelzner S et al (2011) Deep pelvic anatomy revisited for a description of crucial steps in extralevator abdominoperineal excision for rectal cancer. Dis Colon Rectum 54:947–957

Vogl TJ et al (2019) Updated S3 guidelines – diagnosis and treatment of colorectal carcinoma: relevance for radiological diagnosis and intervention. Rofo 191:298–310

Yamashita R et al (2017) Selective visualization of pelvic splanchnic nerve and pelvic plexus using readout-segmented echo-planar diffusion-weighted magnetic resonance neurography: a preliminary study in healthy male volunteers. Eur J Radiol 86:52–57

Teil II
Pathologie des Rektumkarzinoms

Standards der pathologischen Präparatebearbeitung und Befunderhebung beim Rektumkarzinom

3

Armin Jarosch und David Horst

Inhaltsverzeichnis

▶ Die Begutachtung von Operationspräparaten durch den Pathologen ist ein integraler Bestandteil für die Versorgung von Patienten mit Rektumkarzinomen. Unabhängig davon, wie operativ vorgegangen wird, ob es sich also um Rektumresektate oder um Rektumamputate handelt, sollen diese makroskopisch und mikroskopisch beurteilt werden. Je nach Fallkonstellation können auch noch zusätzliche molekularpathologische Untersuchungen erforderlich sein. Dabei sind einige Besonderheiten zu beachten, die mit der Therapie und den klinischen Verläufen von Patienten mit Rektumkarzinomen zusammenhängen.

3.1 Einleitung

Die am Anfang der pathologischen Aufarbeitung stehende makroskopische Beurteilung hat bei Präparaten von Rektumkarzinomen einen besonderen Stellenwert, da hierdurch die Qualität des chirurgischen Eingriffs mitbeurteilt werden kann. Grundlage hierfür ist, dass die vollständige Entfernung der mesorektalen Hüllfaszie ein wichtiger Prognosefaktor dafür ist, ob Lokalrezidive bei den Patienten auftreten (van Lingen et al. 2003). Entsprechend soll die Aufarbeitung des Operationspräparates eine Beurteilung der Qualität der mesorektalen Hüllfaszie und eine möglichst genaue Angabe des Tumorabstandes zum zirkumferenziellen Resektionsrand beinhalten. Für die Beurteilung von Rektumpräparaten ist zudem wichtig, dass entsprechend der aktuellen Leitlinie zum kolorektalen Karzinom für lokal fortgeschrittene Rektumkarzinome des mittleren und unteren Drittels eine neoadjuvante Radio- oder Radiochemotherapie empfohlen wird (Schmiegel et al. 2017). Auf diese Weise kann die Rate von Lokalrezidiven gesenkt werden. Da die neoadjuvante Therapie somit einen festen Platz im therapeutischen Regime eingenommen hat, soll die histopathologische Beurteilung

A. Jarosch · D. Horst (✉)
Institut für Pathologie, Charité – Universitätsmedizin Berlin, Berlin, Deutschland
E-Mail: david.horst@charite.de

A. Jarosch
E-Mail: armin.jarosch@charite.de

M. E. Kreis und P. Asbach (Hrsg.), *MRT-basierte Chirurgie des Rektumkarzinoms,* https://doi.org/10.1007/978-3-662-58159-9_3

einen Regressionsgrad beinhalten, mit dem der Therapieeffekt semiquantitativ bewertet wird.

Im Folgenden stellen wir eine Methodik zur Begutachtung von Rektumpräparaten in der Pathologie vor, gehen auf die makroskopische Bewertung und Aufarbeitung ein und erläutern die histopathologische Befunderhebung. Abschließend führen wir einige Aspekte der molekularpathologischen Diagnostik an, durch die zusätzliche Informationen zur Tumortypisierung und zur Auswahl systemischer Therapien gewonnen werden können.

3.2 Übersendung von Präparaten und erforderliche Informationen

Um eine optimale Präparatequalität für die Begutachtung von Rektumresektaten oder Rektumamputaten zu gewährleisten, sollte für den Zeitraum zwischen der operativen Entnahme und der anschließenden Aufarbeitung in der Pathologie ein klares Prozedere etabliert werden. Sobald das Präparat von der Blutzirkulation des Patienten abgeschnitten ist, setzen Autolyseprozesse ein, die insbesondere Darmepithelien und Karzinomzellen schädigen und deren Beurteilbarkeit rasch einschränken. Um eine optimale Präparatequalität zu gewährleisten, sollte die Zeitspanne zwischen Entnahme und Aufarbeitung in der Pathologie daher möglichst kurz sein. Bei kurzen Transportzeiten kann das Präparat unversehrt, unfixiert und geschlossen an die Pathologie für die sofortige weitere Aufarbeitung übergeben werden. Sind die Transportwege länger oder kann eine zeitnahe Aufarbeitung nicht gewährleistet werden, empfiehlt es sich, das Präparat bereits vor der Übersendung an die Pathologie längs zu eröffnen, ohne dabei den Tumor zu zerteilen, den Darminhalt auszuspülen und das Präparat dann in ausreichend neutral gepufferter 4 %iger Formaldehydlösung an die Pathologie zu übersenden (Wittekind et al. 2005). Stellen am Präparat, die für die Orientierung wichtig sind, sollten markiert werden. Dazu gehören die proximale und distale Absetzungsebene, der Gefäßstiel sowie Läsionen, die im Rahmen der Operation entstanden sind (z. B. im Bereich von Adhäsiolysen). Gewebeentnahmen für Studien dürfen nur nach vorheriger Zustimmung durch den Patienten erfolgen und sollten erst nach der makroskopischen Präparatebeurteilung durch den Pathologen erfolgen, da sie die Qualität der Diagnostik ansonsten beeinträchtigen können.

Alle für die Begutachtung der Präparate notwendigen Angaben sollten auf einem Untersuchungsantrag an die Pathologie mitübergeben werden. Neben den Patientendaten sind dies auch Angaben zur Krankheitsgeschichte, zu vorangegangenen (neoadjuvanten) Therapiemaßnahme und zum klinischen Krankheitsstadium. Außerdem, sofern bekannt, mögliche Hinweise auf eine erbliche Darmkrebserkrankung und hier insbesondere auf ein hereditäres, nicht-Polyposis-assoziiertes kolokreatels Karzinom (HNPCC) unter Berücksichtigung der revidierten Bethesda-Kriterien (Umar et al. 2004). Falls Markierungen am Präparat angebracht, Gewebe entfernt oder das Präparat postoperativ beschädigt wurde, so sollte dies unbedingt auf dem Untersuchungsantrag für die Pathologie dokumentiert werden. Präzise Angaben vermeiden Fehler bei der Beurteilung des Präparates und erleichtern die Kommunikation zwischen Chirurgie und Pathologie.

3.3 Pathologische Begutachtung von Rektumresektaten

Die Begutachtung von Operationspräparaten in der Pathologie beinhaltet die makroskopische Beurteilung, den Gewebezuschnitt und eine mikroskopische Beurteilung. Wie eingangs erwähnt, hat die makroskopische Präparateaufarbeitung bei Rektumpräparaten einen besonderen Stellenwert, da die Operationsqualität an der mesorektalen Hüllfaszie mitbeurteilt wird. Bei fortgeschrittenen Krankheitsstadien werden des Weiteren häufig molekularpathologische Untersuchungen am Tumorgewebe durchgeführt, deren Ergebnisse Einfluss auf die Auswahl systemischer Therapien haben können.

3.4 Makroskopische Beurteilung

Rektumpräparate können in der Regel anhand ihrer Faszienverhältnisse orientiert werden. Die Längsausdehnung des nichtperitonealisierten zirkumferenziellen Resektionsrandes ist dorsal meist größer als ventral und die mesorektale Umschlagfalte kann hier leicht identifiziert werden. Es sollte dokumentiert werden, ob das Präparat fixiert oder unfixiert, verschlossen oder eröffnet übersendet wurde und welcher Darmabschnitt operativ entfernt wurde (Sigma-Rektum-Resektat, Rektumamputat, miterfasster Analkanal oder Analhaut) inklusive genauer Maßangaben. Zudem, ob die Präparateenden offen oder verschlossen vorliegen, ggf. die Breite von Klammernähten und ob neben dem Hauptpräparat Anastomosenringe mitübersandt wurden. Die Außenseite des Präparates sollte genau beschrieben werden, inklusive Angaben zu Farbgebung und ob Beläge auf der Serosa zu sehen sind. Wie erwähnt, ist die Beurteilung des zirkumferenziellen Resektionsrandes („circumferential resection margin", CRM) unterhalb der mesorektalen Umschlagfalte von prognostischer Bedeutung. Länge und Zustand des Mesorektums sollten entsprechend

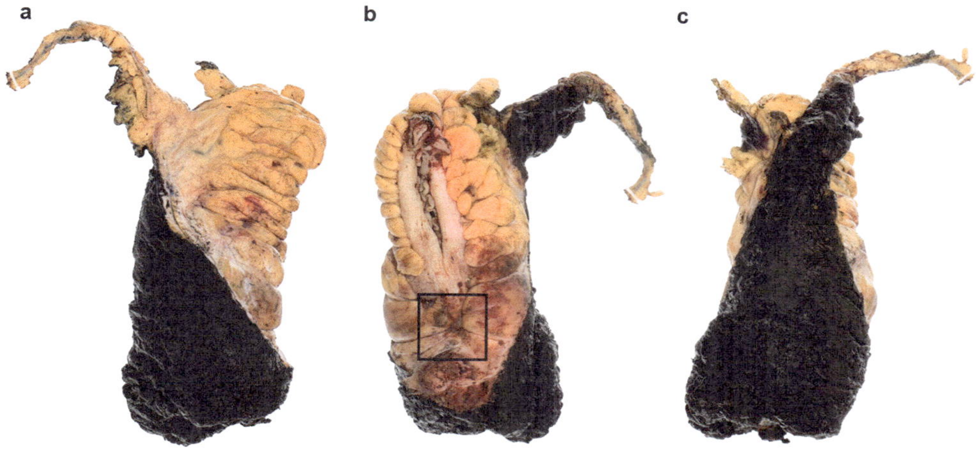

Abb. 3.1 Makroskopische Beurteilung eines Rektumresektats bei einem Rektumkarzinom. Formalinfixiertes und teils voreröffnetes Rektumresektat mit kompletter Mesorektumresektion (MERCURY Grad 1) von (**a**) lateral, (**b**) ventral und (**c**) dorsal betrachtet. Der zirkumferenzielle Resektionsrand ist mit schwarzer Tusche markiert. Die Serosa über dem Karzinom ist eingezogen (Rahmen) und bräunlich-rötlich verfärbt

beschrieben werden. Bei optimaler Operationstechnik ist die mesorektale Faszie intakt und zeigt eine glatte Oberflächenbeschaffenheit (siehe Abb. 3.1). Umschriebene Defekte der mesorektalen Oberfläche bis hin zu tiefreichenden Defekten mit Sichtbarkeit der Rektummuskulatur oder des Rektumlumens sprechen für eine suboptimale Operationsqualität. Eine im Bereich des Mesorektums nach distal konisch sich verschmälernde Weichgewebsmanschette („coning") ist mit einem höheren Risiko dafür assoziiert, dass lokale Lymphknoten und ggf. metastatische Tumorabsiedlungen nicht komplett erfasst wurden. Die Qualität der mesorektalen Faszie sollte entsprechend der MERCURY-Klassifikation eingeteilt und im Befund dokumentiert werden (siehe Tab. 3.1).

Tab. 3.1 Bewertung der mesorektalen Faszie nach den MERCURY-Kriterien (MERCURY 2002)

MERCURY Grad 1 („good")	**Komplette Mesorektumexzision:** Mesorektum intakt oder mit kleinen Unregelmäßigkeiten der glatten Oberfläche mit max. Ausdehnung von 5 mm. Kein „Coning". Bei querer Lamellierung glatter zirkumferenzieller Resektionsrand
MERCURY Grad 2 („moderate")	**Nahezu komplette Mesorektumexzision:** Mesorektum mit unregelmäßiger Oberfläche ohne Sichtbarkeit der Muscularis propria (abgesehn von der Ansatzstelle der Levatormuskulatur). Mäßiges „Coning". Bei querer Lamellierung mäßige Unregelmäßigkeit des zirkumferentiellen Resektionsrandes
MERCURY Grad 3 („poor")	**Inkomplette Mesorektumexzision:** Geringe Mengen von Mesorektum. Defekte bis zur Muscularis propria. Mäßig bis starkes „Coning". Bei querer Lamellierung starke Unregelmäßigkeiten des zirkumferentiellen Resektionsrandes

Nach der Präparateeröffnung erfolgt die makroskopische Beurteilung des Tumors. Wichtige Angaben sind die Lokalisation im Präparat und die Abstände zu den Resektionsrändern oral, aboral, zur Zirkumferenz und zum Gefäßstiel; zudem die Tumorgröße in drei Dimensionen, ob der Tumor ulzeriert, stenosierend oder polypös wächst, welchen Teil der Darmwandzirkumferenz er einnimmt, welche Infiltrationstiefe auf Schnitten durch den Tumor makroskopisch vermutet wird und welche Konsistenz er aufweist. Sollten angrenzende Organe mitreseziert worden sein, so ist der Bezug des Tumors zu diesen anzugeben. Bei einem Zustand nach neoadjuvanter Therapie sind verbliebende Läsionen wie Ulzerationen, Vernarbungen etc. genau zu dokumentieren. Finden sich weitere Läsionen, wie Polypen, Perforationen oder iatrogene Defekte, so sollten diese ebenfalls in ihren Abmessungen und mit Lokalisationsangaben aufgenommen werden. Des Weiteren sollte auch die übrige Dickdarmschleimhaut beschrieben werden, ob sich hier ein reguläres Faltenrelief, Verfärbungen, Divertikel oder sonstige Alterationen finden. Wesentliche Befunde können fotografisch dokumentiert werden.

3.5 Präparatezuschnitt

Nach der makroskopischen Beschreibung des Rektumpräparats werden repräsentative Gewebeareale für die mikroskopische Beurteilung entnommen. Der nichtperitonealisierte zirkumferenzielle Resektionsrand des Mesorektums sollte vor der Gewebeentnahme tuschemarkiert werden, sodass der genaue Bezug zum Tumor auch mikroskopisch beurteilt werden kann. Verschiedenfarbige Tuschemarkierungen für ventrale, dorsale und laterale Abschnitte können die Orientierung am Schnittpräparat erleichtern. Es werden dann

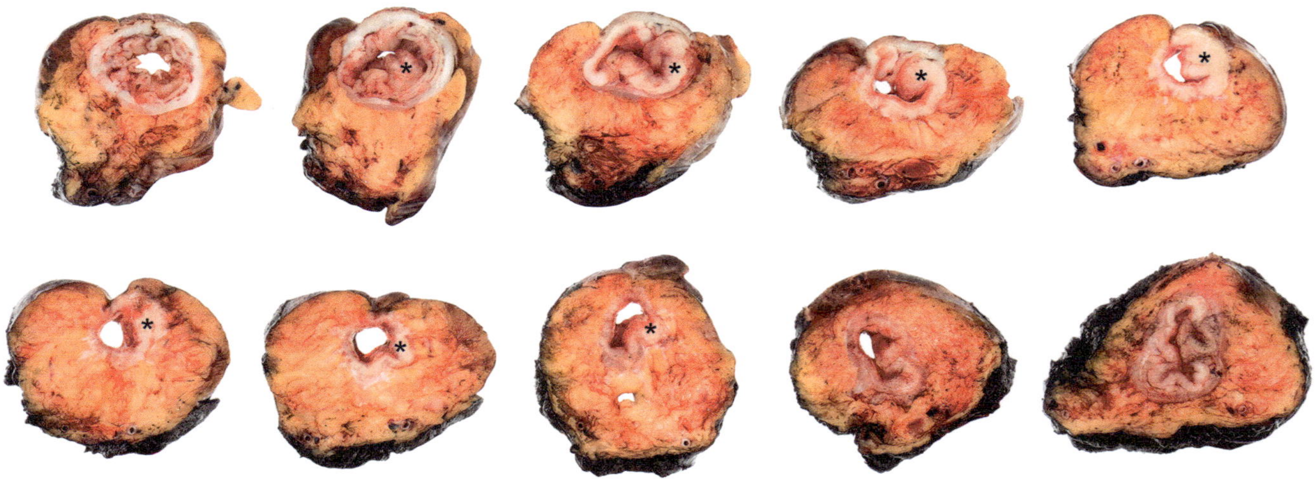

Abb. 3.2 Zuschnitt des Rektumresektats. Das Präparat wurde in Scheiben von distal (links oben) nach proximal (rechts unten) in Lamellen zugeschnitten. Der schwarz mit Tusche markierte zirkumferenzielle Resektionsrand ist an der Präparateaußenseite erkennbar. Das leicht stenosierende Rektumkarzinom zeigt sich in den Scheiben 2–8 (Sternchen)

zunächst repräsentative Gewebescheiben des proximalen und distalen Resektionsrandes sowie des Gefäßabsetzungsrandes entnommen. Der tumorbefallene Darmabschnitt wird anschließend quer zur Darmlängsachse in ca. 5 mm breiten Scheiben (Lamellen) aufgearbeitet (siehe Abb. 3.2). Die Tiefeninfiltration des Tumors wird makroskopisch dokumentiert und es werden dann Gewebeproben aus dem Tumor entnommen, die dessen Infiltrationstiefe, den engsten Bezug zur Serosa und zum zirkumferenziellen Resektionsrand sowie zur normalen Dickdarmmukosa am besten repräsentieren (siehe Abb. 3.3). Finden sich tumorverdächtige Areale (Satellitenknoten oder Lymphknotenmetastasen) nah am zirkumferenziellen Resektionsrand, so sind diese Bereiche ebenfalls für die histologische Untersuchung zu entnehmen und der Abstand vom tuschemarkierten Resektionsrand sollte dokumentiert werden.

Nach der Aufarbeitung des Tumors schließt sich die Lymphknotenpäparation an. Hierfür sollte eine Kombination aus visueller und taktiler Suche nach Lymphknoten erfolgen, indem das dem Präparat anhaftende Fett-/Bindegewebe in feine Lamellen zerteilt und jede Lamelle dann inspiziert und vorsichtig durchgetastet wird. Insbesondere bei Präparaten nach neoadjuvanter Radio-/Chemotherapie sind Lymphknoten eher klein und können schwierig zu identifizieren sein. Alle detektierbaren Lymphknoten sollten für die histopathologische Untersuchung eingebettet werden, wobei eine Mindestzahl von 12 untersuchten Lymphknoten gefordert wird. Durch spezielle lipolytische Verfahren (z. B. mit Aceton) kann die Anzahl der identifizierten Lymphknoten oft erhöht werden, wobei diese Verfahren derzeit kein allgemeiner Standard sind und den Bearbeitungsaufwand auch mit entsprechenden Arbeitsschutzmaßnahmen erhöhen (Horne et al. 2014).

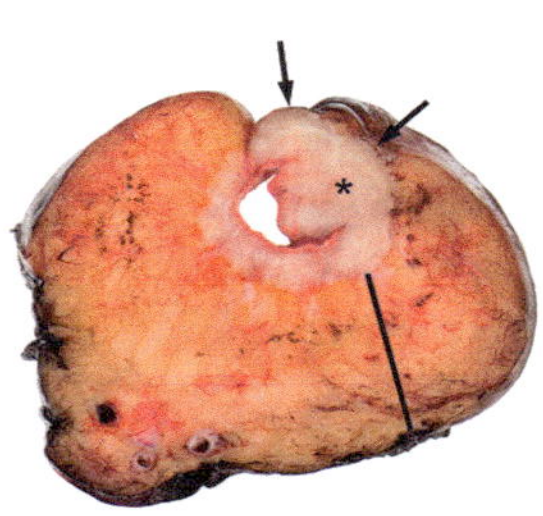

Abb. 3.3 Makroskopische Beurteilung des Karzinoms und Bezug zu Serosa und zirkumferenziellem Resektionsrand. Das hier semizirkulär wachsende Karzinom (Sternchen) infiltriert bis knapp unter die Serosaoberfläche der ventralen Rektumseite (Pfeile), ohne diese zu perforieren. Es hat einen deutlichen Abstand vom zirkumferenziellen Resektionsrand (Linie)

Für die weitere Aufarbeitung werden die entnommenen Gewebeproben entwässert, in Paraffin eingebettet und Hämatoxylin-Eosin (H&E) gefärbte Schnittpräparate für die histopathologische Untersuchung angefertigt. Das verbliebene Nassgewebe des Präparates wird zumindest bis zum Abschluss der histopathologischen Begutachtung aufbewahrt, sodass bei Unklarheiten oder zusätzlich aufkommenden Fragestellungen während des Begutachtungsprozesses Nachuntersuchungen möglich sind.

3.6 Mikroskopische Beurteilung

An die makroskopische Beschreibung und den Zuschnitt schließt sich die mikroskopische histopathologische Beurteilung an. Hierbei müssen Aussagen zum histologischen Tumortyp (Adenokarzinom nicht spezieller Typ (engl. *not otherwise specified,* NOS) vs. muzinöses, siegelringzelliges,

Tab. 3.2 Regressionsgraduierung des Rektumkarzinoms nach neoadjuvanter Radio- bzw. Radiochemotherapie (Dworak et al. 1997)

Grad 0	Tumor ohne Zeichen der Regression
Grad 1	Dominante Tumormasse mit deutlicher Fibrose und/oder Vaskulopathie (Regression <25 % der Tumormasse)
Grad 2	Dominante Fibrose mit wenigen, leicht zu findenden Tumorzellen (Regression >25-50 % der Tumormasse)
Grad 3	Sehr wenige, schwer zu findende Tumorzellen mit ausgeprägter Fibrose (Regression >50 % der Tumormasse)
Grad 4	Komplette Regression mit ausgeprägter Fibrose ohne Nachweis von Tumorzellen

serratiertes, medulläres, mikropapilläres Adenokarzinom, adenosquamöses Karzinom etc.) und zu dessen Differenzierungniedriger Malignitätsgrad [G1, G2] oder hoher Malignitätsgrad [G3] getroffen werden (WHO Classification 2019). Für eine einheitliche Beurteilung sind außerdem die Tumorinfiltrationstiefe, etwaig vorhandene Lymphknotenmetastasen, Lymph- und/oder Blutgefäßinvasion, Perineuralscheideninfiltration und die Abstände zu luminalen und zirkumferenziellen Resektionsrändern wichtig. Sollte eine präoperative (neoadjuvante) Therapie durchgeführt worden sein, so sollten die Therapieeffekte erkannt und mittels eines Regressionsgradings (z. B. nach Dworak et al.; siehe Tab. 3.2) angegeben werden. Hierbei ist hervorzuheben, dass eine vollständige Tumorregression (Grad 4 nach Dworak) erst dann diagnostiziert werden kann, wenn das Gewebe aus dem Bereich der ehemaligen Tumorlokalisation vollständig aufgearbeitet wurde. Bei Z.n. neoadjuvanter Therapie kann auf eine histopathologische Graduierung des Tumors verzichtet werden.

3.7 Molekularpathologische Untersuchungen

Molekularpathologische Untersuchungen werden bei der Begutachtung von kolorektalen Karzinomen vorrangig aus zwei Gründen eingesetzt. Zum einen ermöglichen sie es, Karzinome mit hochgradiger Mikrosatelliteninstabilität zu identifizieren und können darunter auch Fälle anzeigen, bei denen ein Verdacht auf erblichem Darmkrebs besteht. Zum anderen können molekulare Merkmale für die Auswahl systemischer Therapien herangezogen werden; insbesondere bei fortgeschrittenen Tumorstadien.

Die meisten kolorektalen Karzinome mit hochgradiger Mikrosatelliteninstabilität (MSI-H) können durch immunhistochemische Untersuchungen auf Expression der vier DNA-Mismatchreparaturenzyme MLH1, MSH2, MSH6 und PMS2 identifiziert werden (Hampel et al. 2005). Bei Ausfall eines oder mehrerer dieser Enzyme liegt ein MSI-H-Karzinom vor, welches unabhängig von der morphologischen Tumorgraduierung als niedrig maligne (englisch „low grade“) eingestuft wird. Solche MSI-H Karzinome zeigen selten Fernmetastasen und sind mit einer guten Prognose assoziiert, während sich mikrosatellitenstabile (MSS) kolorektale Karzinome prognostisch ungünstiger verhalten (Popat et al. 2005). Liegt ein Ausfall von MLH1 und PMS2 vor, so kann eine zusätzliche Untersuchung auf BRAF(V600E)-Mutationen aufzeigen, ob ein MSI-H Karzinom vom sporadischen Typ mit einer solchen Mutation vorliegt oder ob bei Fehlen dieser Mutation ein MSI-H-Karzinom im Rahmen eines erblichen Darmkrebssyndroms (HNPCC) in Betracht kommt (Weisenberger et al. 2006). Ausfälle von MSH2 und/oder MSH6 sowie isolierte Ausfälle von PMS2 sind unabhängig von weiteren Mutationen Hinweise für HNPCC. Bei entsprechendem Ergebnis sollte dem Patient der begründete Verdacht auf ein HNPCC mitgeteilt und eine humangenetische Beratung empfohlen werden.

Für fortgeschrittene kolorektale Karzinome und insbesondere bei Fernmetastasen können molekulare Tumoreigenschaften bei der Auswahl von systemischen Therapien helfen. Kolorektale Karzinome mit MSI-H sprechen häufig gut auf eine Immuncheckpointblockade an (Le et al. 2017). Aktivierende KRAS- und NRAS-Mutationen sind mit einem fehlenden Ansprechen auf gegen den EGF-Rezeptor zielgerichtete Antikörpertherapien assoziiert, während Fälle mit BRAF(V600E)-Mutationen möglicherweise von bestimmten Kombinationsinhibitortherapien profitieren (Van Cutsem et al. 2009; Corcoran et al. 2018). Andere molekulare Eigenschaften wie z. B. HER2/neu-Amplifikationen oder NTRK-Translokationen kommen zwar relativ selten vor, können aber in betroffenen Fällen ebenfalls für die Auswahl zielgerichteter Therapien herangezogen werden (Cancer Genome Atlas 2012; Pietrantonio et al. 2017). Bei der zunehmenden Zahl therapeutisch relevanter molekularer Eigenschaften sollte mit der Pathologie abgestimmt werden, wie und in welchem Ausmaß entsprechende Untersuchungen vorgenommen werden, um eine optimale Patientenversorgung zu gewährleisten.

3.8 Befunderstellung

Im Befundbericht der Pathologie sollen die klinischen Angaben zum Präparat, die makroskopische und mikroskopische Beurteilung, die verwendeten Techniken und Ergebnisse bei molekularpathologischen Untersuchungen sowie die Diagnosestellung zusammenfassend dokumentiert werden. In der Regel wird eine Befundgliederung gewählt, die den tatsächlichen Aufarbeitungsschritten folgt. Der Befund beginnt also mit den klinischen Angaben zum Präparat, die meistens vom Untersuchungsantrag übernommen werden. Auch wesentliche zusätzliche, z. B. telefonisch übermittelte Angaben, können hier vermerkt werden.

Anschließend werden makroskopische und mikroskopische Beurteilung als Freitext formuliert, wobei das Präparat so detailliert beschrieben wird, dass sich die Diagnose hieraus ableiten und nachvollziehen lässt.

Die Diagnose sollte eindeutig und übersichtlich formuliert werden, wobei die hier dokumentierten Angaben zum Präparat einen der makroskopischen und mikroskopischen Beschreibung übergeordneten und endgültigen Charakter haben. In der Diagnose sollte das Präparat noch einmal genannt und die Tumorentität klar spezifiziert werden. Endgültige Angaben zu Tumorgröße, Lage, Infiltrationstiefe, Lymphknotenstatus, Resektionsrändern mit Abständen, eine vollständige TNM-Klassifikation und ggf. der Tumorregressionsgrad nach neoadjuvanter Therapie gehören in die Diagnose und zwar unabhängig davon, ob diese bereits in den vorangestellten Befundabschnitten beschrieben worden sind. Molekularpathologische Ergebnisse sollen in der Diagnose im Zusammenhang mit dem morphologischen Befund aufgeführt und auch interpretiert werden. Neben einem Freitext können strukturierte Textelemente und bei den molekularpathologischen Ergebnissen ggf. Tabellen dabei helfen, die Diagnose übersichtlich zu gestalten. Für die postoperative Tumorklassifikation nach der TNM-Klassifikation (Wittekind 2017) sollte ein standardisiertes Schema gewählt werden, sodass die wichtigsten stadienrelevanten Tumorcharakteristika aus dem Befund sofort ersichtlich sind.

In den meisten Fällen ist die morphologische Aufarbeitung und Begutachtung von Rektumpräparaten mit Karzinombefall fertiggestellt, bevor zusätzliche molekularpathologische Untersuchungsergebnisse vorliegen. Falls noch Untersuchungen am Präparat ausstehen, so sollte dies am Ende des Befundberichtes vermerkt werden, damit dokumentiert ist, dass die Präparatebegutachtung durch die Pathologie noch nicht vollständig abgeschlossen wurde.

Fazit

Operationspräparate von Patienten mit Rektumkarzinomen sollten möglichst standardisiert durch die Pathologie begutachtet werden. Dabei lassen sich über die Bewertung der mesorektalen Faszie Rückschlüsse auf die Qualität des operativen Eingriffs ziehen. In Fällen, bei denen eine neoadjuvante Therapiemaßnahme durchgeführt wurde, sollte mikroskopisch auch der Regressionsgrad des Tumors beurteilt werden, um die Wirksamkeit dieser Therapie abschätzen zu können. Molekularpathologische Untersuchungen am Tumorgewebe erlauben es, zusätzliche Informationen zum Tumortyp, Hinweise auf erblichen Darmkrebs und mögliches Ansprechen auf zielgerichtete Therapien zu gewinnen.

Literatur

Cancer Genome Atlas, Network (2012) Comprehensive molecular characterization of human colon and rectal cancer. Nature 487:330–337

Corcoran RB, Andre T, Atreya CE, Schellens JHM, Yoshino T, Bendell JC, Hollebecque A, McRee AJ, Siena S, Middleton G, Muro K, Gordon MS, Tabernero J, Yaeger R, O'Dwyer PJ, Humblet Y, De Vos F, Jung AS, Brase JC, Jaeger S, Bettinger S, Mookerjee B, Rangwala F, Van Cutsem E (2018) Combined BRAF, EGFR, and MEK inhibition in patients with BRAF(V600E)-Mutant Colorectal Cancer. Cancer Discov 8:428–443

Dworak O, Keilholz L, Hoffmann A (1997) Pathological features of rectal cancer after preoperative radiochemotherapy. Int J Colorectal Dis 12:19–23

Hampel H, Frankel WL, Martin E, Arnold M, Khanduja K, Kuebler P, Nakagawa H, Sotamaa K, Prior TW, Westman J, Panescu J, Fix D, Lockman J, Comeras I, de la Chapelle A (2005) Screening for the Lynch syndrome (hereditary nonpolyposis colorectal cancer). N Engl J Med 352:1851–1860

Horne J, Bateman AC, Carr NJ, Ryder I (2014) Lymph node revealing solutions in colorectal cancer: should they be used routinely? J Clin Pathol 67:383–388

Le DT, Durham JN, Smith KN, Wang H, Bartlett BR, Aulakh LK, Lu S, Kemberling H, Wilt C, Luber BS, Wong F, Azad NS, Rucki AA, Laheru D, Donehower R, Zaheer A, Fisher GA, Crocenzi TS, Lee JJ, Greten TF, Duffy AG, Ciombor KK, Eyring AD, Lam BH, Joe A, Kang SP, Holdhoff M, Danilova L, Cope L, Meyer C, Zhou S, Goldberg RM, Armstrong DK, Bever KM, Fader AN, Taube J, Housseau F, Spetzler D, Xiao N, Pardoll DM, Papadopoulos N, Kinzler KW, Eshleman JR, Vogelstein B, Anders RA, Diaz LA Jr (2017) Mismatch repair deficiency predicts response of solid tumors to PD-1 blockade. Science 357:409–413

MERCURY (2002) Magnetic resonance imaging and rectal cancer European equivalence study. Study coordinator Daniels, I., Pelican centre, north Hampshire Hospital, Basingstoke, Hampshire. http://www.pelicancancer.org/researchprojects

Pietrantonio F, Di Nicolantonio F, Schrock AB, Lee J, Tejpar S, Sartore-Bianchi A, Hechtman JF, Christiansen J, Novara L,Tebbutt N, Fucà G, Antoniotti C, Kim ST, Murphy D, Berenato R, Morano F, Sun J, Min B, Stephens PJ, Chen M, Lazzari L, Miller VA, Shoemaker R, Amatu A, Milione M, Ross JS, Siena S, Bardelli A, Ali SM, Falcone A, Braud de F, Cremolini C (2017) ALK, ROS1, and NTRK Rearrangements in Metastatic Colorectal Cancer. JNCI: J Natl Cancer Inst 109(12):djx089

Popat S, Hubner R, Houlston RS (2005) Systematic review of microsatellite instability and colorectal cancer prognosis. J Clin Oncol 23:609–618

Schmiegel W, Buchberger B, Follmann M, Graeven U, Heinemann V, Langer T, Nothacker M, Porschen R, Rodel C, Rosch T, Schmitt W, Wesselmann S, Pox C (2017) Z Gastroenterol 55:1344–1498

Umar A, Boland CR, Terdiman JP, Syngal S, de la Chapelle A, Ruschoff J, Fishel R, Lindor NM, Burgart LJ, Hamelin R, Hamilton SR, Hiatt RA, Jass J, Lindblom A, Lynch HT, Peltomaki P, Ramsey SD, Rodriguez-Bigas MA, Vasen HF, Hawk ET, Barrett JC, Freedman AN, Srivastava S (2004) Revised Bethesda Guidelines for hereditary nonpolyposis colorectal cancer (Lynch syndrome) and microsatellite instability. J Natl Cancer Inst 96:261–268

Van Cutsem E, Kohne CH, Hitre E, Zaluski J, Chang Chien CR, Makhson A, D'Haens G, Pinter T, Lim R, Bodoky G, Roh JK, Folprecht G, Ruff P, Stroh C, Tejpar S, Schlichting M, Nippgen J, Rougier P (2009) Cetuximab and chemotherapy as initial treatment for metastatic colorectal cancer. N Engl J Med 360:1408–1417

van Lingen CP, Zeebregts CJ, Gerritsen JJ, Mulder HJ, Mastboom WJ, Klaase JM (2003) Local recurrence of rectal cancer after total mesorectal excision without preoperative radiotherapy. Int J Gastrointest Cancer 34:129–134

Weisenberger DJ, Siegmund KD, Campan M, Young J, Long TI, Faasse MA, Kang GH, Widschwendter M, Weener D, Buchanan D, Koh H, Simms L, Barker M, Leggett B, Levine J, Kim M, French AJ, Thibodeau SN, Jass J, Haile R, Laird PW (2006) CpG island methylator phenotype underlies sporadic microsatellite instability and is tightly associated with BRAF mutation in colorectal cancer. Nat Genet 38:787–793

WHO Classification of Tumours Editorial Board. Digestive system tumours. Lyon (France): International Agency for Research on Cancer (2019). WHO Classification of tumours series, 5Aufl, Bd. 1.

Wittekind C (2017) TNM: Klassifikation maligner Tumoren, 8. Aufl. Wiley, Weinheim

Wittekind C, Koch HK (2005) Empfehlung zur pathologisch-anatomischen Diagnostik des kolorektalen Karzinoms. Berufsverband Deutscher Pathologen e. V., Deutsche Gesellschaft für Pathologie e. V.

Teil III

MRT des Rektumkarzinoms

Technische Durchführung der MRT bei Rektumkarzinom

4

Pascal Baltzer und Dietmar Tamandl

Inhaltsverzeichnis

Die Magnetresonanztomographie (MRT) gilt heute als akkurates bildgebendes Verfahren in der Therapieplanung des Rektumkarzinoms. So können im Rahmen des präoperativen Stagings die Notwendigkeit einer neoadjuvanten Behandlung gestellt, durch lokale Ausdehnungsdiagnostik das lokale chirurgische Vorgehen geplant sowie prognostisch wichtige Informationen wie extramurale vaskuläre Invasion, muzinöse Tumoranteile oder eine Beteiligung der mesorektalen Faszie identifiziert werden. Die MRT ist dabei ein nichtinvasives Verfahren, welches auf die Anwendung ionisierender Strahlung verzichtet. Der hohe Weichteilkontrast durch eine Vielzahl an akquirierenden Wichtungen und Parametern ist ein Kennzeichen der Magnetresonanztomographie und erklärt ihren klinischen Erfolg, insbesondere auch auf dem Gebiet der onkologischen Bildgebung. Allerdings ist die MRT ein kompliziertes Verfahren: Die Vielzahl möglicher Einstellungen bedingt zahlreiche Artefakte und Fehler, die zu vermeiden ein speziell geschultes Personal voraussetzt. Für eine optimale Nutzung der MRT des Rektums zur Therapieplanung ist eine robuste und gute Bildqualität unerlässlich. Im Folgenden wird auf die technischen Aspekte der MRT-Untersuchung eingegangen. Die European Society of Gastrointestinal and Abdominal Radiology (ESGAR) hat Guidelines für die Durchführung der MRT etabliert und aktualisiert (Beets-Tan et al. 2018).

4.1 Patientenvorbereitung

Vor der Untersuchung wird der Patient über die Untersuchungsdauer und die Notwendigkeit einer ruhigen Lage aufgeklärt und die MRT-Kompatibilität (vorrangig metallische Fremdkörper und Implantate inklusive Herzschrittmachern, Schmerzpumpen und Neurostimulatoren). Ist eine intravenöse Kontrastmittelgabe geplant, sollte zusätzlich die Nierenfunktion mittels der Bestimmung der glomerulären Filtrationsrate (GFR) abgeklärt werden, da bei eingeschränkter Nierenfunktion, insbesondere bei terminaler Niereninsuffizienz die durch Kontrastmittelgabe zu erwartende Mehrinformation gegen das potenzielle Risiko von retentionsbedingten Nebenwirkungen abgewogen werden muss. Wenn auch das hier wegen seiner durch die Autoren aufgrund der aktuellen Evidenz als weitgehend unerheblich bewertete Risiko durch gadoliniumbasiertes Kontrastmittel nicht eingehend diskutiert werden soll, ist der potenzielle Mehrwert einer kontrastangehobenen Beurteilung des Rektums nicht abschließend geklärt. Aus diesem Grunde sollte im Zweifelsfall keine Kontrastmittelgabe erfolgen. Für eine Kontrastmittelgabe ist ein intravenöser Venenverweilkatheter erforderlich, welcher vor der Untersuchung durch Aspiration und Spülen mit physiologischer Kochsalzlösung auf korrekte Lage geprüft werden sollte.

P. Baltzer (✉) · D. Tamandl
Klinische Abteilung für Allgemeine Radiologie und Kinderradiologie, Medizinische Universität Wien, Wien, Österreich
E-Mail: pascal.baltzer@meduniwien.ac.at

D. Tamandl
E-Mail: dietmar.tamandl@meduniwien.ac.at

M. E. Kreis und P. Asbach (Hrsg.), *MRT-basierte Chirurgie des Rektumkarzinoms,* https://doi.org/10.1007/978-3-662-58159-9_4

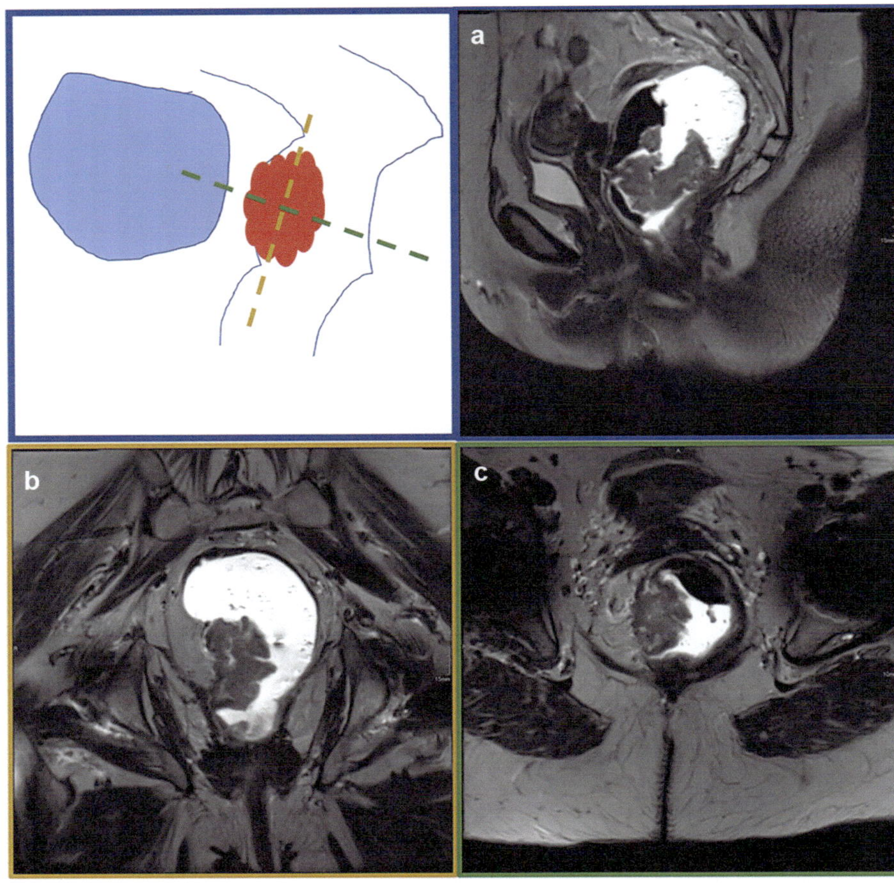

Abb. 4.1 Multiplanare T2-gewichtete Darstellung eines Rektumkarzinoms einer 62-jährigen Patientin. **a** Das Schema oben links zeigt die primär sagittale Schnittführung (in vivo). Eingezeichnet sind die orthogonal zum Tumor stehenden koronaren (**b**, *gelb*) und axialen (**c**, *grün*) Schnittführungen, die am sagittalen Bild geplant werden können. Man bemerke die signalreiche Darstellung von Wasser in Harnblase und Rektum (Letzteres wurde entgegen der generellen Empfehlung aufgrund der Präferenz des die Untersuchung durchführenden Arztes mit Ultraschallgel gefüllt, wodurch sich der Tumor gut innerhalb des Lumens abgrenzt)

Eine Darmvorbereitung mittels Einlauf (Klistier, ggf. Mikroklistier) unmittelbar vor der Untersuchung kann durch Entfernung von Luft und Stuhlresten insbesondere luftbedingte Artefakte minimieren und ist dadurch insbesondere vor dem Re-Staging nach neoadjuvanter Therapie sinnhaft, da die in diesem Kontext wichtige diffusionsgewichtete Sequenz besonders artefaktanfällig gegenüber Luft im Rektum ist. Allerdings kann der Einlauf die Darmmotilität auch nachhaltig anregen und somit zu Bewegungsartefakten führen. Wir verzichten aus diesem Grund vorzugsweise auf eine Darmvorbereitung. Eine Füllung des Rektums mittels Ultraschallgel ist ebenfalls nur bedingt zu empfehlen (Abb. 4.1), da die Dehnung des Rektums kompressionsbedingt die Beurteilung des mesorektalen Raumes einschränken kann. Eine Reduktion der Darmmotilität mittels Glukagon oder Butylscopolamin ist hingegen generell positiv zu bewerten, nach eigener Erfahrung ist hier Butylscopolamin effektiver.

4.2 MRT-Technik

4.2.1 Grundlagen

Drei Komponenten tragen zur Bildgebung mittels der MRT bei: Ein in modernen Geräten mittels supraleitender Elektromagnete hervorgerufenes starkes äußeres Magnetfeld (B_0), dessen Stärke in Tesla (T) angegeben wird, Radiofrequenzpulse (B_1) in einer auf B_0 abgestimmten Hochfrequenz (42 MHz/T) sowie überlagernden Magnetfeldgradienten, die eine Ortskodierung des resultierenden Antwortsignals ermöglichen. Empfangen wird das Signal mit Hilfe von möglichst nahe an die zu untersuchende Region gebrachten Oberflächenspulen, die empfindlichen Antennen entsprechen und heutzutage fast ausnahmslos Mehrkanalarchitekturen implementieren. Die Qualität eines MRT-Systems wird durch alle Komponenten beeinflusst: Magnetfeldstärke und Homogenität von B_0, Schnelligkeit und Stärke der Magnetfeldgradienten sowie der Empfindlichkeit der Empfangsspulen. Der hohe Weichteilkontrast der MRT ist durch die Möglichkeit der Wichtung von Aufnahmen gegeben: eine Wichtung beschreibt dabei den durch Kombination von Akquisitionsparametern dominanten Bildkontrast. So gibt es beispielhaft T1-, T2- und diffusionsgewichtete Aufnahmen. Eine durch Nachbearbeitung von MRT-Aufnahmen erreichte Kontrastbildung (wie etwa die Berechnung auf pharmakokinetischer Modellierung basierender Parameterkarten aus T1-gewichteten Kontrastmitteldynamiken) wird nicht als Wichtung bezeichnet, so existiert keine „Perfusionswichtung". Bei klassischen Spin-Echo und Turbo-Spin-Echo-Sequenzen bilden die Repetitionszeit (TR) zwischen zwei Anregungspulsen sowie die Echozeit (TE, Zeitpunkt der Signalauslese, bei Turbo-Spin-Echo-Sequenzen besser effektive Echozeit, da ein ganzer Echozug über einen Zeitraum akquiriert wird, dessen Zentrum den dominanten, somit effektiven Kontrast beschreibt) die wichtigsten Parameter zur Bestimmung des Kontrastes. Eine lange TR verringert die T1-Wichtung während eine lange TE die T2-Wichtung verstärkt. An diesen Parametern lässt sich eine Wichtung bei (Turbo-)Spin-Echo-Sequenzen identifizieren. Eine Reduktion sowohl der T1- als auch der T2-Wichtung lässt lediglich die Anzahl der Protonen im Gewebe den Kontrast dominieren, man spricht dann von Protonendichte(PD)-Wichtung.

4.2.2 Klinisch eingesetzte Sequenzen

- T1-gewichtete (T1w) Sequenzen nutzen eine kurze TR und TE und sind sensitiv für Eiweiße inklusive Blutabbauprodukten sowie gadoliniumbasierte Kontrastmittel. Letztere verkürzten die T1-Signalintensität dominierende longitudinale Relaxation und führen so zu einem Signalanstieg. Kontrastmittel und Eiweiß sowie Fett sind auf T1-gewichteten Aufnahmen signalreich (hell), Wasser signalarm (dunkel). T1-gewichtete Sequenzen erkennt man an der dunkelgrauen Darstellung von Wasser (z. B. Urin in der Harnblase) sowie der signalreichen Darstellung von Fett, auch im Knochenmark. Die T1-gewichteten Sequenzen dienen insbesondere der Beurteilung der Beckenlymphknoten und des Knochenmarks.
- T2-gewichtete (T2w) Sequenzen mit hoher TR (>2000 ms) und TE (>80 ms) sind wassersensitiv, Wasser stellt sich signalreich, wasserarmes, fibrotisches Gewebe signalarm dar (Abb. 4.1). Paradoxerweise bildet sich auch Fett aufgrund eines J-Kopplung genannten Effektes ebenfalls signalreich auf T2w-Aufnahmen ab und ist im Einzelfall schlecht von Wasser abzugrenzen. Eine Erhöhung der T2-Wichtung mit TE>160 ms führt hier zu Abhilfe. Effizienter noch ist eine spezifische Unterdrückung des Fettsignals, für die verschiedene Techniken zur Verfügung stehen. Da Fettunterdrückungstechniken alle zu einem Signalverlust und somit entweder erhöhtem Bildrauschen oder eingeschränkter räumlicher Auflösung führen, sind sie für die pelvine Bildgebung nicht zu empfehlen. Zudem würde der Kontrast zwischen dem in der T2-Wichtung signalarmen Rektumkarzinom und dem signalreichen mesorektalen Fettgewebe reduziert, was die exakte Ausbreitungsdiagnostik negativ beeinflusst. Für die Beckenbildgebung spielt die T2-Wichtung die wichtigste Rolle: Mit ihr lassen sich hoch aufgelöste anatomische Aufnahmen akquirieren, welche eine akkurate Darstellung des Rektumkarzinoms und seiner Beziehung zu Umgebungsstrukturen erlauben. Die mesorektale Faszie ist als feine T2-signalarme Linie zu erkennen. T2-gewichtete Aufnahmen lassen sich neben ihren Akquisitionsparametern leicht an der signalreichen Darstellung von Wasser (z. B. Urin in der Harnblase) sowie der signalreichen Darstellung von Fett, auch im Knochenmark erkennen.
- Diffusionsgewichtete Sequenzen („diffusion weighted imaging“, DWI) werden durch den Einsatz von diffusionssensitivierenden Gradienten in schnellen T2-gewichteten Sequenzen erreicht. Diese gegensätzlich geschalteten Magnetfelder haben eine gleiche Amplitude und Dauer und kompensieren sich dadurch gegenseitig. Der zeitliche Unterschied zwischen der Abschaltung des ersten und der Aktivierung des zweiten, kompensierenden Gradienten bedingt die Diffusionswichtung und wird als Diffusionszeit bezeichnet. Wassermoleküle, die sich im Rahmen der

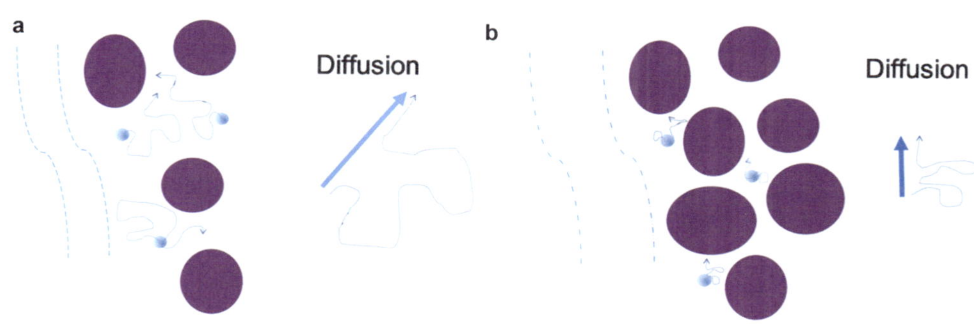

Abb. 4.2 Prinzip der die diffusionsgewichtete Bildgebung beeinflussenden Eigenschaften des Extrazellularraumes. **a** zeigt benignes, **b** malignes Gewebe an. In malignem Gewebe ist die Zellularität erhöht, zusätzlich, und hier nicht dargestellt, zeigt sich eine wechselhaft ausgeprägte desmoplastische Reaktion und Lymphozyteninfiltration. Ergebnis ist eine Hinderung der freien Wasserdiffusion, welche ungerichtet (inkohärent) ist. Die messbare Dislokation als Ergebnis dieser Diffusion ist die innerhalb der Messung (d. h. zwischen der Schaltung der sich gegenseitig aufhebenden diffusionssensitivierenden Gradienten) stattfindende räumliche Bewegung, welche durch einen Vektor im jeweils rechten Bildanteil dargestellt wird. Die eingeschränkte Diffusion in malignem Gewebe führt zu einer geringeren räumlichen Dislokation und dadurch zu einem höheren Signal auf den diffusionsgewichteten Aufnahmen. Tumore stellen sich somit üblicherweise signalreich auf DWI-Aufnahmen dar, die niedrigere Diffusivität führt dann zu einer signalarmen Darstellung auf ADC-Karten

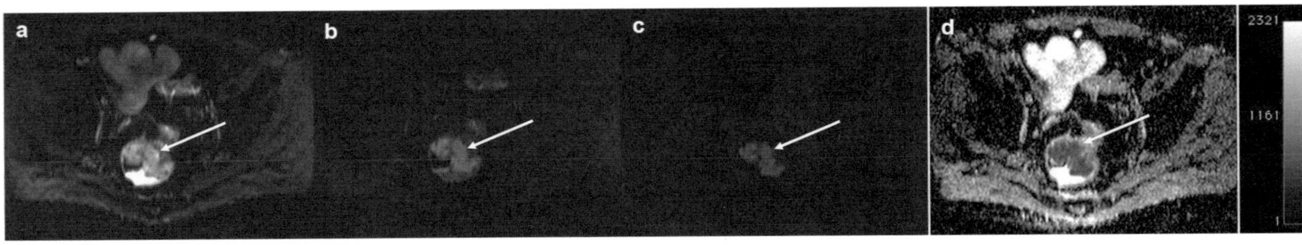

Abb. 4.3 Diffusionsgewichtete Aufnahmen eines 64-jährigen Patienten mit mittelgradig differenziertem Adenokarzinom des Rektums mit Infiltration bis in die Muscularis propria *(weißer Pfeil)*. **a** Niedrig diffusionsgewichtete Aufnahme (b = 50 s/mm^2). Flüssigkeit stellt sich auf der stark T2-gewichteten Aufnahme signalreich dar. **b** Mit zunehmender Diffusionswichtung (b = 850 s/mm^2) wird das Signal von beweglichem Wasser in Abhängigkeit von dessen Diffusivität reduziert. Die rektale Raumforderung bleibt aufgrund der tumortypischen Diffusionshinderung signalreich, was den Kontrast zum umliegenden Gewebe erhöht. **c** Dieser Effekt kann unter der klinischen Annahme eines monoexponenziell lediglich von Diffusivität und Diffusionswichtung abhängigen Signalzerfalls durch sekundäre Berechnung stark diffusionsgewichteter Aufnahmen (b = 1400 s/mm^2) noch verstärkt werden. Die sekundäre Berechnung hat den Vorteil einer nicht verlängerten Akquisitionszeit und umgeht das Problem eines bei steigender Diffusionswichtung stark zunehmenden Bildrauschens. Aus zumindest zwei akquirierten diffusionsgewichteten Aufnahmen lässt sich für jeden Bildpunkt der scheinbare Diffusionskoeffizient (Apparent Diffusion Coefficient, ADC) berechnen. Die quantitativen Messwerte werden als parametrische Karte dargestellt, jeder Bildpunkt entspricht somit einem ADC-Messwert (**d**, rechts Referenzansicht für die ADC-Werte in 10–6 mm^2/s). Die niedrige Diffusivität des Tumors übersetzt sich damit in niedrige Signalintensitätswerte, während die Flüssigkeit innerhalb des Rektums sich stark signalreich darstellt

als Diffusion bezeichneten freien, inkohärenten Bewegung (Brownsche Molekularbewegung) räumlich von ihrem Ursprung entfernt haben, erfahren nach der Diffusionszeit ein unterschiedliches Magnetfeld, welches die initiale Beeinflussung der von der Magnetfeldstärke abhängigen Präzessionsfrequenz entsprechend über- oder unterkompensiert. Resultat ist eine sogenannte Dephasierung und damit ein direkt von der Diffusionsstrecke abhängiger Signalabfall. Durch Messung von zumindest zwei unterschiedlichen Diffusionswichtungen (b = b-Wert), vorzugsweise sehr niedrig (b = 0–50 s/mm^2) und sehr hoch (b = 800–1000 s/mm^2), lässt sich die Diffusivität im Gewebe abschätzen (Abb. 4.2 und 4.3). Das übliche monoexponenzielle Modell des Signalabfalls ($S_l = S_0 {*} e{-}^{b{*}ADC}$, wobei S_l dem Signal bei Diffusionswichtung b, S_0 dem Basissignal, b dem Diffusionskoeffizienten und ADC dem scheinbaren Diffusionskoeffizienten entspricht) führt zur Berechnung des „apparent diffusion coefficient“ (ADC), des scheinbaren Diffusionskoeffizienten. Dieser erfasst inkohärente Bewegungen im Extrazellularraum und wird somit aufgrund der im Verhältnis zur Mikroanatomie gröberen räumlichen Auflösung nicht nur durch die echte extrazelluläre, extravaskuläre Diffusion, sondern auch durch die vaskuläre Perfusion beeinflusst. Letzterer Effekt lässt sich durch Wahl der b-Werte (niedriger b-Wert>0, z. B. 50 s/mm^2, hoher b-Wert 800 s/mm^2 oder höher) minimieren. Die Sequenzparameter sind durch hohe TR (>1500 ms, vorzugsweise>3000 ms) sowie eine etwa zwischen 50–100 ms liegende effektive TE definiert. Diffusionsgewichtete Sequenzen haben im klinischen Routineprotokoll aufgrund von Limitationen im Signal-zu-Rausch-Verhältnis die niedrigste räumliche Auflösung aller verwendeten Sequenzen und sind aufgrund der von allen anderen Techniken unterschiedlichen schnellen Echo-Planar-Imaging-Technik anfällig für Artefakte und Verzerrungen. Diese Verzerrungen zeigen stets in eine Richtung (die Phasenkodierrichtung) und sind insbesondere an Luft-Gewebe-Grenzen (z. B. Darm) ausgeprägt. Die DWI-Technik erfordert zwingend eine Fettsättigung, sodass sich Fett signalarm bis signalfrei darstellt. Niedrig diffusionsgewichtete Aufnahmen zeigen dabei ein hohes Wassersignal, welches mit zunehmender Diffusionswichtung abnehmen kann, oder vollständig unterdrückt wird (z. B. der Urin in der Harnblase). Auf den parametrischen ADC-Karten zeigt wiederum Wasser die höchste Signalintensität, in fetthaltigem Gewebe spiegelt sich hingegen lediglich das Bildrauschen als graues Pseudosignal wieder. Für die räumliche Orientierung werden häufig korrespondierende anatomische Aufnahmen (z. B. T2w) benötigt. Diffusionsgewichtete Sequenzen sind für das primäre Staging des Rektumkarzinoms optional, können jedoch die Lokalisation des Tumors erleichtern. MRT-Untersuchungen zum Re-Staging des Rektumkarzinoms nach neoadjuvanter Therapie sollten hingegen stets eine DWI-Sequenz enthalten, um vitales Resttumorsubstrat erkennen zu können.

- Die dynamische kontrastmittelverstärkte Bildgebung („dynamic contrast enhanced MRI“, DCE-MRI) basiert auf einer Signalsteigerung mittels intravenös injizierter gadoliniumbasierter unspezifischer extrazellulärer Kontrastmittel. Die handelüblichen Kontrastmittel basieren dabei auf niedrigmolekularen, Gadolinium enthaltenden Chelatkomplexen. Nach intravenöser Applikation verteilen sich diese im Extrazellularraum und führen nichtlinear konzentrationsabhängig aufgrund ihrer positiven paramagnetischen Eigenschaften zu

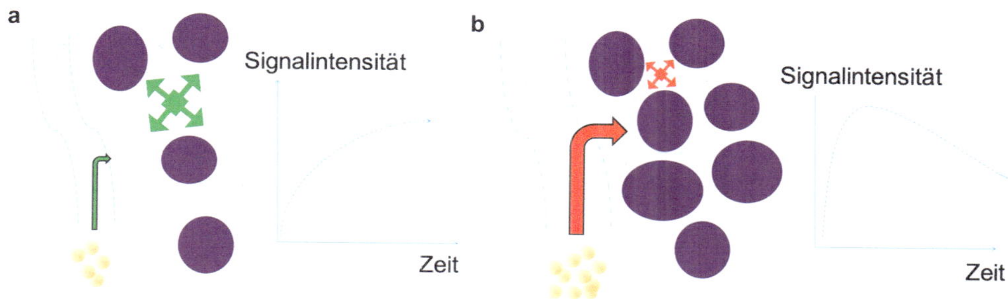

Abb. 4.4 Prinzip der die dynamische kontrastangehobene Bildgebung (DCE-MRI) beinflussenden Eigenschaften des Extrazellularraumes. **a** zeigt gesundes, **b** malignes Gewebe an. Das maligne Gewebe ist aufgrund der Tumorangiogenese durch einen höheren Gesamtquerschnitt des Kapillarbettes definiert, welches zudem eine erhöhte Permeabilität aufweist. Der intravenös injizierte Kontrastmittelbolus dringt somit aufgrund der höheren Perfusion rascher in das untersuchte Gewebe ein und tritt dort in das Interstitium ein: Es kommt im Vergleich zu gesundem Gewebe zu einem raschen und starken initialen Signalanstieg (früher Teil der jeweils rechts dargestellten Signalintensitäts-Zeit-Kurve). Das Kontrastmittel verteilt sich im Gewebe und erreicht dort ein Gleichgewicht, nachdem es wieder ausgewaschen wird. Dieses wird aufgrund des geringen Verteilungsvolumens und des gesteigerten interstitiellen Flüssigkeitsdruckes in malignem Gewebe früher erreicht. Zu diesem Phänomen tragen die erhöhte Zellularität, durch desmoplastische Reaktion bedingte Fibrosen, Lymphozyteninfiltration sowie die erhöhte Gewebeperfusion bei. Während der üblichen klinischen Messzeit von maximal 5–10 min zeigt sich ein als „Washout" bezeichneter Signalabfall nur in malignen Tumoren (üblicherweise nach 1–2 min), nicht aber in gesundem Gewebe

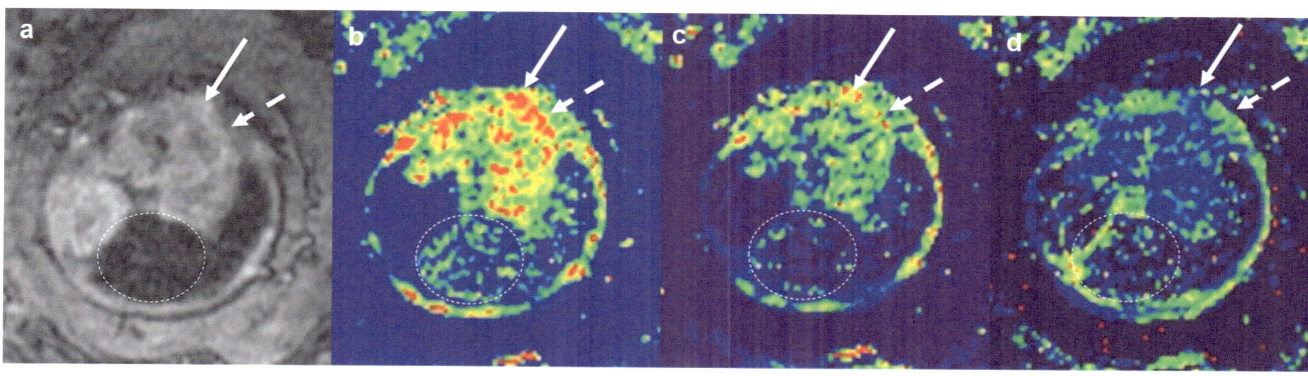

Abb. 4.5 Frühe kontrastmittelverstärkte Aufnahme (**a**) und pharmakokinetische Parameterkarten (**b–d**) eines 64-jährigen Patienten mit mittelgradig differenziertem Adenokarzinom des Rektums (gleicher Patient wie in Abb. 4.3). *Rot* entspricht hohen Parameterwerten, gefolgt von *gelb, grün* und *blau* in absteigender Folge; **b** zeigt den die Perfusion reflektierenden Parameter k_{trans}. Die Hypervaskularisation korrespondiert relativ gut mit den in **a** hyperintensen Tumoranteilen. Der *weiße Pfeil* zeigt dabei einen allenfalls gering stärker kontrastmittelaffinen Teil an als der *gestrichelte Pfeil*. **c** spiegelt das Verteilungsvolumen v_e wider, welches in der mit dem *gestrichelten Pfeil* markierten Region geringer erscheint; **d** ist eine Karte der Austauschkonstante k_{ep}, welche sich mittels $k_{ep} = k_{trans}/v_e$ berechnet. Hier nun zeigt sich eindeutig eine Differenz der beiden Regionen, die Austauschkonstante ist höher in der mit dem *gestrichelten Pfeil* angezeigten Region, was auf eine höhere biologische Aggressivität hinweist

einer T1-Verkürzung und damit Signalanhebung auf T1-gewichteten Sequenzen. Durch repetitive Messung desselben Untersuchungsvolumens, welche mit Hilfe von T1-gewichteten Gradientenechosequenzen von unter 10–15 s möglich ist, wird eine dynamische Akquisition der Signalveränderungen über die Zeit ermöglicht. Diese geben somit die Verteilung des Kontrastmittels im Gewebe wieder und ermöglichen so die Detektion hypervaskularisierter Areale. Durch Betrachtung der Signaländerung im Zeitverlauf können mittels pharmakokinetischer Modelle Rückschlüsse auf die Beschaffenheit des lokalen Kapillarnetzes und des Extrazellularraumes gewonnen werden (Abb. 4.4).

Unter Kenntnis verschiedener Einflussfaktoren wie der Kreislaufzeit des untersuchten Individuums, der Dosis und der magnetischen Eigenschaften des Kontrastmittels sowie der lokalen Eigenschaften des Anregungspulses und der T1-Zeit vor Kontrastmittelgabe lassen sich quantitative Modellparameter zur Gewebecharakterisierung extrahieren (Abb. 4.5). Diese können auch zur Monitierung von neoadjuvanten Therapien herangezogen werden. Aufgrund der Komplexität dieser pharmakokinetischen Modellierung hat sich diese trotz großen interdisziplinären Interesses an der Technik auch nach über 25 Jahren Anwendung nicht in der Routine durchsetzen können. Derzeit hat die DCE-Technik in der

Bildgebung des Rektumkarzinoms vorrangig eine Rolle im Re-Staging nach neoadjuvanter Therapie mittels Detektion vitaler residueller Tumoranteile. Dynamische kontrastangehobene Serien erkennt man an der Vielzahl der enthaltenen Bilder, die TR und TE einer solchen Gradientenechosequenz sind im Gegensatz zu den vorgenannten Spin-Echo-Sequenzen sehr niedrig (<15 ms).

4.3 MRT-Untersuchungsprotokoll

Das klinische Untersuchungsprotokoll sollte neben dem Lokalisations-Scan, einer kurzen Planungssequenz zur groben Darstellung der Beckenorgane zunächste multiplanar, d. h. in mehreren Ebenen gemessene hochauflösende T2w-Sequenzen enthalten. Neben einer streng sagittal orientierten Sequenz werden die axialen und koronaren Sequenzen orthograd auf den Tumor gewinkelt (Abb. 4.1) akquiriert. Dies ist von besonderer Bedeutung, da nur so eine exakte Beurteilung der mesorektalen Infiltrationstiefe des Rektumkarzinoms und damit des zentralen Parameters des lokalen Stagings möglich ist. Wichtiger als die Winkelung der coronaren Messung auf den Tumor selbst ist zur Beurteilung des anatomischen Bezugs die Erfassung des Sphinkters essentiell. Hierbei sind die üblichen 2-dimensionalen (2D) Sequenzen zu bevorzugen. Neuere 3D-Techniken erlauben zwar eine isotrope, d. h. ähnlich einer Computertomographie aufgrund nahezu identischer Kantenlängen des Voxels beliebig rekonstruierbare Aufnahmen in einer Messzeit von etwa 5 min, werden jedoch stärker als 2D-Aufnahmen durch Bewegungsartefakte und Magnetfeldinhomogenitäten beeinträchtigt. Wiewohl die theoretischen Vorteile einer Volumenakquisition mit höherer räumlicher Auflösung und insgesamt verkürzter Messzeit attraktiv erscheinen, hat sich die in der Praxis nicht immer robuste Technik bislang nicht durchsetzen können.

Das Protokoll wird durch eine axiale T1w-Sequenz ergänzt, welche jedoch auch durch die ebenfalls eine native T1w-Serie enthaltende Kontrastmitteldynamik substituiert werden kann. Vor Kontrastmittelgabe sollte die DWI-Sequenz akquiriert werden: der Effekt des Kontrastmittels ist zwar vernachlässigbar, dies wird aber kontrovers diskutiert. Die DWI-Sequenz sollte zur besseren Vergleichbarkeit mit den anatomischen Aufnahmen in der gleichen orthograd auf den Tumor gewinkelten axialen Orientierung akquiriert werden. Die gleiche Orientierung sollte auch die Kontrastmitteldynamik nutzen. Bei der Akquisition sollte bevorzugt eine zeitliche Auflösung<15 s angestrebt werden. Eine geringere zeitliche Auflösung schränkt die Erfassung physiologischer Gewebeeigenschaften mittels pharmakokinetischer Analyse ein, erhöht aber das zur Verfügung stehende Signal und damit die Bildqualität. Beide sind je nach MRT-System aufeinander abzustimmen. Das Kontrastmittel sollte mittels eines automatischen Druckinjektors als Bolus mit mindestens 2–3 ml/s injiziert werden. Der Zugang kann unmittelbar vor der Untersuchung auf korrekte Lage und Durchlässigkeit überprüft werden. Der Injektionsschlauch wird im Anschluss mit physiologischer Kochsalzlösung gespült – dies verhindert einen Verbleib von Kontrastmittel im Injektionsschlauch und führt zu einer besseren Definition des Kontrastmittelbolus. Eine Akquisition über etwa 5 min kann als ausreichend betrachtet werden, längere Akquisitionszeiten erbringen keinen diagnostischen Vorteil. Generell kann die DCE-Sequenz als optional betrachtet werden, ihren hauptsächlichen klinischen Vorteil hat sie in der Beurteilung residuellen Tumorgewebes nach Radiochemotherapie.

Literatur

Beets-Tan RGH, Lambregts DMJ, Maas M, Bipat S, Barbaro B, Curvo-Semedo L, Fenlon HM, Gollub MJ, Gourtsoyianni S, Halligan S, Hoeffel C, Kim SH, Laghi A, Maier A, Rafaelsen SR, Stoker J, Taylor SA, Torkzad MR, Blomqvist L. (2018) Magnetic resonance imaging for clinical management of rectal cancer: updated recommendations from the 2016 European Society of Gastrointestinal and Abdominal Radiology (ESGAR) consensus meeting. Eur Radiol 28(4):1465–1475. https://doi.org/10.1007/s00330-017-5026-2. (Epub 2017 Oct 17)

Primäres MRT-Staging des Rektumkarzinoms

5

Patrick Asbach und Matthias Taupitz

Inhaltsverzeichnis

Die Interpretation einer Becken-MRT bei Patienten mit Rektumkarzinom geht weit über die Festlegung des klassischen TNM-Stadiums hinaus, zumal einige wichtige Punkte im TNM-System nach UICC (Union International Contre le Cancer) nicht berücksichtigt sind. Hier sind beispielsweise die Tiefe der Infiltration im T3-Stadium und die Sphinkterinfiltration zu nennen. Gleichzeitig muss die eingeschränkte Aussagekraft der MRT hinsichtlich der Beurteilung der Lymphknoten berücksichtigt werden, insbesondere im Kontext der neoadjuvanten Therapie und der Vermeidung einer Übertherapie. Daher entwickelt sich ein Trend, die Risikostratifikation unabhängig vom N-Stadium anhand von Befunden, die in der MRT deutlich genauer und besser reproduzierbar bewertet werden können, zu betreiben. Hier spielen die Tiefe der mesorektalen Tumorinfiltration, der Status des zirkumferenziellen Resektionsrandes (CRM) und die extramurale Gefäßinfiltration (EMVI) eine entscheidende Rolle, um eine bessere Abschätzung der Prognose des Patienten und damit eine präzisere Indikationsstellung zur neoadjuvanten Therapie zu ermöglichen.

5.1 Tumorlokalisation und Morphologie

Für die Angabe der Höhenlokalisation des Rektumkarzinoms gibt es zwei anatomische Landmarken, ein genereller Konsens, welche verwendet werden sollte, besteht nicht. Sowohl die Linea anocutanea (Analring, engl. „anal verge") als auch die Linea anorectalis (anorektaler Ring, Oberrand des M. puborectalis) sind MR-tomographisch gut erkennbar (Abb. 5.1a). Der anorektale Ring hat den Vorteil, dass er unabhängig von der Länge des Analkanals (diese wird in der Literatur zwischen 3 und 6 cm angegeben) die Höhenlokalisation festlegt. Die Linea dentata ist endoskopisch gut erkennbar, jedoch nicht mittels MRT, und scheidet daher als MRT-Landmarke aus. Die Höhenangabe

P. Asbach (✉) · M. Taupitz
CharitéCentrum Diagnostische und Interventionelle Radiologie und Nuklearmedizin, Klinik für Radiologie, Charité – Universitätsmedizin Berlin, Berlin, Deutschland
E-Mail: patrick.asbach@charite.de

M. Taupitz
E-Mail: matthias.taupitz@charite.de

M. E. Kreis und P. Asbach (Hrsg.), *MRT-basierte Chirurgie des Rektumkarzinoms*, https://doi.org/10.1007/978-3-662-58159-9_5

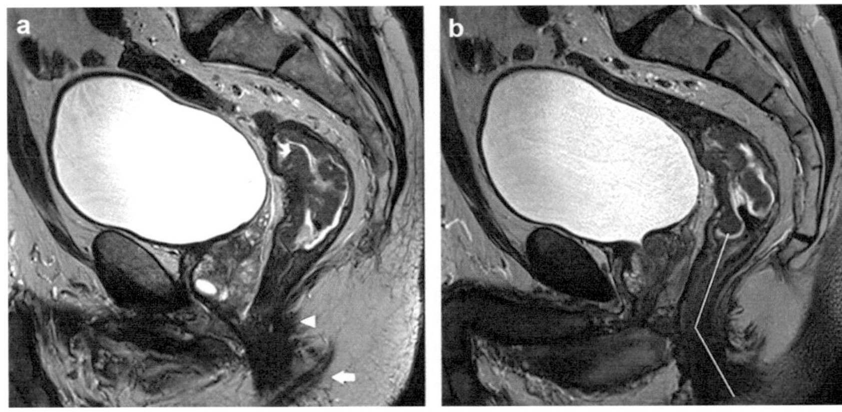

Abb. 5.1 Sagittale T2-gewichtete Sequenzen. **a** die Linea anocutanea (Analring, engl. „anal verge") ist mittels *Pfeil* markiert, die Linea anorectalis (anorektaler Ring, Oberrand des M. puborectalis) mittels *Pfeilspitze*. **b** Messung der Höhenlokalisation ab Linea anocutanea eines Rektumkarzinoms im mittleren Drittel (Stadium T2)

der Tumorlokalisation, die im Befund angegeben werden muss, ist die Distanz zwischen der jeweiligen anatomischen Landmarke und dem *aboralen* Tumorrand (Abb. 5.1b). Im Vergleich zur starren Endoskopie ist die Höhenangabe in der MRT systematisch niedriger. In unserer Institution verwenden wir die Linea anocutanea zur Festlegung der Höhe des Rektumkarzinoms, jedoch wird im Befund bei tief lokalisierten Rektumkarzinomen zusätzlich die Distanz zum anorektalen Ring angegeben.

Die Gesamtlänge des Rektums wird in der Literatur ebenfalls uneinheitlich angeben (meist zwischen 15 und 18 cm) und variiert auch sicherlich interindividuell. Wir verwenden eine Gesamtlänge von 16 cm ab Linea anocutanea, wobei die kaudalen 6 cm auf das untere Rektum (einschließlich Analkanal), und weitere 5 cm jeweils auf das mittlere und obere Rektum entfallen (Abb. 5.2). Zudem muss im Befund die Höhe des Rektumkarzinoms in Bezug zur (anterioren) peritonealen Umschlagfalte angegeben werden (unterhalb, in Höhe oder oberhalb derselben). Die Umschlagfalte ist meist zwischen der dorsalen Wand der Harnblase und der anterioren Rektumwand als feine T2-signalarme Linie im sagittalen Bild erkennbar (Abb. 5.3). In transversaler Schichtung zeigt die Insertion des tiefsten Punktes der peritonealen Umschlagfalte oft eine V-förmige Konfiguration (auch „Möwenzeichen" bzw. *„seagull sign"*) (Abb. 5.4).

Neben der Höhenlokalisation sollte auch die Tumorlänge und die Konfiguration beschrieben werden. Die Konfiguration kann zirkulär, semizirkulär oder polypoid (ggf. pedunkuliert) sein (Abb. 5.5 und 5.6). In sagittaler Orientierung ergibt sich insbesondere bei zirkulären Tumoren durch die tumorbedinge Stenose oftmals eine Apfelbutzenkonfiguration (auch Apfelgriebschkonfiguration), manchem noch gut bekannt aus Zeiten der Barium-Doppelkontrast-Untersuchungen. Das Adenokarzinom des Rektums hat in der T2-Wichtung im Vergleich zum Skelettmuskel ein etwas höheres Signal und ist meist deutlich T2-hyperintenser als die Muscularis propria des Rektums. Eine Sonderform stellt das muzinöse Adenokarzinom des Rektums dar, welches entsprechend dem Muzingehalt eine

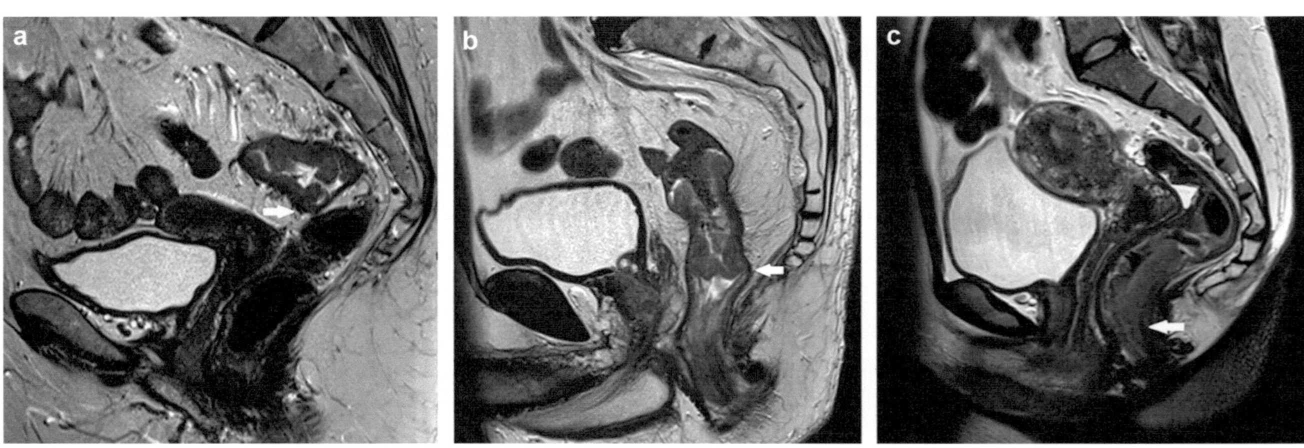

Abb. 5.2 Sagittale T2-gewichtete Sequenzen. Rektumkarzinom im oberen (**a**), mittleren (**b**) und unteren (**c**) Rektumdrittel. Der kaudale Tumorrand, der für die Höhenangabe entscheidend ist, ist jeweils mittels *Pfeil* markiert

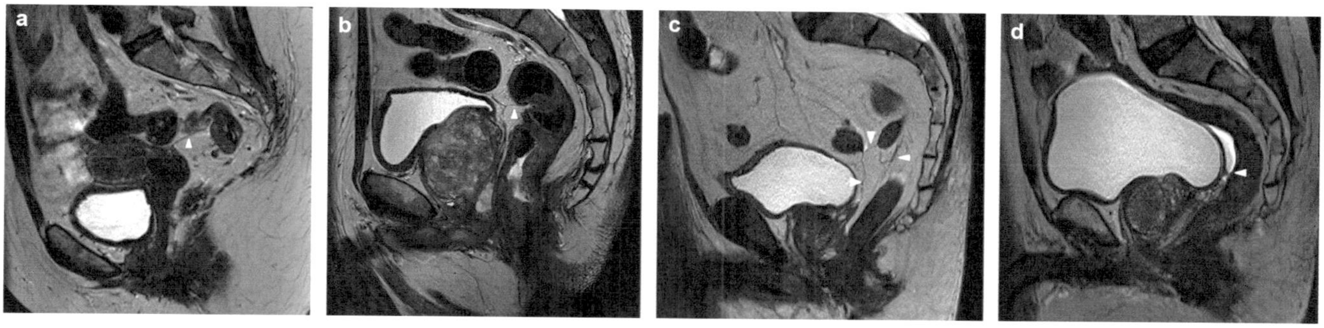

Abb. 5.3 Sagittale T2-gewichtete Sequenzen. Peritoneale Umschlagfalte (*Pfeilspitze*) **a** bei einer Frau (in Höhe des Übergangs von Corpus zu Cervix uteri) und **b** bei einem Mann. **c** Verlauf der anterioren peritonealen Umschlagfalte (*Pfeilspitzen*) bei einem Mann mit vergleichsweise hoher Insertion. (**d**) oftmals ist der tiefste Punkt der peritonealen Umschlagfalte durch etwas freie Flüssigkeit indirekt dargestellt (*Pfeilspitze*)

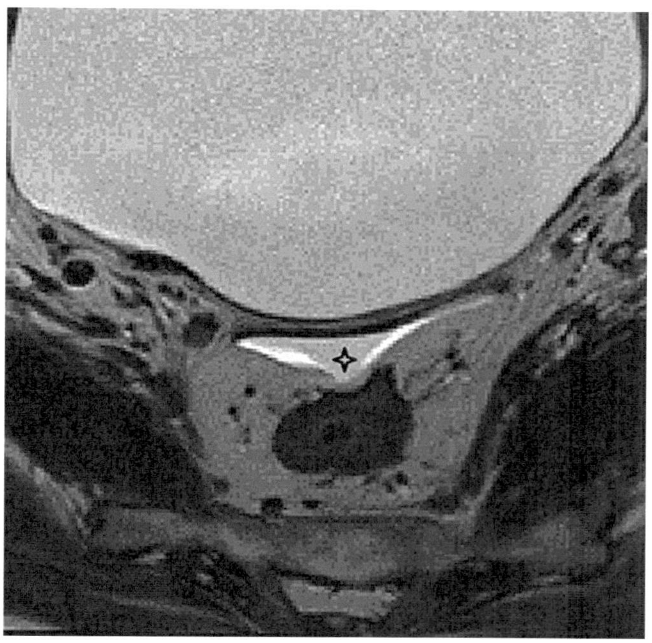

Abb. 5.4 Axiale T2-gewichtete Sequenz. Die Insertion des tiefsten Punktes der peritonealen Umschlagfalte, hier durch etwas freie Flüssigkeit gut erkennbar (Sternchen), zeigt eine V-förmige Konfiguration („Möwenzeichen" bzw. „seagull sign")

deutlich höhere T2-Signalintensität aufweist (Abb. 5.7). Die muzinöse Komponente kann dabei stark variieren.

5.2 T-Stadium

Das T-Stadium basiert auf der Invasionstiefe des Rektumkarzinoms (Abb. 5.8), wobei sich eine der zentralen Fragestellungen auf die Differenzierung eines frühen gegenüber eines fortgeschrittenes T3-Stadiums und damit auf die Subklassifizierung des Stadiums T3 bezieht (siehe unten). Daher ist eine exakte Schichtpositionierung senkrecht zum Tumor essenziell, um Partialvolumeneffekte zu vermeiden, die eine unscharfe Abgrenzbarkeit der Muscularis propria verursachen und daher potenziell zu einer Überschätzung der radiären Infiltrationstiefe führen können (siehe Kap. 4 Technische Durchführung).

Im Idealfall ist die zonale Gliederung der Rektumwand erkennbar, die sich von luminal gesehen wie folgt darstellt: Mukosa (feine innere T2-signalarme Schicht, enthält die Lamina propria der Muscularis mucosae), Submukosa (breitere, T2-signalreiche Schicht), Muscularis propria (T2-signalarme äußere Muskelschicht) (Abb. 5.9). Die T2-signalarme Muscularis propria ist im Normalfall klar gegenüber dem außen angrenzenden signalreichen mesorektalen Fettgewebe abgrenzbar und wird gelegentlich von feinen Gefäßen durchzogen.

▶ Zentrale Bedeutung hat die Abgrenzung der Muscularis propria bei der Diagnose des T3-Stadiums, bei dem eine Tumorinfiltration durch die Muscularis propria hindurch in das mesorektale Fettgewebe besteht.

In Höhe des Tumors kommt es jedoch nicht selten zu einer desmoplastischen Reaktion bzw. peritumoralen Fibrose oder auch zu einer Entzündungsreaktion, wodurch eine mesorektale Infiltration vorgetäuscht werden kann. Eine sichere Differenzierung dieser Veränderungen von einer echten Tumorinvasion ist häufig schwierig, und die Kriterien zur Unterscheidung werden von unterschiedlichen Institutionen unterschiedlich gehandhabt. Liegt eine noduläre oder breitbasige Ausdehnung in das mesorektale Fettgewebe vor (Abb. 5.10), muss von einer T3-Situation ausgegangen werden. Sehr feine, spikuliert imponierende Strukturveränderungen mit niedriger Signalintensität in der T2-Wichtung sprechen hingegen für eine desmoplastische Reaktion (Abb. 5.11). Stark verplumpte, jedoch noch spikuliert konfigurierte Veränderungen mit intermediärer T2-Signalintensität müssen ebenfalls als Tumorinfiltration verdächtigt werden (Abb. 5.12). Wichtig ist in diesem Zusammenhang eine mit den zuweisenden

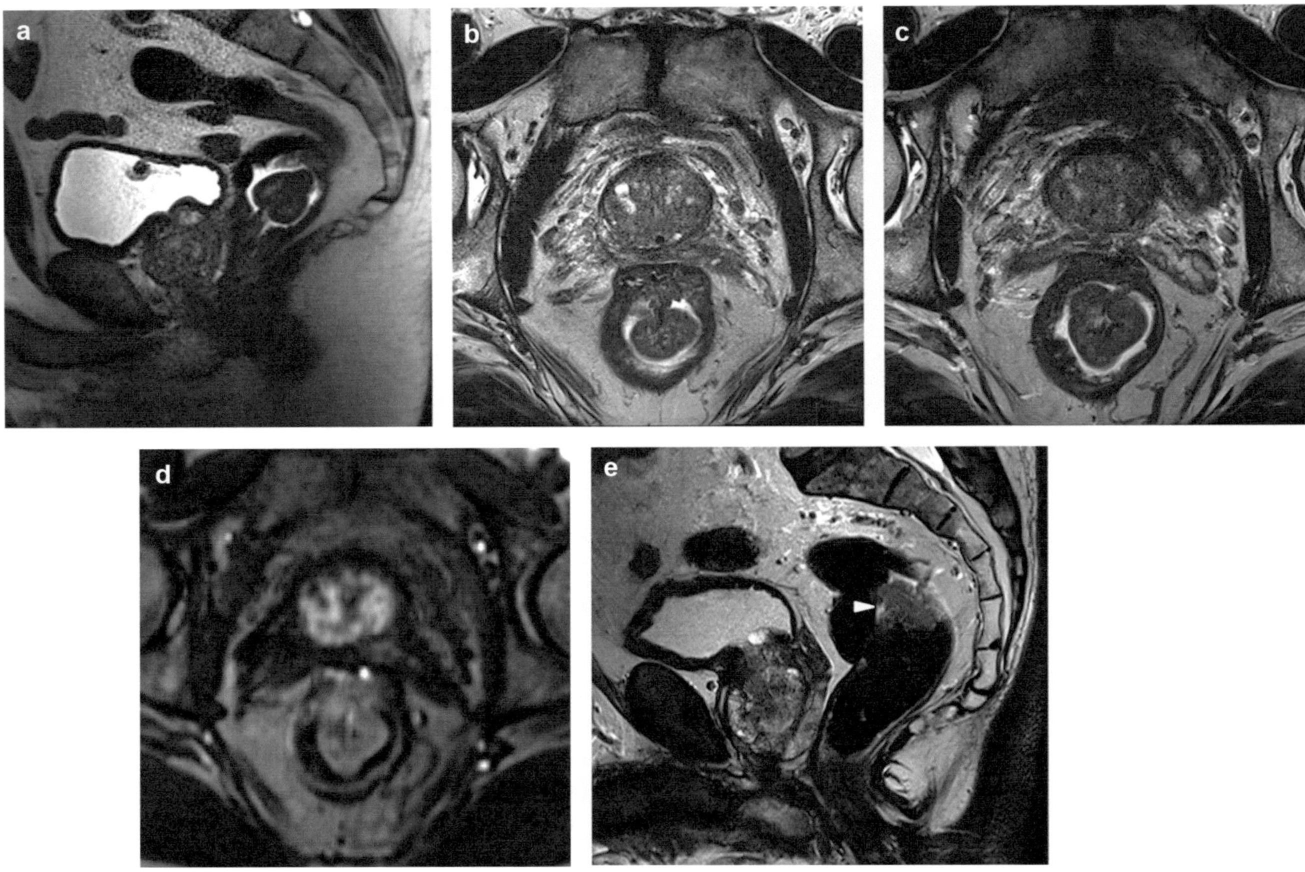

Abb. 5.5 Unterschiedliche Tumorkonfigurationen des Rektumkarzinoms. Sagittale (**a**) und axiale (**b**, **c**) T2-gewichtete Sequenzen sowie axiale kontrastmittelgestützte T1-gewichtete Sequenz (**d**) eines pedunkulierten Rektumkarzinoms im Stadium T1. Sagittale T2-gewichtete Sequenz (**e**) eines polypösen Rektumkarzinoms (*Pfeilspitze*) im Stadium T1

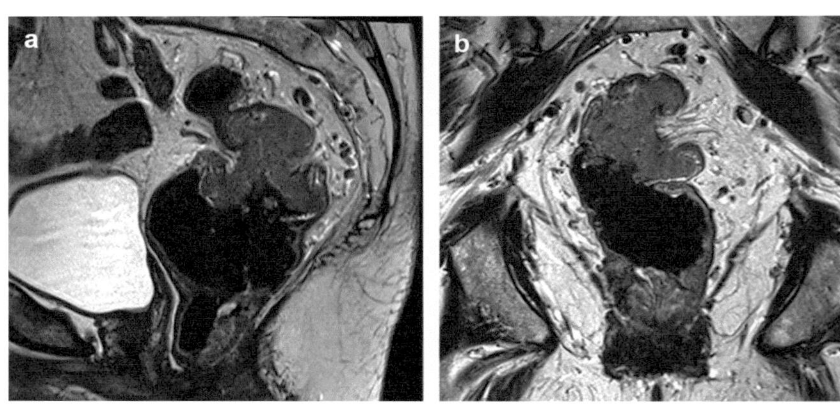

Abb. 5.6 Sagittale (**a**) und koronare (**b**) T2-gewichtete Sequenzen. Zirkuläre Tumorkonfiguration eines Rektumkarzinoms im Stadium T3b

Kollegen abgesprochene einheitliche Linie, wie diese Befunde gewertet werden, damit konsistent befundet wird (unabhängig von der diagnostischen Genauigkeit). So empfiehlt beispielsweise die kanadische Cancer-Care-Ontario-Leitlinie, spikuliert imponierende peritumorale Veränderungen im mesorektalen Fettgewebe als „T2/frühes T3-Stadium" zu beschreiben.

Relativ einheitlich ist die Datenlage hinsichtlich der Verwendung von gadoliniumbasiertem Kontrastmittel in Bezug auf die Festlegung des T-Stadiums. Mehrere Studien konnten zeigen, dass auf kontrastmittelgestützten Sequenzen das T-Stadium eher überschätzt wird, daher sollte die Infiltrationstiefe des Rektumkarzinoms anhand der T2-gewichteten Sequenzen bestimmt werden. Kontrastmittel-

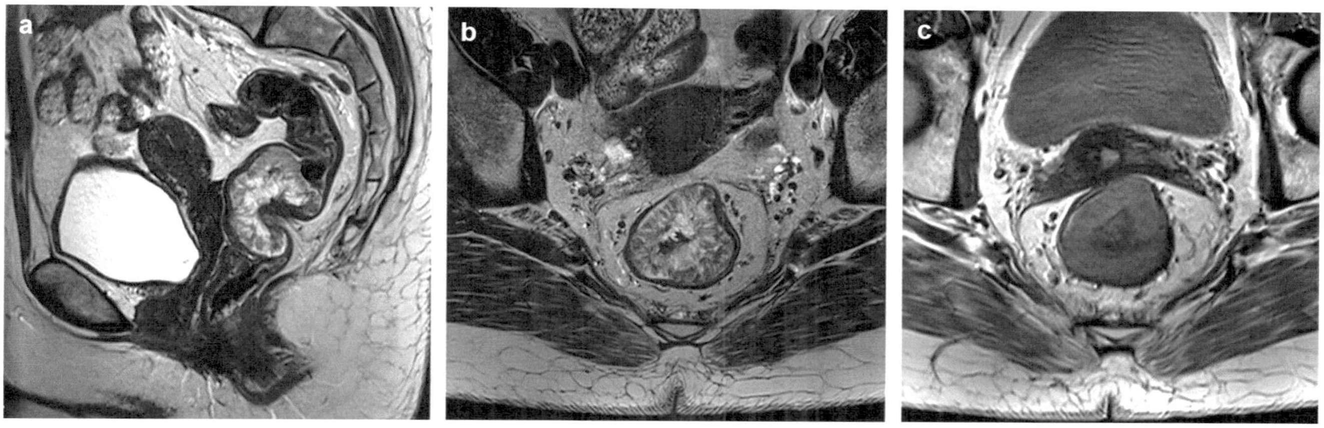

Abb. 5.7 Muzinöses Adenokarzinom des Rektums im Stadium T2. Sagittale (**a**) und axiale (**b**) T2-gewichtete Sequenzen sowie (**c**) axiale T1-gewichtete Sequenz. In der T2-Wichtung typische hohe Signalintensität der muzinösen Komponente mit entsprechend niedriger Signalintensität in der T1-Wichtung

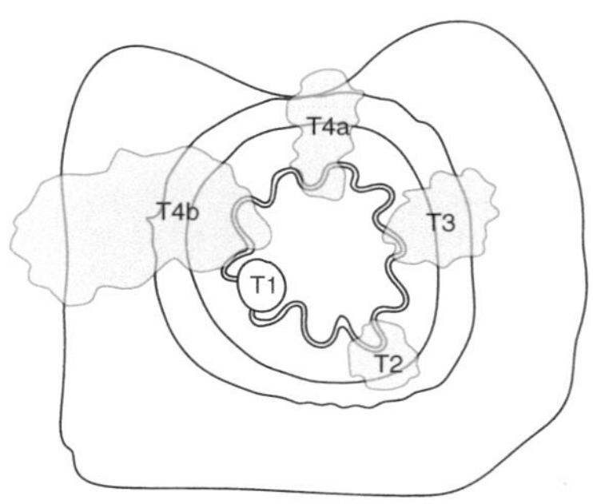

Abb. 5.8 Klassifikation des T-Stadiums (Invasionstiefe) des Rektumkarzinoms (Schemazeichung)

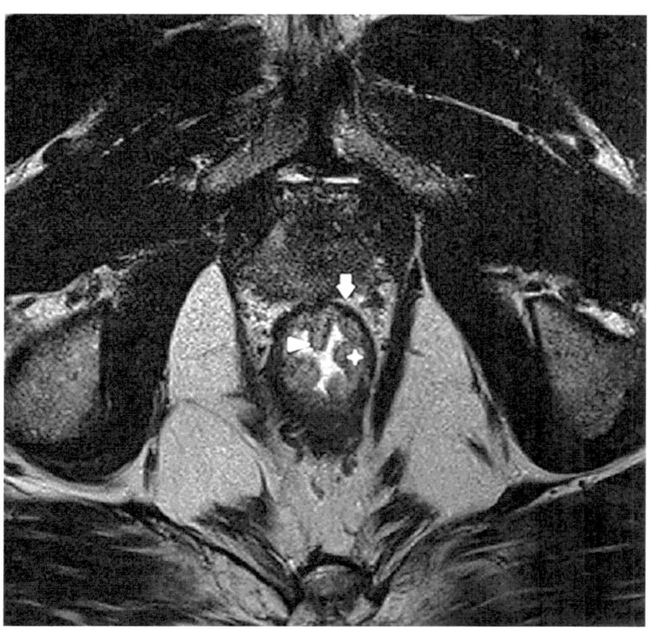

Abb. 5.9 Zonale Gliederung der normalen Rektumwand. Axiale T2-gewichtete Sequenz. Mukosa (feine innere T2-signalarme Schicht, *Pfeilspitze*), Submukosa (breitere, T2-signalreiche Schicht, *Sternchen*), Muscularis propria (T2-signalarme äußere Muskelschicht, *Pfeil*)

gestützte Spezialanwendungen wie etwa die dynamische kontrastmittelverstärkte (DCE) Bildgebung (einschließlich der Verwendung pharmakokinetischer Parameter, z. B. K^{trans}) haben nach derzeitiger Datenlage keinen Stellenwert für das primäre lokale Staging, da verschiedene Studien zu unterschiedlichen Ergebnissen kamen. Es finden sich in der Literatur jedoch Hinweise, dass mittels DCE die Aggressivität des Rektumkarzinoms abgeschätzt werden kann. So konnten einzelne Studien eine Korrelation von K^{trans} mit der Expression von VEGF („vascular endothelial growth factor") zeigen, einem Signalmolekül, welches in der Angiogenese eine wichtige Rolle spielt und als Prognosemarker dienen kann. Zudem erlaubt die DCE die normale Rektumwand von Tumorsubstrat zu differenzieren, was gelegentlich Zusatzinformationen liefert, jedoch muss die niedrigere Ortsauflösung der DCE bedacht werden. In Bezug auf das T-Staging erhöht die DCE die Aussagekraft der MRT nicht.

▶ Insgesamt kann in Anbetracht der derzeitigen Datenlage auf gadoliniumbasierte Kontrastmittel beim primären MRT-Staging des Rektumkarzinoms verzichtet werden.

5.2.1 Stadium T1 und T2

Im Stadium T1 liegt eine Infiltration der Mukosa und Submukosa vor (Abb. 5.8 und 5.13), im Stadium T2 eine Infiltration der Muscularis propria (Abb. 5.8 und 5.14). Diese beiden Stadien können MR-tomographisch nicht ausreichend genau voneinander differenziert werden, gleichzeitig ist jedoch auch die klinische Bedeutung eher gering. Im Hinblick auf eine mögliche lokale Exzision des Rektumkarzinoms, was in Einzelfällen im Stadium T1 erwogen werden kann, spielt die Unterscheidung eine Rolle. Bei diesen Patienten sollte daher ergänzend eine Endosonographie

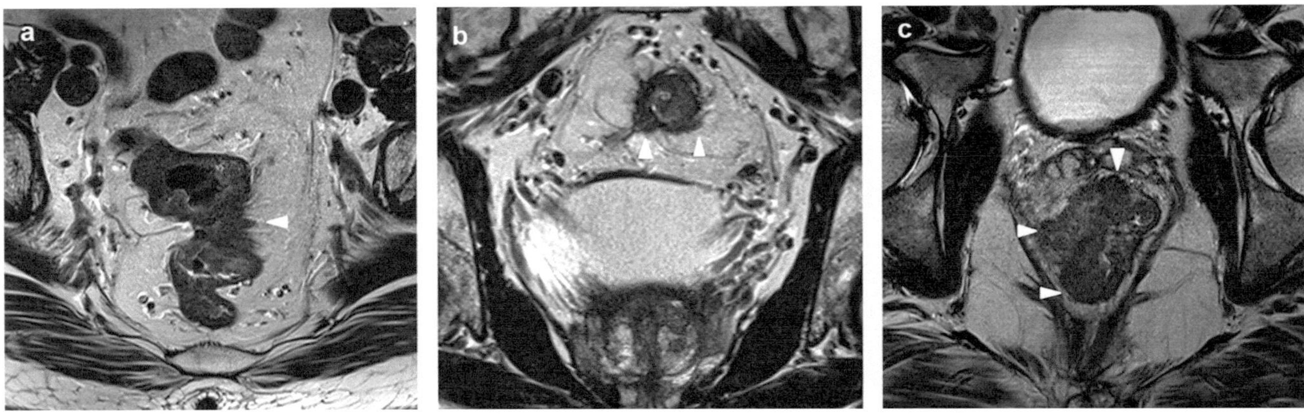

Abb. 5.10 Axiale (**a**, **c**) und koronare (**b**) T2-gewichtete Sequenzen. Noduläre (**a**, **b**) bis breitbasige (**c**) Ausdehnung des Rektumkarzinoms über die Muscularis propria hinaus in das mesorektale Fettgewebe (*Pfeilspitzen*). (Rektumkarzinom im Stadium T3b (**a**, **b**) bzw. Stadium T3c (**c**))

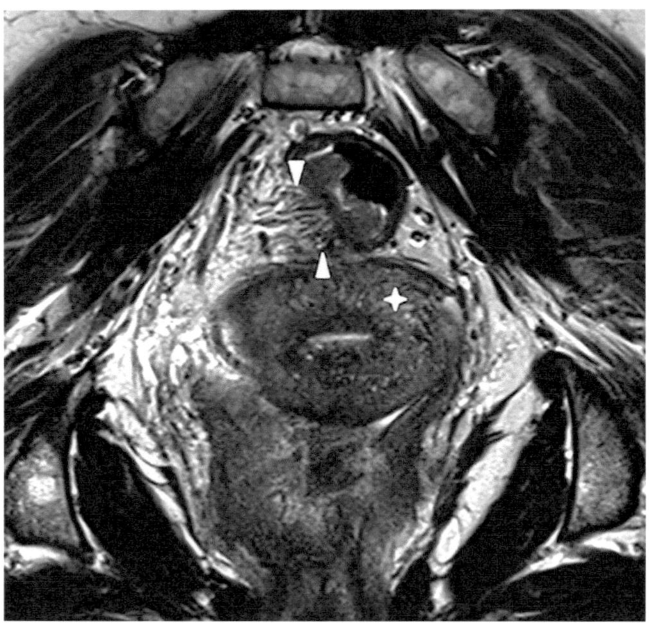

Abb. 5.11 Koronare T2-gewichtete Sequenz. Sehr feine, spikuliert-konfigurierte Strukturveränderungen mit niedriger T2-Signalintensität (*Pfeilspitzen*) als Korrelat für eine desmoplastische Reaktion (Rektumkarzinom im Stadium T2). Miterfasst: prämenopausal konfigurierter Uterus (*Sternchen*) mit enger Lagebeziehung zum Rektum

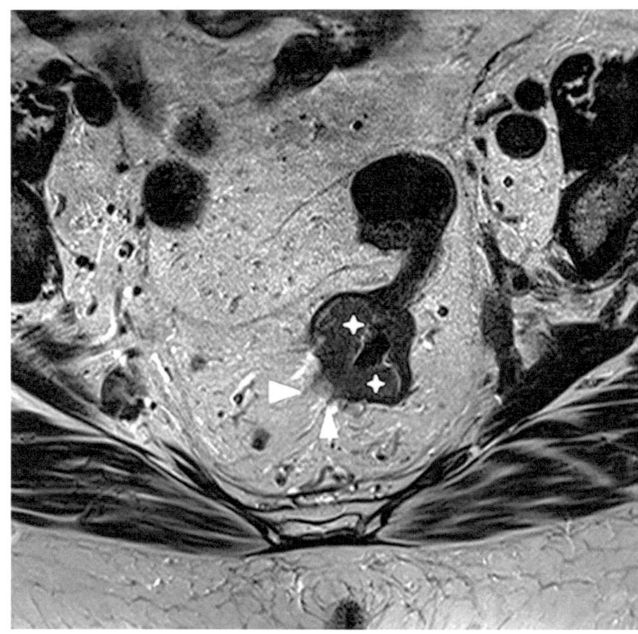

Abb. 5.12 Axiale T2-gewichtete Sequenz. Verplumpte, jedoch noch angedeutet spikuliert konfigurierte Veränderungen im mesorektalen Fettgewebe (*Pfeilspitzen*) angrenzend an das Rektumkarzinom *(Sternchen)* müssen als Tumorinfiltration verdächtigt werden (histologisch Rektumkarzinom im Stadium T3b bei einer Infiltrationstiefe von 3 mm)

durchgeführt werden, da diese der MRT in Bezug auf die Differenzierung von Stadium T1 gegenüber T2 überlegen ist.

5.2.2 Stadium T3

Im Stadium T3 liegt eine Tumorinfiltration durch die Muscularis propria hindurch in das pararektale (mesorektale) Gewebe vor (Abb. 5.8). Dabei subsummiert das Stadium T3 nach UICC ein breites Spektrum von Patienten, die ein sehr unterschiedliches onkologisches Outcome haben. Um diesen prognostisch wie therapeutisch äußerst relevanten Unterschieden innerhalb des Stadiums T3 gerecht zu werden, wird das Stadium T3 basierend auf der Infiltrationstiefe in das mesorektale Fettgewebe subklassifiziert (T3a–d, siehe Tab. 5.1) (Abb. 5.15). So konnte in Studien gezeigt werden, dass Patienten im Stadium T3a/b das gleiche onkologische Outcome haben wie Patienten im Stadium T1/2. In der MERCURY-Studie betrug die Lokalrezidivrate bei Patienten im Stadium T3a/b unabhängig vom

Tab. 5.1 Subklassifikation des T3 Stadiums nach mesorektaler Infiltrationstiefe

T3a:	<1 mm
T3b:	≥1–5 mm
T3c:	>5–15 mm
T3d:	>15 mm

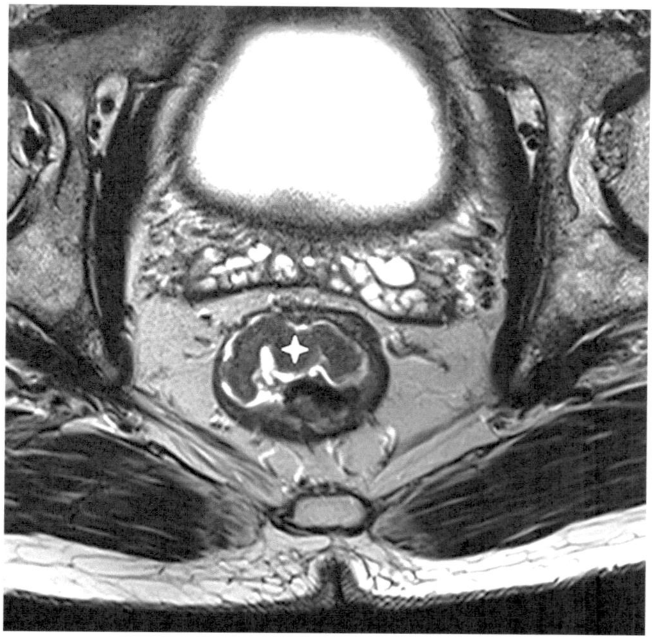

Abb. 5.13 Axiale T2-gewichtete Sequenz. Rektumkarzinom im Stadium T1 bei semizirkulärem Tumorsubstrat ventralseitig *(Sternchen)*. Die T2-signalarme Muscularis propria ist zirkulär glatt abgrenzbar

Lymphknotenstatus lediglich 1,7 % (Taylor et al. 2011a). In einer früheren Studie konnte nachgewiesen werden, dass das 5-Jahres-Überleben im Stadium T3c auf 54 % im Vergleich zu 85 % im Stadium bis T3b sinkt (Merkel 2001b).

▶ Die Subklassifikation des T3-Stadiums bezieht sich auf die Tiefe der Infiltration in das mesorektale Fettgewebe.

Die maximale Tiefe der Infiltration muss entsprechend im Befund angegeben werden (bei T1/2-Tumoren kann eine Infiltrationstiefe von 0 mm angegeben werden) (Abb. 5.16). Die tiefste Ausdehnung liegt dabei meist zentral und nicht im Randbereich des Tumors vor, zentral findet sich zudem oft ein Tumorulkus (Abb. 5.17). Die Infiltrationstiefe wird als Strecke zwischen dem ursprünglichen Niveau der Muscularis propria und dem äußeren klar erkennbaren Tumorrand gemessen (Abb. 5.16). Falls eine extramurale Gefäßinfiltration (EMVI, siehe unten) vorliegt, welche in direkter Kontinuität mit dem Primärtumor steht, sollte bis zum distantesten EMVI-Punkt gemessen werden (Abb. 5.16c).

In der MERCURY-Studie konnte gezeigt werden, dass mittels der MRT die mesorektale Invasionstiefe mit einer sehr hohen Genauigkeit bestimmt werden kann (MERCURY Study Group 2007). Ein weiteres Kriterium für das Vorliegen eines T3-Stadiums ist eine extramurale Gefäßinfiltration (EMVI). Die Rektumwand penetrierende Gefäße dürfen nicht als Tumorinvasion interpretiert werden. Ob eine Tumorinfiltration des M. sphincter ani internus bzw. der intersphinktären Fettlamelle als Stadium T3 gewertet werden muss, ist nicht klar definiert und sollte daher mit den jeweiligen klinischen Kollegen abgesprochen werden, um ein einheitliches Vorgehen sicherzustellen. Wir werten eine Infiltration des M. sphincter ani internus als T2-Situation, da dieser die direkte Fortsetzung der Muscularis propria ist (Abb. 5.18). Eine Tumorinfiltration der intersphinktären Fettlamelle werten wir als Stadium T3 (Abb. 5.19).

5.2.3 Stadium T4

Im Stadium T4, welches ebenfalls weiter subklassifiziert wird, liegt eine Infiltration in peritonealisierte Strukturen,

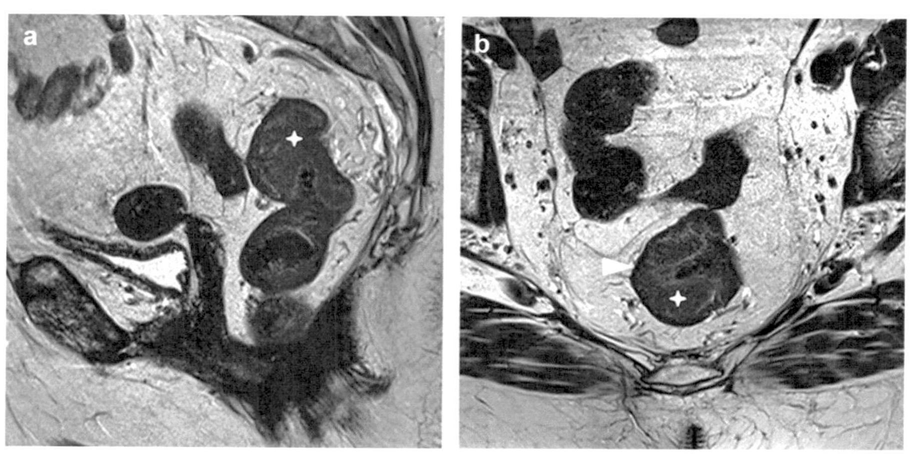

Abb. 5.14 Sagittale (**a**) und axiale (**b**) T2-gewichtete Sequenzen. Rektumkarzinom im Stadium T2 *(Sternchen)*. Das Tumorsubstrat überschreitet nicht das äußere Niveau der T2-signalarmen Muscularis propria, diese ist jedoch insbesondere *rechts lateral* (*Pfeilspitze* in **b**) deutlich ausgedünnt als Zeichen einer Infiltration

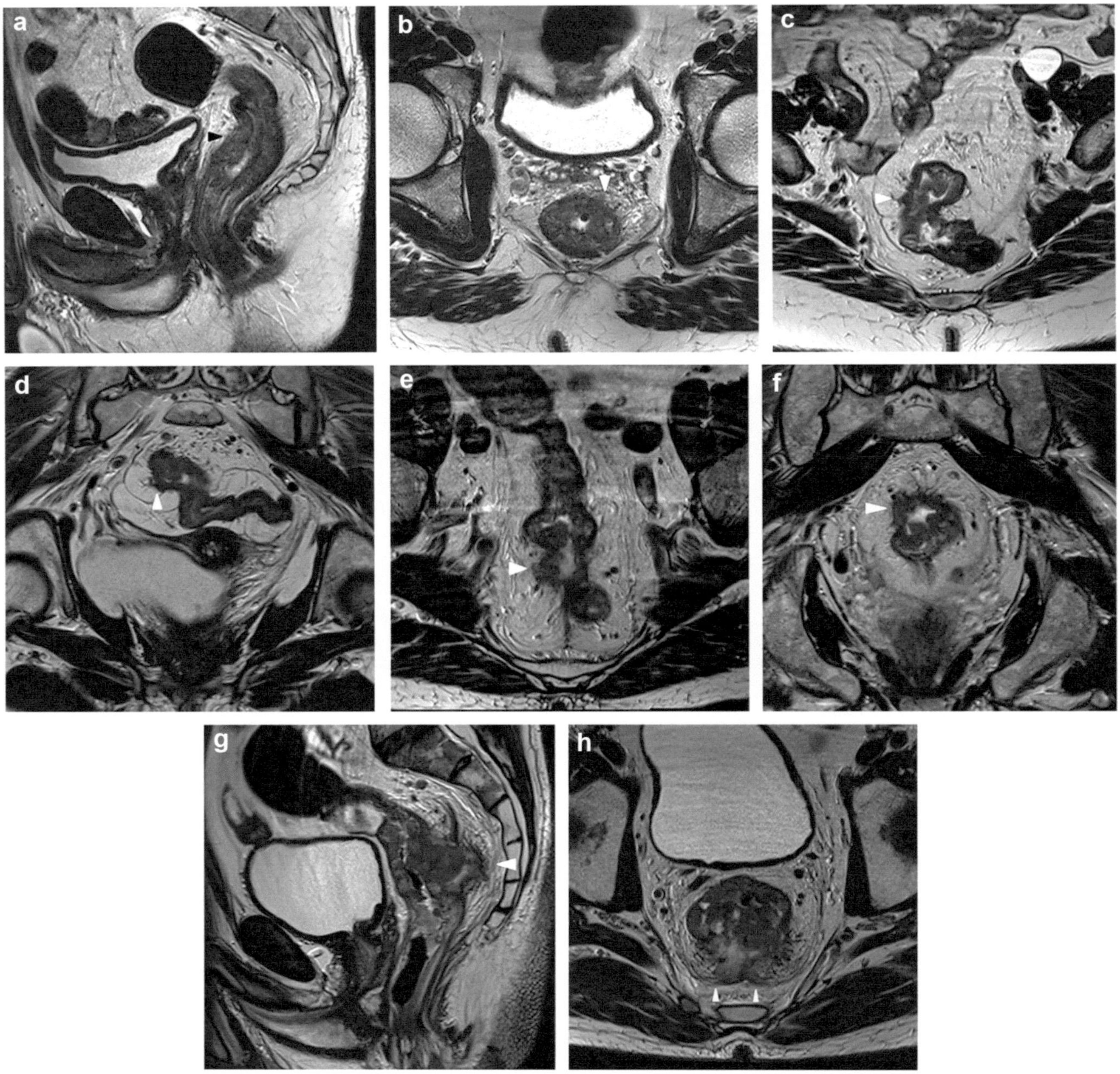

Abb. 5.15 Subklassifikation des Stadiums T3 (T2-gewichtete Sequenzen). Stadium T3a (**a**, **b**) bei einer Infiltrationstiefe von <1 mm (*Pfeilspitzen*), Stadium T3b (**c**, **d**) bei einer Infiltrationstiefe von 3 mm (*Pfeilspitzen*), T3c (**e**, **f**) bei einer Infiltrationstiefe von 6 mm (*Pfeilspitzen*) und T3d (**g**, **h**) bei einer Infiltrationstiefe von 18 mm (bei Kontakt zur mesorektalen Faszie besteht zudem CRM-Positivität, *Pfeilspitzen* in (**h**))

die Beckenwand, den Beckenboden oder in Nachbarorgane vor (Abb. 5.8).

Das Stadium T4a ist durch eine Infiltration der peritonealen Umschlagfalte gekennzeichnet, diese ist mittels MRT meist abgrenzbar (Abb. 5.20). Insbesondere bei sehr schlanken Patienten mit schmalem mesorektalem Kompartiment, bei prall gefüllter Harnblase und bei Frauen mit retroflektiertem Uterus ist die Umschlagfalte jedoch oft nicht eindeutig abgrenzbar. Zudem ist die Höhe der Umschlagfalte relativ variabel. In einer Studie konnte die Höhe bei 10 cm ab Linea anocutanea mit einer Standardabweichung von 1,2 cm dokumentiert werden (Yiqun 2016). Bei Männern liegt die Umschlagfalte meist in Höhe des Oberrandes der Samenblasen, bei Frauen in Höhe des Übergangs von Corpus zu Cervix uteri. Die peritoneale Umschlagfalte ist am besten in der Mediosagittalebene identifizierbar, da sie

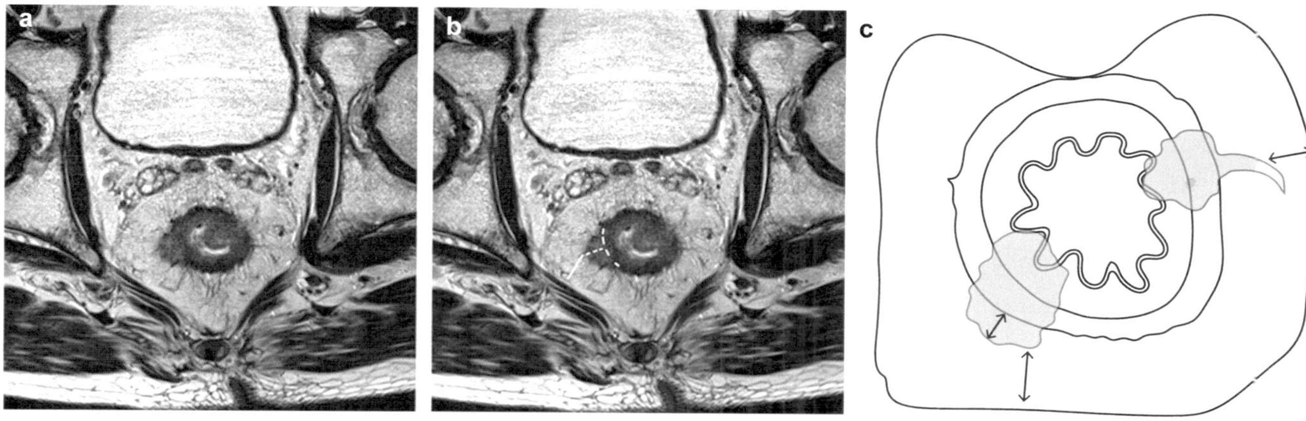

Abb. 5.16 Messung der Infiltrationstiefe und der Distanz des Rektumkarzinoms zur mesorektalen Faszie. Axiale T2-gewichtete Sequenz (**a**, **b**) eines Rektumkarzinoms im Stadium T3c. In (**b**) ist das vermutete ursprüngliche Niveau der Muscularis propria als *gestrichelte Linie* sowie die Messung der Infiltrationstiefe (7 mm) als *gepunktete Linie* angeben. Die kürzeste Distanz zur mesorektalen Faszie ist als *Linie* dargestellt (11 mm). **c** Schematische Darstellung der Messung der Infiltrationstiefe des Lokalbefundes und der Distanz zur mesorektalen Faszie (sowohl bei EMVI-positivem als auch EMVI-negativem Befund)

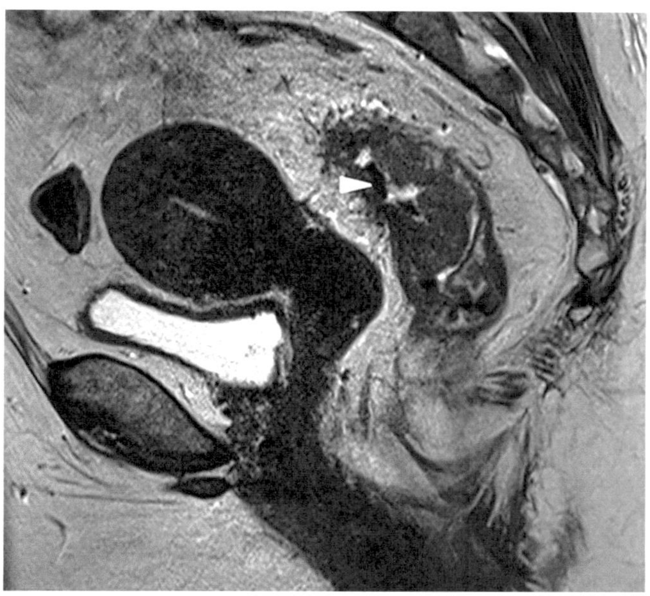

Abb. 5.17 Sagittale T2-gewichtete Sequenz. Rektumkarzinom im mittleren Drittel im Stadium T3b mit großem zentralem Tumorulkus (*Pfeilspitze*, das Ulkus ist mit Luft und Flüssigkeit gefüllt)

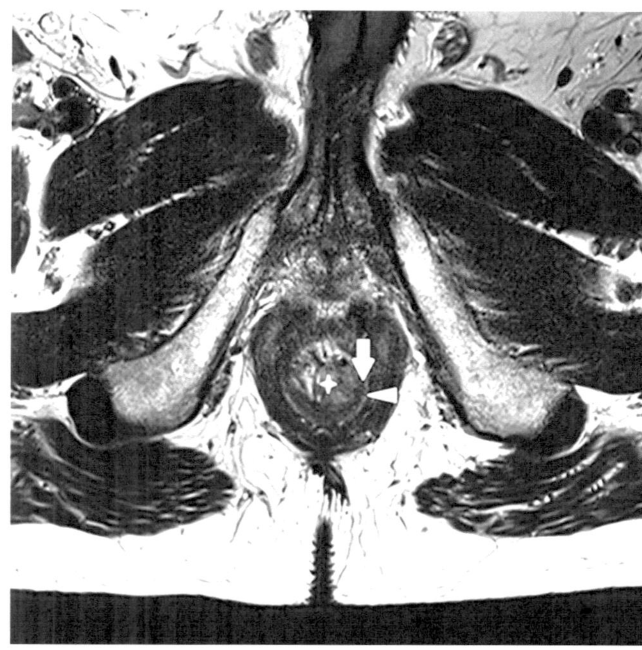

Abb. 5.18 Axiale T2-gewichtete Sequenz. Rektumkarzinom (*Sternchen*) im Stadium T2 mit Infiltration des M. sphincter ani internus (*Pfeil*); die intersphinktäre Fettlamelle ist nicht infiltriert (*Pfeilspitze*)

nach lateral hin ansteigt und entsprechend durch Partialvolumeneffekte hier schlechter erkennbar ist. Etwas freie Flüssigkeit erleichtert die Abgrenzbarkeit der Umschlagfalte erheblich (Abb. 5.21). Im Stadium T4a steigt das Risiko einer peritonealen Metastasierung, daher sollte insbesondere bei freier Flüssigkeit auf peritoneale tumorsuspekte Knoten geachtet werden.

Im Stadium T4b liegt eine Infiltration von Nachbarorganen, der Beckenwand (Abb. 5.22) oder des M. levator ani bzw. des M. sphincter ani externus vor. Das Stadium T4b ist insbesondere im Hinblick auf die chirurgische Therapieplanung bedeutsam, da eventuell weitere chirurgische Fachdisziplinen hinzugezogen werden müssen. So können die Harnblase, der Dünndarm, die inneren Geschlechtsorgane (Abb. 5.23 und 5.24), das Os sacrum bzw. die Beckenwand betroffen sein. Eine definitive Infiltration liegt vor, wenn eine Signalpathologie in Kontinuität mit dem Primärbefund im jeweiligen Organ klar

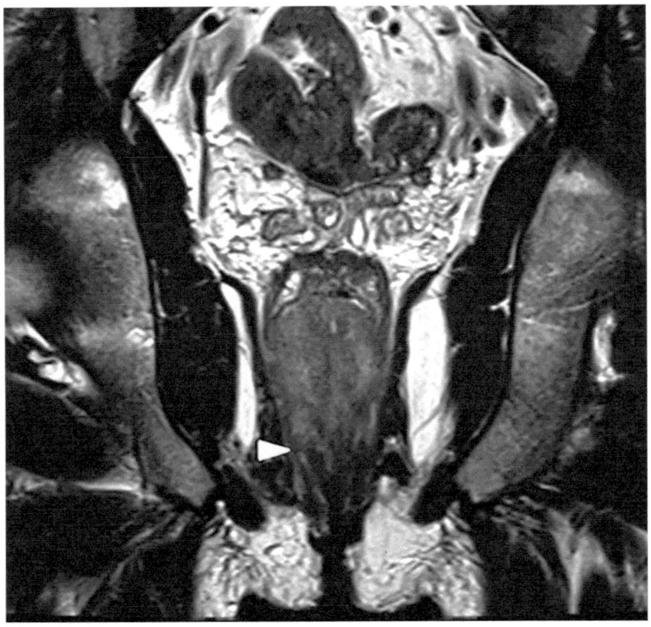

Abb. 5.19 Koronare T2-gewichtete Sequenz. Rektumkarzinom im Stadium T3 bei Infiltration der intersphinktären Fettlamelle (Pfeilspitze)

erkennbar ist (direkte makroskopisch erkennbare Tumorinvasion). Eine mutmaßliche Infiltration liegt bei breitflächigem Kontakt zum jeweiligen Organ vor, entsprechend schließt eine erkennbare Fettlamelle eine Infiltration aus. Gadoliniumbasiertes intravenös appliziertes Kontrastmittel erhöht die diagnostische Genauigkeit zur Erkennung eines T4-Stadiums nicht. Bei Männern ist die Breite des mesorektalen Fettgewebes in Höhe der Prostata häufig schmal, wodurch das Risiko für eine Infiltration der Prostata steigt. Bei Frauen grenzt die mesorektale Faszie im anterioren unteren Rektumdrittel der hinteren Vaginalwand an, was ebenfalls das Risiko einer Organinfiltration erhöht.

5.2.4 Besonderheiten in Abhängigkeit der Höhenlokalisation

Oberes Rektumdrittel Das obere Rektumdrittel liegt oberhalb der peritonealen Umschlagfalte. Hier sind die Vorderwand und ein variabler Anteil der Seitenwand des Rektums von viszeralem Peritoneum überzogen, daher ist ein Stadium T4a hier relativ häufig. Das mesorektale Kompartiment enthält im oberen Rektumdrittel nur noch dorsal Fettgewebe. In einer koreanischen Studie (Chang et al. 2014) konnte gezeigt werden, das bei Patienten mit tiefer Infiltration (>5 mm) in das präsakrale mesorektale Kompartiment ein deutlich höheres Risiko für ein Lokalrezidiv nach einer totalen mesorektalen Exzision (TME) besteht.

Mittleres Rektumdrittel Das mittlere Rektumdrittel liegt in Höhe der peritonealen Umschlagfalte, sodass bei Patienten mit anterior lokalisierten Tumoren auch ein Stadium T4a möglich ist (Abb. 5.25).

Unteres Rektumdrittel Das untere Rektumdrittel ist ein vollständig extraperitoneales Segment. Im unteren Drittel ist das mesorektale Kompartiment schmal, sodass häufig bereits CRM-Positivität vorliegt, entsprechend ist die Lokalrezidivrate im Vergleich zum oberen und mittleren Rektumdrittel höher. Meist besteht eine direkte Lagebeziehung des Rektumkarzinoms zum Sphinkterkomplex, die exakt evaluiert und im Befund dokumentiert werden muss, da dies für die operative Planung von besonderer Bedeutung ist. Falls keine Infiltration des Sphinkterkomplexes vorliegt, sollte im Befund die Distanz zum Oberrand des Sphinkterkomplexes angeben werden. Falls dieser infiltriert ist, sollte dokumentiert werden, ob das obere Drittel oder bereits das mittlere bzw. untere Drittel des Sphinkterkomplexes infiltriert sind. Der Sphinkterkomplex besteht aus dem M. sphincter ani internus, welcher die direkte Fortsetzung des inneren Anteils der Muscularis propria ist, und dem äußeren Sphinkterkomplex, der aus dem unteren Abschnitt des M. levator ani, dem M. puborectalis und dem M. sphincter ani externus besteht (Abb. 5.26). Im Falle einer Infiltration des Sphinkterkomplexes ist die exakte radiale Ausdehnung des Rektumkarzinoms von großer Bedeutung. Sind die mesorektale Faszie bzw. die intersphinktäre Fettlamelle nicht infiltriert, kann eine intersphinktäre Resektion erwogen werden, ansonsten ist ein sphinktererhaltendes Vorgehen nicht mehr möglich (siehe Teil V Operatives Vorgehen).

▶ Im Befund muss explizit dazu Stellung genommen werden, ob der Sphincter ani internus, die intersphinktäre Fettlamelle bzw. der Sphinkter ani externus infiltriert sind.

Die Infiltration des M. sphincter ani externus ist MR-tomographisch mitunter schwierig einzuordnen, Kriterien sind neben einer offensichtlichen Tumorausdehnung per continuitatem auch ein deutliches breitflächiges „Bulging“ des M. sphincter ani externus (Abb. 5.27).

5.3 Zirkumferenzieller Resektionsrand (CRM)

Der zirkumferenzielle Resektionsrand (engl. „circumferential resection margin“, CRM) ist die nichtperitonealisierte chirurgische Resektionsebene, die während der Operation präpariert wird und kein direktes anatomisches Korrelat in der MRT hat, da sie de facto erst durch den Operateur

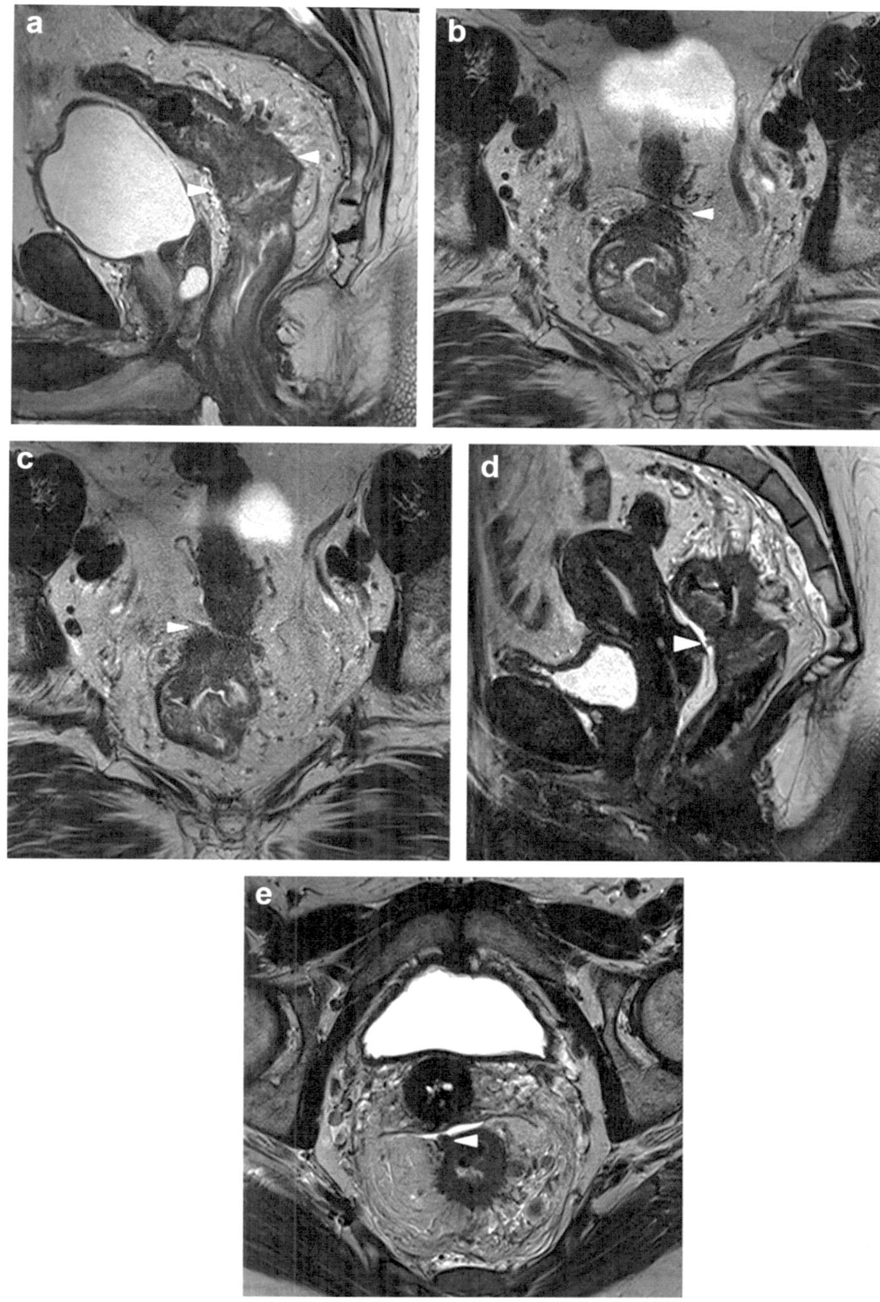

Abb. 5.20 Sagittale (**a**, **d**) und axiale (**b**, **c**, **e**) T2-gewichtete Sequenzen. (**a–c**) Zirkuläres Rektumkarzinom beim Mann (*Pfeilspitzen* in **a**) mit Infiltration der peritonealen Umschlagfalte (*Pfeilspitzen* in **b**, **c**), somit Stadium T4a. Nebenbefundlich Utrikuluszyste der Prostata (**a**). **d**, **e** Rektumkarzinom bei der Frau. Die peritoneale Umschlagfalte ist infiltriert (*Pfeilspitzen*), sehr gut durch etwas freie Flüssigkeit im Douglas-Raum zu erkennen, somit Stadium T4a

während des Eingriffs festgelegt wird. Praktisch gesehen orientiert sich der Chirurg jedoch an der mesorektalen Faszie, sodass die mesorektale Faszie als wichtigste anatomische Landmarke im präoperativen Staging dient und praktisch mit der chirurgischen Resektionsebene gleichgesetzt wird. Das viszerale Peritoneum bzw. die peritoneale Umschlagfalte sind entsprechend *kein* Bestandteil des CRM, da sie vom Chirurgen nicht beeinflussbar sind. Folglich ist der CRM nur im unteren Rektumdrittel „zirkumferenziell" und somit stark abhängig von der Höhe des jeweiligen Rektumabschnitts, da im mittleren Drittel das Rektum bereits anterior von Peritoneum bedeckt ist, und der CRM entsprechend nur lateral und posterior existiert. Im oberen Rektumdrittel ist der CRM lediglich umschrieben dorsalseitig vorhanden, da in dieser Höhe das Rektum überwiegend peritonealisiert ist.

▶ Die Distanz zwischen dem Rektumkarzinom und dem zirkumferenziellen Resektionsrand (CRM) ist der wichtigste Risikofaktor für das Auftreten eines Lokalrezidivs, daher muss dem CRM besondere Bedeutung beigemessen werden.

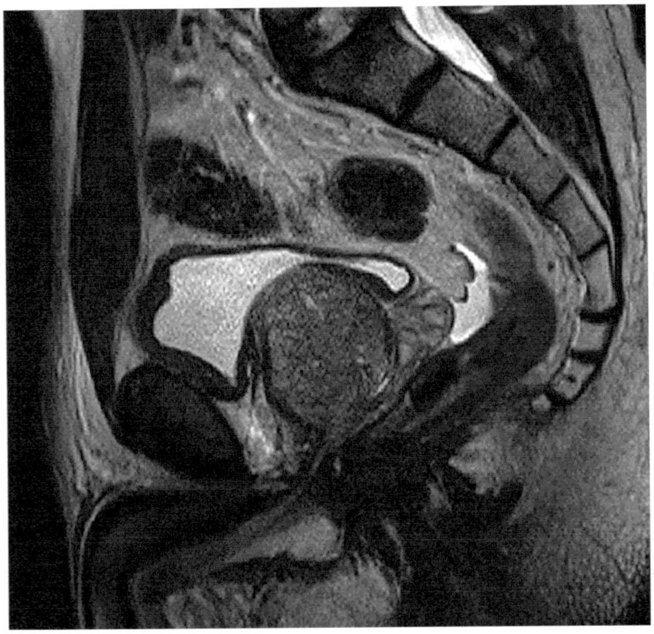

Abb. 5.21 Sagittale T2-gewichtete Sequenz. Exakte Höhenlokalisation der peritonealen Umschlagfalte durch etwas freie Flüssigkeit in der Excavatio rectovesicalis (Proust-Raum)

Der CRM gilt als positiv (mittels MRT vorhergesagte „Schnittrandpositivität") wenn der Abstand zwischen dem Rektumkarzinom und der mesorektalen Faszie 1 mm oder weniger beträgt (=CRM-Positivität) (Abb. 5.28 und 5.29). Daher sollte der minimale Abstand zur mesorektalen Faszie in Millimeter im Befund dokumentiert sein. Kein genereller Konsens besteht diesbezüglich mit der Bewertung von Lymphknotenmetastasen und extramuraler Gefäßinfiltration, wenn diese eine kürzere Distanz zur mesorektalen Faszie aufweisen als der Primärtumor. In unserer Institution bewerten wir eindeutige Lymphknotenmetastasen und klare extramurale Gefäßinfiltration als Kriterien für CRM-Positivität, wenn die kürzeste Distanz zur mesorektalen Faszie 1 mm oder weniger beträgt (Abb. 5.30). In mehreren Studien (z. B. OCUM-Studie) konnte gezeigt werden, dass insbesondere die CRM-Negativität in der MRT mit einer sehr hohen Genauigkeit beurteilt werden kann (Kreis et al. 2016).

Das untere Rektumdrittel stellt für die Bewertung des CRM aufgrund der anatomischen Situation eine besondere Herausforderung dar, daher ist die bestmögliche Bildqualität hier essenziell (einschließlich der exakten Angulierung der Schichten in Bezug auf den Analkanal). Die mesorektale Fas-

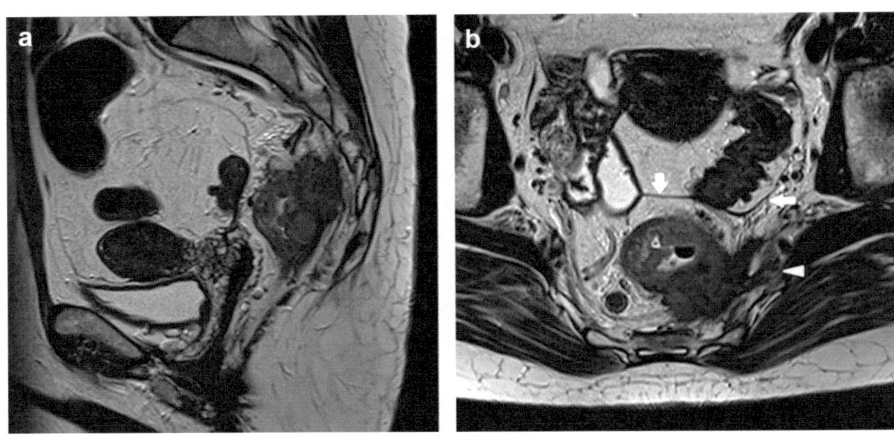

Abb. 5.22 Sagittale (**a**) und axiale (**b**) T2-gewichtete Sequenzen. Rektumkarzinom im Stadium T4b bei tiefer Infiltration der Beckenwand (*Pfeilspitze*). Der Verlauf der anterioren peritonealen Umschlagfalte ist mittels *Pfeilen* markiert (nicht infiltriert)

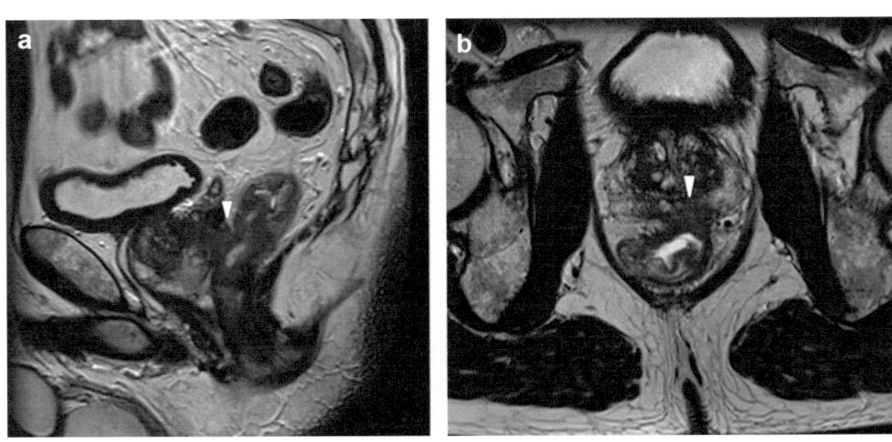

Abb. 5.23 Sagittale (**a**) und axiale (**b**) T2-gewichtete Sequenzen. Rektumkarzinom im Stadium T4b mit Infiltration der Prostata (*Pfeilspitzen*). Innerhalb der T2-hyperintensen peripheren Zone der Prostata findet sich T2-signalarmes Tumorsubstrat in per-continuitatem Ausdehnung des anterior lokalisierten Rektumkarzinoms

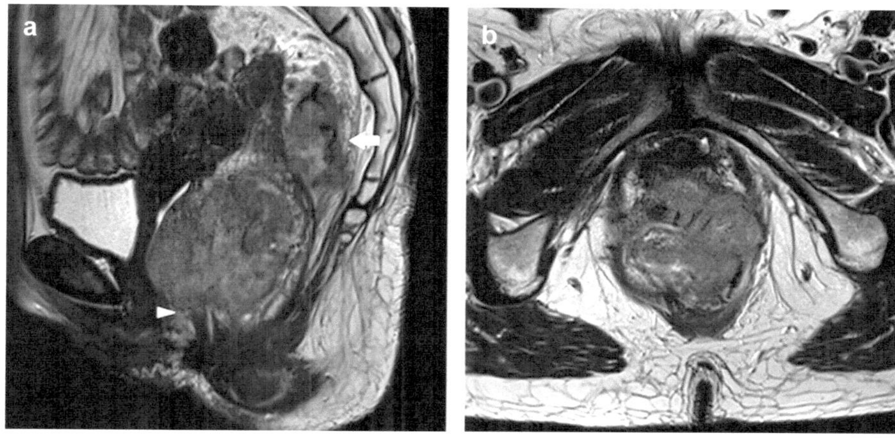

Abb. 5.24 Sagittale (**a**) und axiale (**b**) T2-gewichtete Sequenzen. Lokal weit fortgeschrittenes Rektumkarzinom im Stadium T4b mit Infiltration der Vagina (*Pfeilspitze* in **a**). In der axialen Schichtung (**b**) breitflächige Infiltration der vaginalen Hinterwand. Zudem ausgeprägte mesorektale Tumordepositionen (*Pfeil* in **a**), sicherlich im Rahmen einer extramuralen Gefäßinfiltration (EMVI)

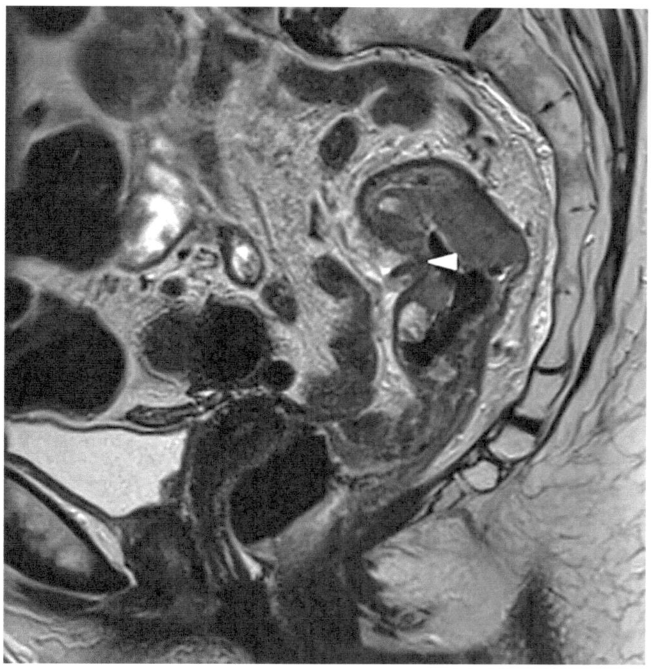

Abb. 5.25 Sagittale T2-gewichtete Sequenz. Rektumkarzinom im Stadium T4a bei Infiltration der anterioren peritonealen Umschlagfalte (*Pfeilspitze*). Trotz der metrisch eher geringen Tumorgröße aufgrund der direkten Lagenbeziehung zur Umschlagfalte bereits T4-Situation

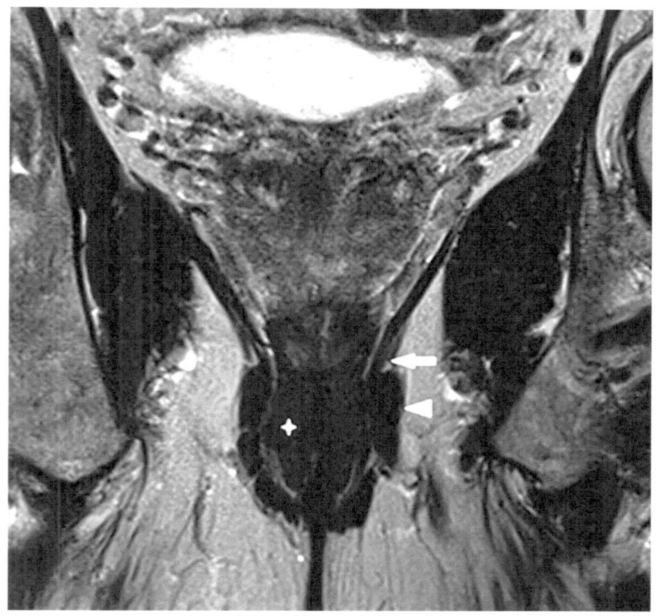

Abb. 5.26 Koronare T2-gewichtete Sequenz. Normalbefund des Sphinkterkomplexes, bestehend aus dem M. sphincter ani internus (*Sternchen*) und dem äußeren Sphinkterkomplex (bestehend aus dem unteren Abschnitt des M. levator ani (*Pfeil*), dem M. puborectalis (*Pfeilspitze*) und dem sich kaudal direkt anschließenden M. sphincter ani externus)

zie verschmilzt im unteren Rektumdrittel auf dem M. levator ani mit der Fascia diaphragmatis pelvis superior und endet am Oberrand des Sphinkterkomplexes. CRM-Positivität hängt hier im Besonderen vom chirurgischen Vorgehen ab. In diesem Zusammenhang ist neben dem M. levator ani die intersphinktäre Fettlamelle eine wichtige anatomische Leitstruktur. Ist der M. sphincter ani internus infiltriert, besteht jedoch ein Abstand zwischen Tumor und intersphinktärer Fettlamelle bzw. M. levator ani von über 1 mm, so ist der CRM für eine intersphinktäre Resektion negativ (Abb. 5.31). Ist hingegen die intersphinktäre Fettlamelle bzw. der M. levator ani infiltriert, muss eine erweiterte Resektion erfolgen (siehe Teil V Operatives Vorgehen), da ansonsten CRM-Positivität vorliegen würde.

5.4 Extramurale Gefäßinfiltration (EMVI)

Extramural Vascular (Venous) Invasion (EMVI) ist durch eine Tumorinvasion in mesorektale Gefäße außerhalb der Muscularis propria gekennzeichnet. EMVI ist ein wichtiges Kriterium für die individuelle Prognoseabschätzung, da

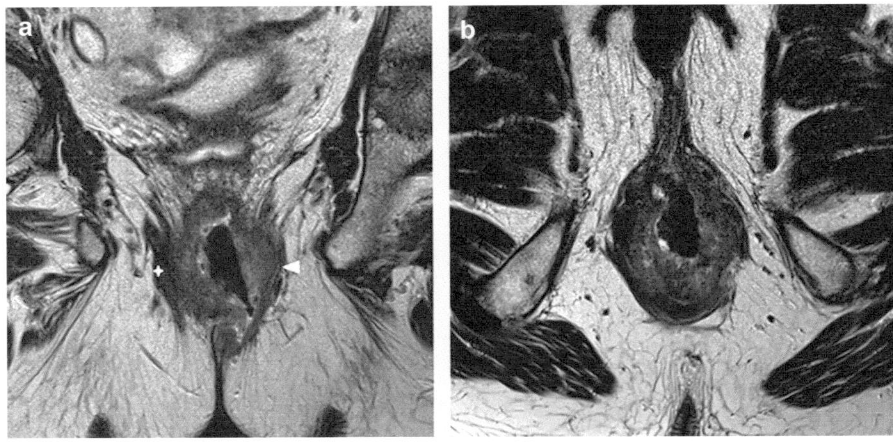

Abb. 5.27 Koronare (**a**) und axiale (**b**) T2-gewichtete Sequenzen. Rektumkarzinom im Stadium T4b. Kriterien für eine Infiltration des M. sphincter ani externus: *rechtsseitig* deutliches breitflächiges „Bulging" des M. sphincter ani externus (*Sternchen*), *linksseitig* bereits offensichtliches makroskopisches Tumorsubstrat innerhalb des Muskels (*Pfeilspitze*)

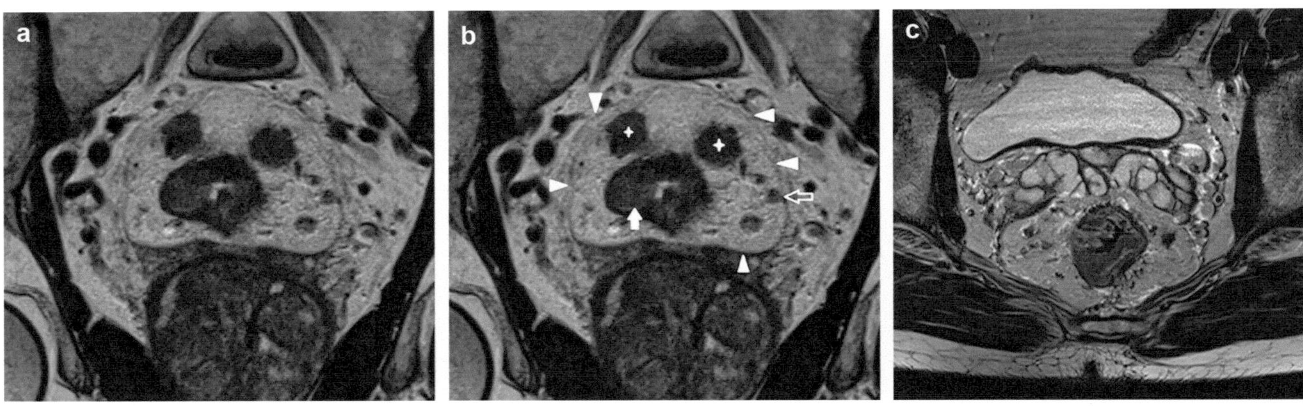

Abb. 5.28 Koronare (**a**, **b**) und axiale (**c**) T2-gewichtete Sequenzen. CRM-Negativität. **b** Die zirkumferenzielle mesorektale Faszie ist mit *Pfeilspitzen* markiert, die minimale Distanz zwischen dem Rektumkarzinom (*geschlossener Pfeil*) sowie den mesorektalen Tumordepositionen (*Sternchen*) und der mesorektalen Faszie beträgt über 1 mm. Ein 3 mm durchmessender Lymphknoten liegt an der mesorektalen Faszie (*offener Pfeil*), erfüllt jedoch keine eindeutigen Kriterien für eine Metastase, somit besteht CRM-Negativität. **c** Der spikulierte und somit metastasensuspekte Lymphknoten weist ebenfalls eine Distanz von über 1 mm zur mesorektalen Faszie auf

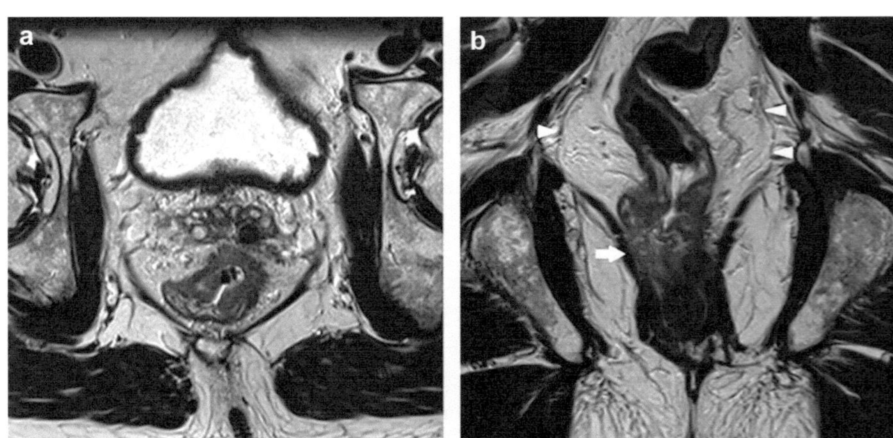

Abb. 5.29 Axiale (**a**) und koronare (**b**) T2-gewichtete Sequenzen. CRM-Positivität. **a** Es besteht ventralseitig direkter Kontakt zwischen dem Rektumkarzinom und der mesorektalen Faszie (ventralseitig davon liegen die Samenblasen), **b** hier besteht *rechts lateral* direkter Kontakt (*Pfeil*) zwischen dem Rektumkarzinom und dem M. levator ani (auf selbigem verschmilzt die mesorektale Faszie (*Pfeilspitzen*) mit der Fascia diaphragmatis pelvis superior, diese sind auf dem M. levator ani nicht direkt erkennbar)

EMVI-positive Patienten deutlich häufiger Lokalrezidive und Metastasen (sowohl lokoregionär als auch distant) entwickeln. Dabei steigt die Wahrscheinlichkeit für das Vorliegen einer Metastasierung mit dem Kaliber des infiltrierten Gefäßes, wobei größere Gefäße mit einem Kaliber ≥ 3 mm die Metastasierungswahrscheinlichkeit stark

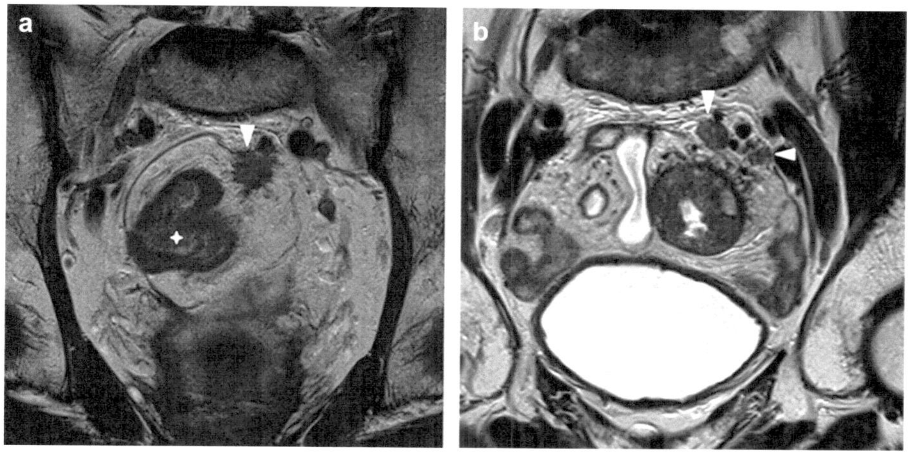

Abb. 5.30 Koronare T2-gewichtete Sequenzen. CRM-Positivität durch lokale Tumordeposition bei EMVI (*Pfeilspitze* in **a**) sowie Lymphknotenmetastasen (*Pfeilspitzen* in **b**). **a** *Rechts lateral* besteht ein direkter Kontakt zwischen der Rektumwand und der mesorektalen Faszie, jedoch **nicht** zwischen dem Rektumkarzinom (*Sternchen*) und der mesorektalen Faszie, da die Muscularis propria im äußeren Abschnitt regelrecht kontinuierlich T2-signalarm abgrenzbar ist, somit liegt an dieser Stelle keine CRM-Positivität vor

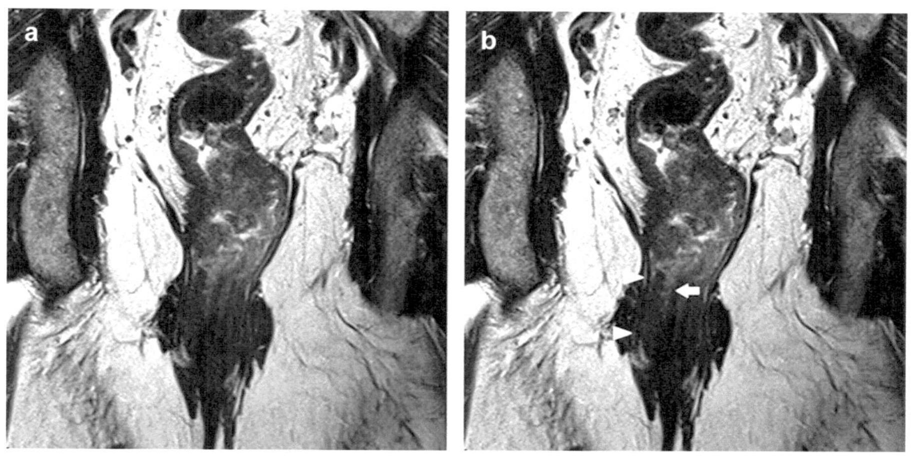

Abb. 5.31 Koronare T2-gewichtete Sequenzen (**a**, **b**). Rektumkarzinom im unteren Drittel mit Infiltration des M. sphincter ani internus (*Pfeil* in **b**) bei jedoch intakter intersphinktärer Fettlamelle (*Pfeilspitzen* in **b**)

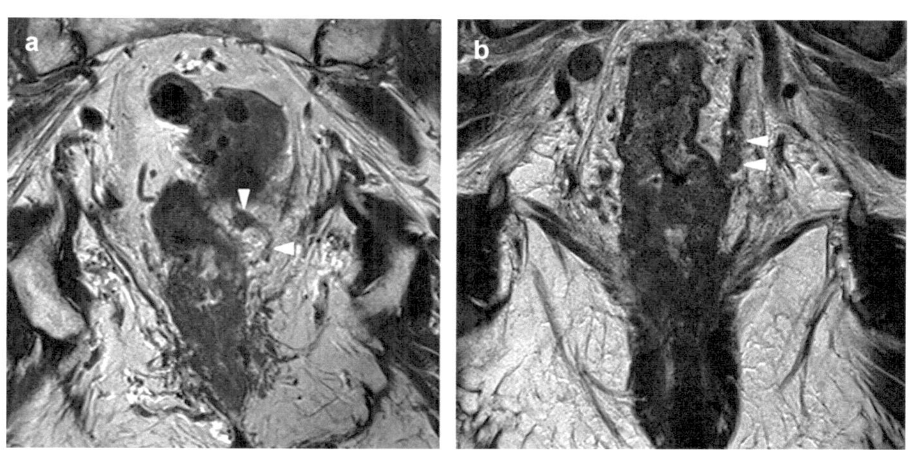

Abb. 5.32 Koronare T2-gewichtete Sequenzen (**a**, **b**). T2-hyperintenses Tumorsignal in erweiterten Gefäßen (mit teils nodulärem Aspekt) als klares Kriterium für EMVI (Score 4) (*Pfeilspitzen*)

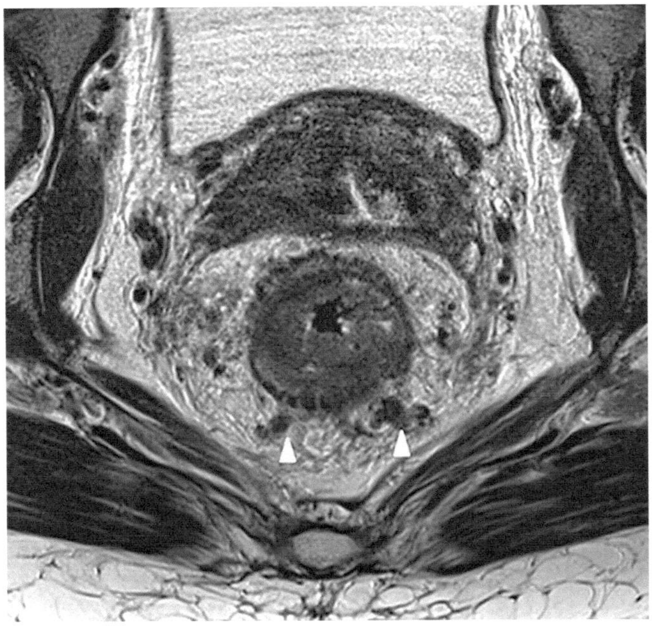

Abb. 5.33 Axiale T2-gewichtete Sequenz. Fehlendes Flusssignal in mesorektalen Gefäßen mit intermediärer Signalintensität und allenfalls minimaler Gefäßerweiterung (*Pfeilspitzen*) als Kriterium für EMVI (Score 3)

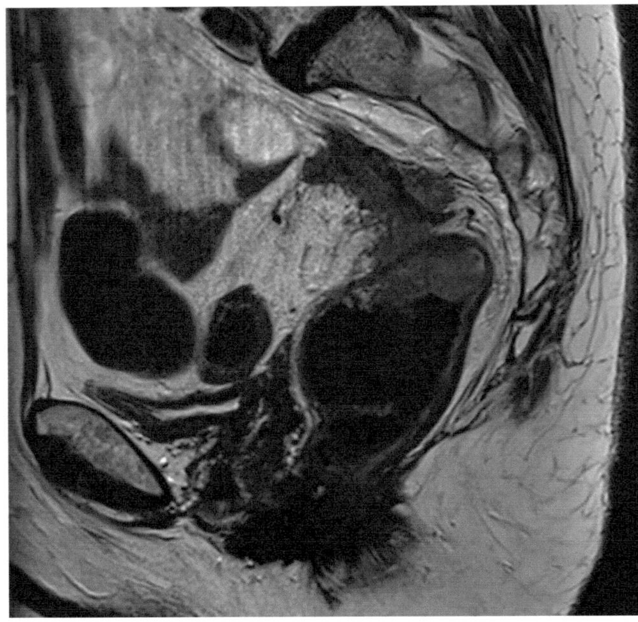

Abb. 5.34 Sagittale T2-gewichtete Sequenz. Maximalbefund einer extramuralen Gefäßinfiltration bei ausgeprägtem Tumorsubstrat, welches im Verlauf eines Gefäßes orientiert ist. Präsakral besteht direkter Kontakt zur mesorektalen Faszie, sodass CRM-Positivität durch EMVI resultiert

erhöhen. Kleinere Gefäße können hingegen mittels MRT nicht klar von Lymphgefäßen und damit von einer prognostisch etwas günstigeren Lymphgefäßinvasion unterschieden werden, und auch histopathologisch ist diese Unterscheidung nur mittels Spezialfärbungen möglich. EMVI bedingt mindestens ein T3-Stadium, da EMVI sich per continuitatem ausdehnt und daher eine Tumorinfiltration durch die Muscularis propria vorliegt. Die MRT hat zwar nur eine moderate Sensitivität, jedoch eine hohe Spezifität für die Detektion der EMVI, wobei es mitunter auch histologisch schwer nachweisbar ist und daher die Histologie für direkte Vergleichsstudien kein optimaler Goldstandard ist. Die Infiltration ist als intravaskuläres Substratplus zu erkennen, welches im Vergleich zum Primarius eine (nahezu) identische T2-Signalintensität aufweist, gleichzeitig ist kein Flusssignal im Gefäß mehr erkennbar (Abb. 5.32, 5.33 und 5.34). Smith und Brown haben im Jahre 2008 Kriterien für die Wahrscheinlichkeit des Vorliegens einer extramuralen Gefäßinfiltration publiziert, die auf dem nachfolgend genannten MRT-EMVI Punkte-Score basieren (Tab. 5.2). Danach wir ein Punkte-Score von 0–2 als EMVI-negativ, ein Punkte-Score von 3–4 als EMVI-positiv definiert (Abb. 5.35).

Tab. 5.2 MRT-EMVI Score

Score 0:	Keine noduläre Tumorausdehnung durch die Muscularis propria, keine Gefäße, die direkt an die Tumorpenetration angrenzen
Score 1:	Minimale extramurale Spikulierungen/noduläre Tumorausdehnung, jedoch nicht in direkter Umgebung von Gefäßen
Score 2:	Extramurale Spikulierungen mit Gefäßen in direkter Umgebung, die Gefäße zeigen jedoch ein normales Kaliber und kein eindeutiges intraluminales Tumorsignal
Score 3:	Intermediäre Signalintensität innerhalb von Gefäßen, wobei die Kontur und das Kaliber dieser Gefäße allenfalls minimal erweitert sind
Score 4:	Offensichtliche irreguläre Gefäßkontur oder noduläre Aufweitung eines Gefäßes mit definitivem Tumorsignal

5.5 Lymphknoten

5.5.1 Mesorektale Lymphknoten

Sämtliche radiologische bildgebende Verfahren einschließlich der MRT haben eine begrenzte Sensitivität und Spezifität hinsichtlich der Beurteilung einer Lymphknotenmetastasierung. Dennoch sollte der Befund eine Abschätzung der Wahrscheinlichkeit für das Vorliegen von Lymphknotenmetastasen beinhalten. Stadium N1 umfasst 1–3 lokoregionäre Lymphknotenmetastasen, ab 4 lokoregionären Lymphknotenmetastasen liegt das Stadium N2 vor. Mesorektale Lymphknotenmetastasen treten aufgrund der Orientierung der Lymphgefäßbahnen meist in Höhe und

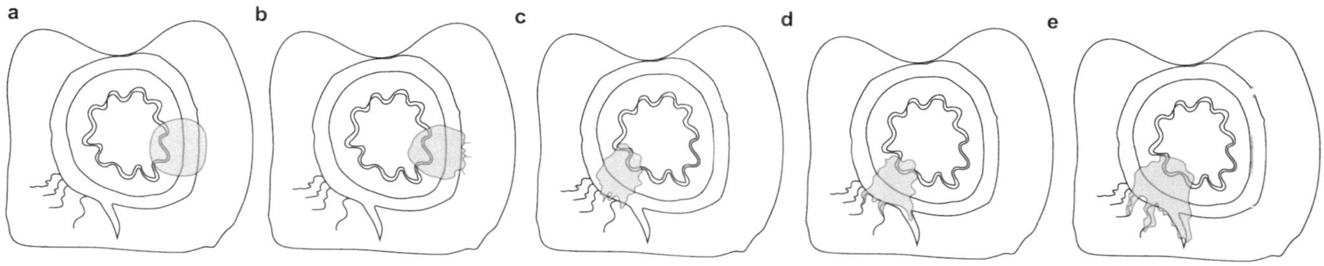

Abb. 5.35 Schematische Darstellung der Kriterien zur Festlegung des MRT-EMVI Punkte-Scores. (Mod. nach Smith und Brown 2008)

proximal des Primarius und seltener distal auf. Die Lymphknoten entlang der A. mesenterica inferior (einschließlich der präsakralen Lymphknoten) und die Lymphknoten an der A. iliaca interna (inkl. der obturatorischen Lymphknoten) gelten ebenfalls als regionale Lymphknoten. Beim muzinösen Adenokarzinom des Rektums können die Lymphknoten, wie der Primarius selbst, eine hohe T2-Signalintensität aufweisen und sind daher auf den T2-gewichteten Sequenzen ohne Fettsättigung gegenüber dem hyperintensen Fettgewebe schwer abgrenzbar, in diesen Fällen kann ergänzend eine T2-gewichtete Sequenz mit Fettsättigung akquiriert werden.

▶ Die Größe der mesorektalen Lymphknoten allein ist meist kein ausreichendes Malignitätskriterium, weshalb zusätzliche morphologische Kriterien sinnvoll sind.

Mit Einführung der TME werden die mesorektalen Lymphknoten zwar mitreseziert, dennoch spielt der Lymphknotenstatus in Bezug auf die Entscheidung zur Durchführung einer neoadjuvanten Therapie eine Rolle. Gemäß der derzeitigen S3-Leitline ist ein positiver Nodalstatus unabhängig vom T-Stadium eine Indikation zur neoadjuvanten Therapie. Daher muss sich der Radiologe bewusst sein, welche Konsequenz die bildgebende Diagnose einer Lymphknotenmetastasierung hat. In der MERCURY-Studie wurde sogar proklamiert, das MRT-basierte Lymphknotenstaging bei Patienten mit guter Prognose zu verwerfen, da diese Patienten (bis Stadium T3b und mit CRM-Negativität) unabhängig vom Nodalstatus ein gutes onkologisches Outcome hatten (Taylor et al. 2011a).

Die Beurteilung der Lymphknoten anhand ihrer Größe ist insbesondere bei kleinen Lymphknoten problematisch, da Mikrometastasen in Lymphknoten unter 5 mm nicht selten vorkommen (ca. 15 %). Ab einem Kurzachsendurchmesser von 8 mm bzw. bei einer Größe von über 10 mm im größten Diameter kann bei moderater Sensitivität eine hohe Spezifität (>90 %) erreicht werden. Zusätzliche morphologische Aspekte wie Konturierung und Signalqualität des Lymphknotens erhöhen die diagnostische Genauigkeit (Abb. 5.36). So konnten Brown und Kollegen zeigen, dass mittels der Malignitätskriterien „heterogene Signalqualität" und „unscharfe Begrenzung" eine Sensitivität von 85 % und eine Spezifität von 95 % erreicht werden konnte. Eine Hinzunahme der Lymphknotengröße veränderte hingegen die Anzahl an falsch-positiven und falsch-negativen Lymphknoten nicht, da eine starke Überlappung der Lymphknotengrößen von gesunden (2–10 mm) und metastatischen (3–15 mm) Lymphknoten festgestellt wurde (Brown et al. 2003). Ein weiterer wichtiger Aspekt hinsichtlich der Problematik der Beurteilung mesorektaler Lymphknoten wurde von einer koreanischen Arbeitsgruppe um Park herausgearbeitet, die zeigen konnten, dass in ihrer Studienkohorte 35 % der Lymphknoten aufgrund ihrer geringen Größe (<3 mm) in der MRT nicht erkennbar waren, bei diesen in der MRT okkulten Lymphknoten jedoch in 15 % Mikrometastasen nachweisbar waren (Park et al. 2014).

Die *European Society of Gastrointestinal and Abdominal Radiology* (ESGAR) hat in einem Konsensus-Statement Kriterien für malignitätssuspekte Lymphknoten festgelegt, diese sind in Tab. 5.3 aufgeführt (Beets-Tan et al. 2007).

In manchen Fällen findet sich im mesorektalen Fettgewebe entfernt vom Primarius spikuliertes Tumorsubstrat, welches keine anatomischen Merkmale eines Lymphknotens zeigt und daher häufig als lokale Tumordeposition (engl. „local tumor spread" oder „tumor deposition") beschrieben wird (Abb. 5.37). Es ist davon auszugehen, dass es sich entweder um einen vollständig metastatisch durchsetzten Lymphknoten mit kapselüberschreitender Metastasenausbreitung oder um Tumorsubstrat im Rahmen einer extramuralen Gefäßinfiltration (EMVI) handelt (bei Letzterer sollte das entsprechende Gefäß gut erkennbar sein). Wir werten diese lokalen Tumordepositionen ohne Lagebeziehung zu einem mesorektalen Gefäß als Lymphknotenmetastasen.

5.5.2 Extramesorektale Lymphknoten

Wie bereits oben genannt, gelten die Lymphknoten entlang der A. mesenterica inferior (einschließlich der präsakralen Lymphknoten) und die Lymphknoten an der A.

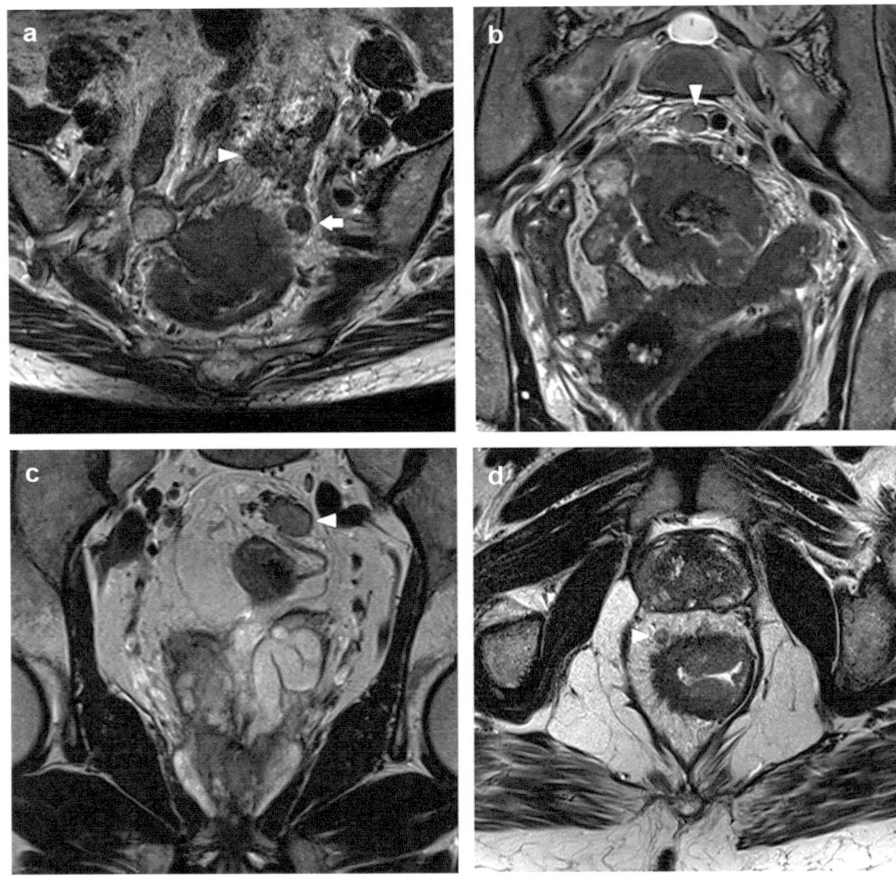

Abb. 5.36 Axiale T1-gewichtete Sequenz (**a**), koronare T2-gewichtete Sequenzen (**b**, **c**) und axiale T2-gewichtete Sequenz (**d**). Malignitätssuspekte Lymphknoten gemäß der Kriterien des European Society of Gastrointestinal and Abdominal Radiology (ESGAR) Konsensus-Statements: **a** Runder 10 mm durchmessender Lymphknoten (*Pfeil*) und weiterer runder 9 mm durchmessender Lymphknoten mit irregulärer Begrenzung (*Pfeilspitze*); **b** irregulär begrenzter Lymphknoten mit heterogener Signalqualität und 5 mm Kurzachsendurchmesser (Pfeilspitze); **c** irregulär begrenzter Lymphknoten mit 8 mm Kurzachsendurchmesser (*Pfeilspitze*); **d** runder 4 mm durchmessender Lymphknoten mit heterogener Signalqualität (*Pfeilspitze*)

iliaca interna (inkl. der obturatorischen Lymphknoten) als regionale Lymphknoten. Alle weiteren Lymphknotenstationen entsprechen bei positivem Befund Fernmetastasen (M1). Eine Ausnahme sind die inguinalen Lymphknoten, die, falls der Primärtumor den Analkanal infiltriert, als Lymphknotenmetastasen, ansonsten als Fernmetastasen gewertet werden. Der Lymphabfluss des Analkanals erfolgt oberhalb der Linea dentata nach mesorektal, präsakral und iliakal intern, und unterhalb der Linea dentata nach inguinal und femoral.

Die extramesorektalen Lymphknoten sind ab einem Kurzachsendurchmesser ≥10 mm oder bei irregulärer Begrenzung bzw. heterogener Signalqualität als suspekt zu werten, wobei das oben genannte ESGAR Konsensus-Statement auch auf extramesorektale regionale Lymphknoten

Tab. 5.3 Malignitätskriterien für Lymphknoten

a) Kurzachsendurchmesser ≥9 mm
b) Kurzachsendurchmesser 5–8 mm *und* ≥2 morphologisch verdächtige Charakteristika
c) Kurzachsendurchmesser <5 mm *und* 3 morphologisch verdächtige Charakteristika
d) alle muzinösen Lymphknoten (unabhängig von der Größe)
morphologisch verdächtige Charakteristika: i) runde Form, ii) irreguläre Begrenzung und iii) heterogene Signalqualität

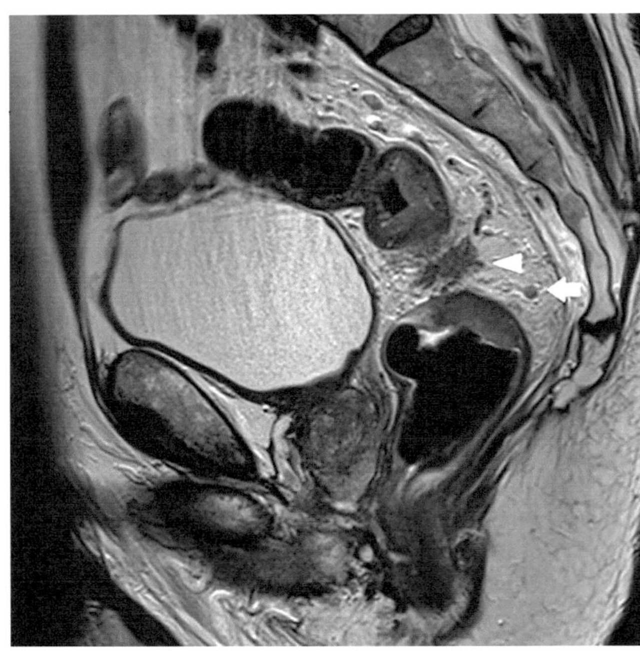

Abb. 5.37 Sagittale T2-gewichtete Sequenz. Spikuliertes mesorektales Tumorsubstrat (*Pfeilspitze*), welches keine anatomischen Merkmale eines Lymphknotens zeigt, passend zu lokaler Tumordeposition (engl. "local tumor spread"). Weiterhin ist ein 3 mm durchmessender runder, homogener und glatt begrenzter und daher gemäß der ESGAR-Kriterien nicht suspekter mesorektaler Lymphknoten erkennbar (*Pfeil*)

angewendet werden kann. Bei der TME werden die mesorektalen und die Lymphknoten entlang der A. mesenterica inferior mitentfernt. Die obturatorischen Lymphknoten werden hingegen normalerweise belassen. Finden sich hier MR-tomographisch malignitätssuspekte Lymphknoten, kann dies je nach operativer Strategie Einfluss auf das chirurgische Vorgehen haben (Durchführung einer D3-Lymphadenektomie) (Abb. 5.38).

5.5.3 Lymphknotendiagnostik mittels spezifischer MRT-Kontrastmittel

Die sehr eingeschränkte Differenzierbarkeit von nicht wesentlich vergrößerten metastatischen Lymphknoten gegenüber normalen sowie reaktiv bzw. entzündlich veränderten Lymphknoten beruht auf der breiten Überlappung der T1- und T2-Relaxationszeiten, also der für die MRT kontrastbestimmenden Gewebeparameter (Dooms et al. 1985). Auch die Sichtbarmachung weiterer intrinsischer kontrastbeeinflussender Parameter, wie die Diffusionsgeschwindigkeit der Protonen im Gewebe mittels diffusionsgewichteter Bildgebung (DWI) führt nicht zu einer signifikant besseren Detektion metastatischer Lymphknoten (Paruthikunnan et al. 2017). Die Anwendung der klinisch zugelassenen nichtspezifischen niedermolekularen gadoliniumhaltigen MRT-Kontrastmittel im Rahmen einer dynamischen Untersuchung erlaubt ebenfalls keine zuverlässige Unterscheidung von nicht wesentlich vergrößerten metastatischen und reaktiv veränderten Lymphknoten. Eine Verbesserung der nichtinvasiven Lymphknotendiagnostik mittels MRT verspricht man sich von der Anwendung gewebespezifischer Kontrastmittel. Derartige Substanzen stehen für die klinische Anwendung noch nicht zur Verfügung. Am weitesten fortgeschritten ist die klinische Entwicklung für sog. ultrakleine superparamagnetische Eisenoxid-Nanopartikel („ultrasmall superparamagnetic iron oxide nanoparticles", USPIO). Der Mechanismus der Kontrastierung beruht darauf, dass sich diese Partikel ca. 24 h nach i.v.-Injektion u. a. in intaktem Lymphknotengewebe anreichern (durch Phagozytose in Makrophagen), nicht aber in Lymphknotenmetastasen (Weissleder et al. 1990). Ein USPIO-Entwicklungskandidat (AMI 227, Sinerem®) wurde für verschiedene Primärtumorentitäten hinsichtlich der MRT-Lymphknotendiagnostik klinisch entwickelt. In klinischen Studien an Patienten mit Rektumkarzinom konnte eine Verbesserung der Beurteilung des Nodalstatus mesorektaler Lymphknoten in der USPIO-verstärkten MRT gezeigt werden (Koh et al. 2004). Die Auswertung der USPIO-induzierten Kontraste gegenüber der reinen MR-morphologischen Beurteilung der Lymphknoten in der Nativuntersuchung steigerte zwar nicht die Sensitivität bezüglich der Detektion metastatischer Lymphknoten (65 %), jedoch die Spezifität von 75 % auf 93 % und damit den positiven prädiktiven Wert von 19 % auf 43 % und den negativen prädiktiven Wert von 96 % auf 97 % (Koh et al. 2010). Eine Zulassung für die klinische Anwendung von USPIO für die MRT-Lymphknotendiagnostik wurde bislang nicht erteilt.

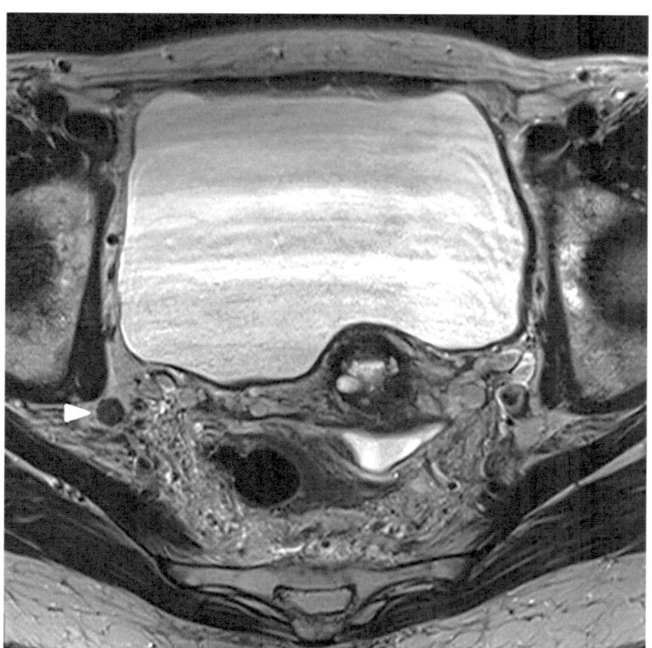

Abb. 5.38 Axiale T2-gewichtete Sequenz. Extramesorektaler 8 mm durchmessender, runder, signalinhomogener und damit malignitätssuspekter Lymphknoten *rechts* obturatorisch (D3-Lymphknoten) (*Pfeilspitze*)

5.6 Strukturierte Befundung

Die strukturierte Befundung ist in vielen Organgebieten zum radiologischen Standard avanciert (z. B. MRT der Leber nach LI-RADS®). Durch das strikte und systematische Befolgen einer Checkliste wird sichergestellt, dass alle wichtigen Aspekte im Befund erhoben werden, was eine deutliche Steigerung der Befundqualität im Vergleich zur Befundung mit Freitext zur Folge hat. Zudem ist die Befundkommunikation an den Überweiser immer identisch strukturiert, was die Lesbarkeit der Befunde und damit die Kommunikation des Befundinhalts deutlich verbessert und damit nicht zuletzt die Zufriedenheit mit der Radiologie erhöht. Eine auf die zentralen Fragestellungen der MRT des Rektums fokussierte Form der strukturierten Befundung wurde von Nougaret und Reinhold mit dem Merkwort „DISTANCE" eingeführt (Nougaret et al. 2013). Dabei steht ‚DIS' für die Distanz des aboralen Tumorrandes zur Linea anocutanea, ‚T' für das T-Staging, ‚A' für den

Abb. 5.39 Template für die strukturierte Befundung der primären MRT zum Staging eines Rektumkarzinoms (der ESGAR-Konsensusempfehlung aus dem Jahre 2016 entnommen) (Beets-Tan et al. 2018)

Structured MRI report template
primary staging

Local tumour status

- Morphology: ☐ Solid - polypoid
☐ Solid - (semi-)annular: from .... to .... o'clock
☐ Mucinous: from .... to .... o'clock

- Distance from the anorectal junction to the lower pole of the tumour: .... cm
- Tumour length: .... cm

- T-stage: ☐ T1-2
☐ T3 ➔ ☐ T3a or T3b (≤5 mm extramural growth)
☐ T3c or T3d (>5 mm extramural growth)
☐ T4, based on growth into: ....

- Sphincter invasion: ☐ No
☐ Internal sphincter only
☐ " + intersphincteric plane
☐ " + external sphincter
} ☐ upper ☐ middle ☐ distal 1/3 of anal canal

Mesorectal fascia (and peritoneal) involvement

- Shortest distance between tumour and MRF: .... mm ➔ ☐ free (> 2 mm)
☐ threatened/involved (≤2 mm)
- Location of the shortest distance between tumour and MRF: .... o'clock
- Relation to anterior peritoneal reflection: ☐ below (MRF invasion) ☐ above

---

Lymph nodes and tumour deposits

- N-stage: ☐ N0 ☐ N+
- Total number of lymph nodes: ....
- Number of suspicious lymph nodes: .... (..... mesorectal nodes; ..... extramesorectal nodes)
☐ ..... nodes with short axis diameter ≥ 9 mm
☐ ..... nodes with short axis diameter 5-8 mm AND <u>at least 2</u> morphologic criteria*
☐ ..... nodes with short axis diameter < 5 mm AND <u>all 3</u> morphologic criteria*

*N.B. Morphologic suspicious criteria: [1] round shape, [2] irregular border, [3] heterogenous signal

- Are there any tumour deposits within the mesorectum: ☐ no,
☐ yes, ... (number of deposits)

Extramural vascular invasion

☐ Yes ☐ No

analen Komplex (Sphinkterkomplex), ‚N' für Nodalstatus, ‚C' für den zirkumferenziellen Resektionsrand und ‚E' für die extramurale Gefäßinfiltration (EMVI). Ein etwas ausführlicheres und gleichzeitig auf nur einer Seite grafisch anschaulich gestaltetes Template für die strukturierte Befundung ist in der ESGAR-Konsensusempfehlung aus dem Jahre 2016 enthalten (siehe Abb. 5.39; Beets-Tan et al. 2018).

5.7 Differenzialdiagnosen

Die sichere ätiologische Einordnung einer Raumforderung im Rektum ist mittels Bildgebung oftmals nicht möglich, sodass meist eine histologische Sicherung erforderlich ist. Patienten, die zur MRT des Rektums zum Staging eines Adenokarzinoms überwiesen werden, haben im Regelfall

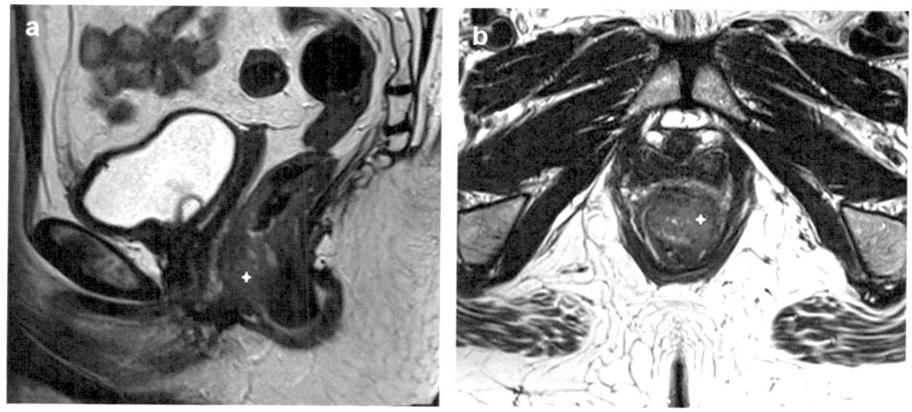

Abb. 5.40 Sagittale (**a**) und axiale (**b**) T2-gewichtete Sequenzen. Analkanalkarzinom im Stadium T2 bei einer Größe von 2,5 cm (*Sternchen*). Nebenbefundlich Ureterozele in der Harnblase (**a**)

bereits eine histologische Sicherung erhalten. Rektale Raumforderungen anderer Ätiologie werden jedoch gelegentlich als Zufallsbefund bei anderen Untersuchungen festgestellt und können dann mittels MRT weiter abgeklärt werden.

Analkarzinom

Beim Analkarzinom handelt es sich definitionsgemäß bei einer Lokalisation oberhalb der Linea anocutanea um ein *Analkanal*karzinom und unterhalb der Linea anocutanea entsprechend um ein *Analrand*karzinom. Meist handelt es sich um ein Plattenepithelkarziom (ca. 90 %), deutlich seltener um ein Adenokarzinom (ca. 10 %). Eine Differenzierung zwischen Rektum- und Analkarzinom kann nur histologisch erfolgen. Das lokale Staging des Analkarzinoms basiert überwiegend auf der Tumorgröße und nicht auf der Infiltrationstiefe (Abb. 5.40 und 5.41). Sollte zum Zeitpunkt der Befunderhebung der histologische Befund noch ausstehen, empfiehlt es sich Tumorformeln sowohl für ein etwaiges Rektumkarzinom als auch für ein etwaiges Analkarzinom anzugeben.

Das Analkarzinom im Stadium T1 hat eine maximale Größenausdehnung von 2 cm, im Stadium T2 von 2–5 cm und im Stadium T3 von über 5 cm. Liegt eine Organinfiltration vor, handelt es sich um ein T4-Stadium, unabhängig von der Größe. Dabei können die Vagina, die Urethra, die Harnblase oder die Prostata infiltriert sein. Eine Infiltration des Rektums und der Sphinktermuskulatur wird hingegen nicht als Stadium T4 gewertet. Die lokoregionären Lymphknoten sind mesorektal (Stadium N1), iliakal intern (unilateral N2, bilateral N3) und inguinal (unilateral N2, bilateral N3). Das Plattenepithelkarzinom des Analkanals

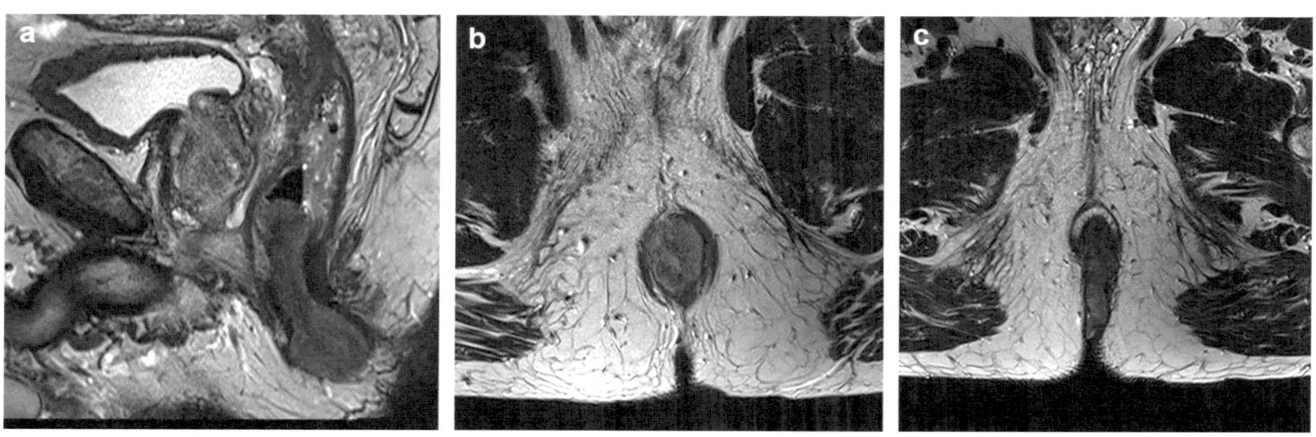

Abb. 5.41 Sagittale (**a**) und axiale (**b**, **c**) T2-gewichtete Sequenzen. Analkarzinom im Stadium T3 bei einer Größe von 7 cm, welches sich vom Analrand (**c**) über den gesamten Analkanal (**b**) erstreckt und das untere Rektumdrittel infiltriert (**a**)

wird primär kurativ mittels Radiochemotherapie behandelt, eine operative Resektion erfolgt meist nur bei Nonrespondern.

Fistelkarzinom bei chronisch entzündlichen Darmerkrankungen

Bei Fistelkarzinomen kann es sich um Adenokarzinome oder Plattenepithelkarzinome handeln. Bei Diagnosestellung sind Fistelkarzinome häufig bereits lokal fortgeschritten. Sie sind in der Bildgebung häufig nur schwer vor dem Hintergrund der (chronisch) entzündlichen Veränderungen bei lange bestehendem Fistelleiden abzugrenzen und stellen daher eine diagnostische Herausforderung dar. Fistelkarzinome zeigen im Vergleich zu entzündlichen Veränderungen eine geringere Signalsteigerung nach intravenöser Kontrastmittelapplikation. Insbesondere die Kombination aus deutlicher Wandverdickung der Fistel mit irregulärer innerer Konturierung und protrahierter Signalsteigerung nach Kontrastmittelapplikation sind verdächtig auf das Vorliegen eines Fistelkarzinoms (Lad et al. 2007; Abb. 5.42).

Lymphom

Eine Lymphom-Manifestation am Rektum ist insgesamt sehr selten. Am Gastrointestinaltrakt ist am häufigsten der Magen, am zweithäufigsten der Dünndarm betroffen. Das diffus-großzellige B-Zell-Lymphom (DLBCL) ist der häufigste histologische Subtyp, das primäre Lymphom des Rektums ist äußerst selten. Bildmorphologisch imponiert meist eine zirkuläre Wandverdickung, mit im Vergleich zum Adenokarzinom etwas höherer T2-Signalintensität, zudem zeigt das Tumorsubstrat eine starke Diffusionsrestriktion.

Schwanzdarmzyste

Bei der Schwanzdarmzyste handelt es sich um ein kongenitales zystisches Hamartom im Präsakralraum. Die Schwanzdarmzyste ist ein Residuum des während der

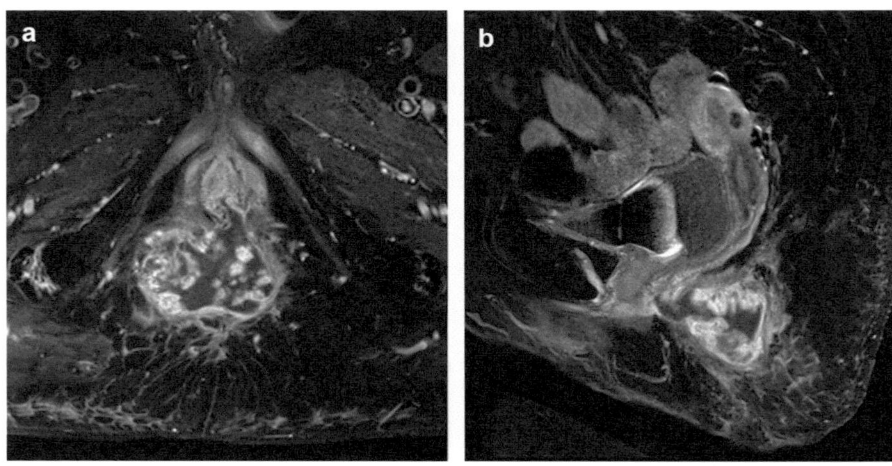

Abb. 5.42 Axiale (**a**) und sagittale (**b**) T1-gewichtete Sequenz mit Fettsättigung nach Applikation eines unspezifischen gadoliniumbasierten Kontrastmittels. Ausgedehntes Fistelkarzinom

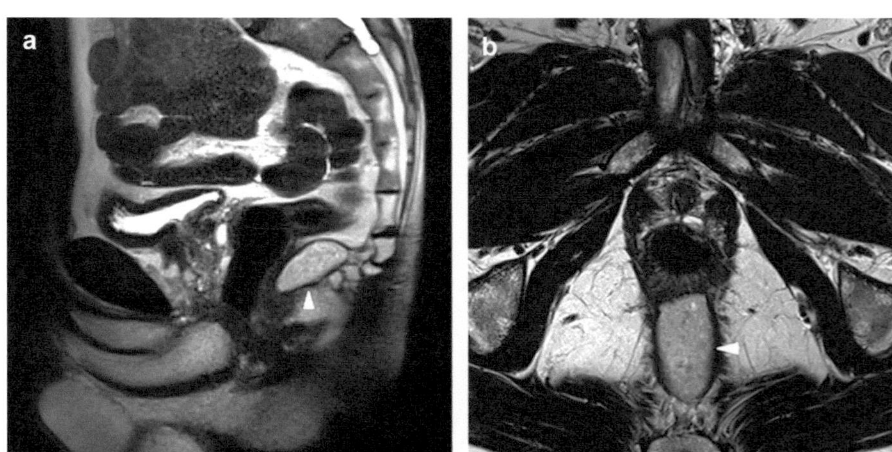

Abb. 5.43 Sagittale (**a**) und axiale (**b**) T2-gewichtete Sequenz. Schwanzdarmzyste (*Pfeilspitze*). Retrorektale in der Mittellinie gelegene glatt begrenzte homogen T2-hyperintense Raumforderung

Embryogenese entstehenden und sich wieder zurückbildenden Schwanzdarms. In der Bildgebung imponiert die Schwanzdarmzyste als eine in der Mittellinie gelegene, retrorektale, glatt begrenzte multizystische, teils septierte Raumforderung ohne solide Anteile (Abb. 5.43).

Fazit

Die Magnetresonanztomographie nimmt bei der Therapieplanung des Rektumkarzinoms eine Schlüsselrolle ein, da sie präzise nicht nur die lokale Ausdehnung und die anatomische Lagebeziehung des Rektumkarzinoms zu Schlüsselstrukturen abbilden kann, sondern auch prognoserelevante Information generieren kann und damit direkt die Wahl des optimalen therapeutischen Prozedere für den jeweiligen Patienten beeinflusst. Dabei müssen zwei Regimen gegeneinander abgewogen werden. Wird eine eher radikale Therapie durchgeführt, steigt die Morbidität, jedoch bei besserem onkologischem Outcome; wird hingegen weniger aggressiv therapiert, sinkt die Morbidität bei jedoch schlechterem onkologischem Outcome. Hier sind insbesondere die Entscheidung zur Durchführung einer neoadjuvanten Therapie und die Planung des operativen Vorgehens bei Rektumkarzinomen mit direkter Lagebeziehung zum Sphinkter zu nennen. Diese Entscheidungen wirken sich erheblich auf die Lebensqualität des Patienten aus. Damit die Magnetresonanztomographie dieser Schlüsselrolle bei der individualisierten Therapieplanung auch gerecht werden kann, muss neben einer technisch ausgereiften Untersuchung die Interpretation strukturiert und umfassend erfolgen, um das gesamte Potenzial der MRT entsprechend auch ausspielen zu können. So muss neben dem T-Stadium einschließlich der jeweiligen Subklassifikationen zusätzlich zum zirkumferenziellen Resektionsrand (CRM), zur extramuralen Gefäßinfiltration (EMVI) und unter Würdigung der methodisch bedingten Limitationen der MRT zum Lymphknotenstatus Stellung genommen werden.

Literatur

Al-Sukhni E, Milot L, Fruitman M, Beyene J, Victor JC, Schmocker S, Brown G, McLeod R, Kennedy E (2012) Diagnostic accuracy of MRI for assessment of T category, lymph node metastases, and circumferential resection margin involvement in patients with rectal cancer: a systematic review and meta-analysis. Ann Surg Oncol 19(7):2212–2223

Battersby NJ, How P, Moran B, Stelzner S, West NP, Branagan G, Strassburg J, Quirke P, Tekkis P, Pedersen BG, Gudgeon M, Heald B, Brown G, MERCURY II Study Group (2016) Prospective validation of a low rectal cancer magnetic resonance imaging staging system and development of a local recurrence risk stratification model: the MERCURY II study. Ann Surg 263(4):751–760

Beets-Tan RG, Beets GL, Vliegen RF, Kessels AG, Van Boven H, De Bruine A, von Meyenfeldt MF, Baeten CG, van Engelshoven JM (2001) Accuracy of magnetic resonance imaging in prediction of tumour-free resection margin in rectal cancer surgery. Lancet 357(9255):497–504

Beets-Tan RGH, Lambregts DMJ, Maas M, Bipat S, Barbaro B, Curvo-Semedo L, Fenlon HM, Gollub MJ, Gourtsoyianni S, Halligan S, Hoeffel C, Kim SH, Laghi A, Maier A, Rafaelsen SR, Stoker J, Taylor SA, Torkzad MR, Blomqvist L (2018) Magnetic resonance imaging for clinical management of rectal cancer: updated recommendations from the 2016 European Society of Gastrointestinal and Abdominal Radiology (ESGAR) consensus meeting. Eur Radiol 28(4):1465–1475

Brown G, Richards CJ, Newcombe RG, Dallimore NS, Radcliffe AG, Carey DP, Bourne MW, Williams GT (1999) Rectal carcinoma: thinsection MR imaging for staging in 28 patients. Radiology 211(1):215–222

Brown G, Richards CJ, Bourne MW, Newcombe RG, Radcliffe AG, Dallimore NS, Williams GT (2003) Morphologic predictors of lymph node status in rectal cancer with use of high-spatial-resolution MR imaging with histopathologic comparison. Radiology 227(2):371–377

Chang JS, Lee Y, Lim JS, Kim NK, Baik SH, Min BS, Huh H, Koom WS (2014) The magnetic resonance imaging-based approach for identification of high-risk patients with upper rectal cancer. Ann Surg 260(2):293–298

Dijkhoff RAP, Beets-Tan RGH, Lambregts DMJ, Beets GL, Maas M (2017) Value of DCE-MRI for staging and response evaluation in rectal cancer: a systematic review. Eur J Radiol 95:155–168

Dooms GC, Hricak H, Moseley ME, Bottles K, Fisher M, Higgins CB (1985) Characterization of lymphadenopathy by magnetic resonance relaxation times: preliminary results. Radiology 155:691–697

Gollub MJ, Maas M, Weiser M, Beets GL, Goodman K, Berkers L, Beets-Tan RG (2013) Recognition of the anterior peritoneal reflection at rectal MRI. AJR Am J Roentgenol 200(1):97–101

Gollub MJ, Lakhman Y, McGinty K, Weiser MR, Sohn M, Zheng J, Shia J (2015) Does gadolinium-based contrast material improve diagnostic accuracy of local invasion in rectal cancer MRI? A multireader study. AJR Am J Roentgenol 204(2):W160–W167

Gröne J, Loch FN, Taupitz M, Schmidt C, Kreis ME (2018) Accuracy of various lymph node staging criteria in rectal cancer with magnetic resonance imaging. J Gastrointest Surg 22(1):146–153

Hunter C, Brown G (2016) Pre-operative staging of rectal cancer: a review of imaging techniques. Expert Rev Gastroenterol Hepatol 10(9):1011–1025

Klessen C, Rogalla P, Taupitz M (2007) Local staging of rectal cancer: the current role of MRI. Eur Radiol 17(2):379–389

Koh DM, Brown G, Temple L, Raja A, Toomey P, Bett N, Norman AR, Husband JE (2004) Rectal cancer: Mesorectal lymph nodes at MR imaging with USPIO versus histopathologic findings – initial observations. Radiology 231:91–99

Koh DM, George C, Temple L, Collins DJ, Toomey P, Raja A, Bett N, Farhat S, Husband JE, Brown G (2010) Diagnostic accuracy of nodal enhancement pattern of rectal cancer at MRI enhanced with ultrasmall superparamagnetic iron oxide: findings in pathologically matched mesorectal lymph nodes. AJR Am J Roentgenol 194:W505–W513

Kreis ME, Ruppert R, Ptok H, Strassburg J, Brosi P, Lewin A, Schön, Sauer J, Junginger T, Merkel S, Hermanek P, OCUM study group (2016) Use of preoperative magnetic resonance imaging to select patients with rectal cancer for neoadjuvant chemoradiation – interim analysis of the German OCUM Trial (NCT01325649). J Gastrointest Surg 20(1):25–32

Lad SV, Haider MA, Brown CJ, Mcleod RS (2007) MRI appearance of perianal carcinoma in Crohn's disease. J Magn Reson Imaging 26(6):1659–1662

Matalon SA, Mamon HJ, Fuchs CS, Doyle LA, Tirumani SH, Ramaiya NH, Rosenthal MH (2015) Anorectal cancer: critical anatomic and staging distinctions that affect use of radiation therapy. Radiographics 35(7):2090–2107

MERCURY study group (2006) Diagnostic accuracy of preoperative magnetic resonance imaging in predicting curative resection of rectal cancer: prospective observational study. BMJ 333(7572):779

MERCURY Study Group (2007) Extramural depth of tumor invasion at thin-section MR in patients with rectal cancer: results of the MERCURY study. Radiology 243(1):132–139

Merkel S, Mansmann U, Papadopoulos T, Wittekind C, Hohenberger W, Hermanek P (2001a) The prognostic inhomogeneity of colorectal carcinomas stage III: a proposal for subdivision of stage III. Cancer 92(11):2754–2759

Merkel S, Mansmann U, Siassi M, Papadopoulos T, Hohenberger W, Hermanek P (2001b) The prognostic inhomogeneity in pT3 rectal carcinomas. Int J Colorectal Dis 16(5):298–304

Moreno C, Kim DH, Bartel TB, Cash BD, Chang KJ, Feig BW, Fowler KJ, Garcia EM, Kambadakone AR, Lambert DL, Levy AD, Marin D, Peterson CM, Scheirey CD, Smith MP, Weinstein S, Carucci LR (2018) ACR Appropriateness Criteria® colorectal cancer screening. J Am Coll Radiol 15(5S):56–68

Nougaret S, Reinhold C, Mikhael HW, Rouanet P, Bibeau F, Brown G (2013) The use of MR imaging in treatment planning for patients with rectal carcinoma: have you checked the „DISTANCE"? Radiology 268(2):330–344

Park JS, Jang YJ, Choi GS, Park SY, Kim HJ, Kang H, Cho SH (2014) Accuracy of preoperative MRI in predicting pathology stage in rectal cancers: node-for-node matched histopathology validation of MRI features. Dis Colon Rectum 57(1):32–38

Paruthikunnan SM, Kadavigere R, Karegowda LH (2017) Accuracy of whole-body DWI for metastases screening in a diverse group of malignancies: comparison with conventional cross-sectional imaging and nuclear scintigraphy. AJR Am J Roentgenol 209:477–490

Smith NJ, Barbachano Y, Norman AR, Swift RI, Abulafi AM, Brown G (2008) Prognostic significance of magnetic resonance imaging-detected extramural vascular invasion in rectal cancer. Br J Surg 95(2):229–236

Sohn B, Lim JS, Kim H, Myoung S, Choi J, Kim NK, Kim MJ (2015) MRI-detected extramural vascular invasion is an independent prognostic factor for synchronous metastasis in patients with rectal cancer. Eur Radiol 25(5):1347–1355

Surabhi VR, Menias CO, Amer AM, Elshikh M, Katabathina VS, Hara AK, Baughman WC, Kielar A, Elsayes KM, Siegel CL (2016) Tumors and tumorlike conditions of the anal canal and perianal region: MR imaging findings. Radiographics 36(5):1339–1353

Taylor FG, Quirke P, Heald RJ, Moran B, Blomqvist L, Swift I, Sebag-Montefiore DJ, Tekkis P, Brown G, MERCURY study group (2011a) Preoperative high resolution magnetic resonance imaging can identify good prognosis stage I, II, and III rectal cancer best managed by surgery alone: a prospective, multicenter, European study. Ann Surg 253:711–719

Taylor FG, Quirke P, Heald RJ, Moran B, Blomqvist L, Swift I, St Rose S, Sebag-Montefiore DJ, Tekkis P, Brown G, MERCURY study group (2011b) One millimetre is the safe cut-off for magnetic resonance imaging prediction of surgical margin status in rectal cancer. Br J Surg 98(6):872–879

Taylor FG, Quirke P, Heald RJ, Moran BJ, Blomqvist L, Swift IR, Sebag-Montefiore D, Tekkis P, Brown G, Magnetic Resonance Imaging in Rectal Cancer European Equivalence Study Study Group (2014) Preoperative magnetic resonance imaging assessment of circumferential resection margin predicts disease-free survival and local recurrence: 5-year follow-up results of the MERCURY study. J Clin Oncol 32(1):34–43

Tudyka V, Blomqvist L, Beets-Tan RG, Boelens PG, Valentini V, van de Velde CJ, Dieguez A, Brown G (2014) EURECCA consensus conference highlights about colon & rectal cancer multidisciplinary management: the radiology experts review. Eur J Surg Oncol 40(4):469–475

Vliegen RF, Beets GL, von Meyenfeldt MF, Kessels AG, Lemaire EE, van Engelshoven JM, Beets-Tan RG (2005) Rectal cancer: MR imaging in local staging – is gadolinium-based contrast material helpful? Radiology 234(1):179–188 Epub 2004 Nov 18

Weissleder R, Elizondo G, Wittenberg J, Lee AS, Josephson L, Brady TJ (1990) https://www.ncbi.nlm.nih.gov/pubmed/2326475. Ultrasmall superparamagnetic iron oxide: an intravenous contrast agent for assessing lymph nodes with MR imaging. Radiology 175(2):494–498

Yiqun S, Tong T, Fangqi L, Sanjun C, Chao X, Yajia G, Ye X (2016) Recognition of anterior peritoneal reflections and their relationship with rectal tumors using rectal magnetic resonance imaging. Medicine (Baltimore) 95(9):e2889

Zhang G, Cai YZ, Xu GH (2016) Diagnostic accuracy of MRI for assessment of T category and circumferential resection margin involvement in patients with rectal cancer: a meta-analysis. Dis Colon Rectum 59(8):789–799

Teil IV
Präoperatives Management

Präoperatives Staging des Rektumkarzinoms

6

Katharina Beyer

Inhaltsverzeichnis

▶ Trailer Das leitliniengerechte präoperative Staging des Rektumkarzinoms umfasst neben der histologischen Sicherung des Tumors eine starre Rektoskopie mit Endosonographie, mindestens ein MRT des Beckens, die Bestimmung des karzinoembryonalen Antigens (CEA), eine vollständige Koloskopie sowie ein Röntgen-Thorax und eine Sonographie des Abdomens. Besteht der Verdacht auf Filialisierung oder bestehen unklare Befunde, so werden die letzten beiden Untersuchungen durch eine Thorax- und Abdomen-CT ergänzt. In der Detektion kleinerer Leberherde ist dabei das kontrastmittelverstärkte MRT der Abdomen-CT mit portalvenöser und arterieller Kontrastierung überlegen. Auch die Kontrastmittelsonographie erreicht in geübter Hand eine gute Sensitivität zur Detektion von Lebermetastasen.

Die Endosonographie des Rektums bietet gegenüber dem MRT eine bessere Abgrenzung früherer Stadien und lässt sich somit ergänzend zum MRT einsetzen.

Ist eine vollständige Koloskopie präoperativ nicht möglich, sollte diese 3 Monate postoperativ erfolgen. Alternativ kann eine CT-Koloskopie Karzinome und größere Polypen auch präoperativ zuverlässig nachweisen.

6.1 Einleitung

Das Ziel des präoperativen Stagings ist sowohl die Erfassung der Ausdehnung des lokalen Tumorwachstums als auch der Nachweis oder Ausschluss von Fernmetastasen. Entsprechend der S3-Leitlinie umfasst die lokale Ausbreitungsdiagnostik für das Rektumkarzinom neben einer starren Rektoskopie mit digital-rektaler Untersuchung die Endosonographie des Rektums und die MRT des Beckens mit Angabe des Abstands zwischen Tumor bzw. Tumordeposits und mesorektaler Faszie. Zudem ist die Bestimmung des CEA obligat. Mindestanforderung für den

K. Beyer (✉)
Klinik für Allgemein-, Viszeral- und Gefäßchirurgie, CharitéCentrum Chirurgische Medizin, Berlin, Deutschland
E-Mail: katharina.beyer2@charite.de

M. E. Kreis und P. Asbach (Hrsg.), *MRT-basierte Chirurgie des Rektumkarzinoms*, https://doi.org/10.1007/978-3-662-58159-9_6

Ausschluss von Fernmetastasen sind ein konventioneller Röntgen-Thorax sowie eine Sonographie des Abdomens. Im Falle unklarer Befunde soll diese durch eine Computertomographie ergänzt werden (Schmiegel et al. 2017).

6.2 Klinisches Staging

6.2.1 Anamnese

Neben der apparativen Diagnostik bei Verdacht oder Nachweis eines Rektumkarzinoms spielt die Anamnese und körperliche Untersuchung eine wichtige Rolle. Wichtig ist dabei die bisherige onkologische Anamnese sowie die Erfassung von Begleiterkrankungen wie chronisch entzündlicher Darmerkrankungen und die Familienanamnese. Hintergrund ist, dass nur etwa 70 % aller kolorektalen Karzinome sporadisch auftreten, während 20–30 % familiären, polygenen Ursprungs sind (Schneider et al. 2015). Es wird davon ausgegangen, dass 3–5 % aller kolorektalen Karzinome durch das autosomal-dominant vererbte Lynch-Syndrom verursacht sind (Schneider et al. 2015). Für Betroffene beträgt das Risiko, bis zum 80. Lebensjahr an einem kolorektalen Karzinom zu erkranken, 80 %. Anamnestisch ist neben dem gehäuften Auftreten kolorektaler Karzinome auch die Prädisposition zu anderen Tumorerkrankungen wie Endometrium-, Magen-, Ovarial- und Urothelkarzinomen charakteristisch. Das mittlere Alter bei Erstmanifestation liegt mit 44 Jahren deutlich unter dem mittleren Erkrankungsalter sporadischer kolorektaler Karzinome mit 60–66 Jahren (Schneider et al. 2015). Zwar ist das Auftreten eines Karzinoms proximal der linken Flexur ebenfalls ein Charakteristikum des Lynch-Syndroms, dennoch darf die Bedeutung des Lynch-Syndroms in der präoperativen Diagnostik des Rektumkarzinoms nicht unterschätzt werden. So war das Rektumkarzinom in einer prospektiven Studie Primärtumor bei etwa einem Fünftel sowohl der MSH2- als auch der MLH1-Mutationen (Goecke et al. 2006).

Grundlage zur Erfassung des Risikos eines zugrunde liegenden Lynch-Syndroms ist die Abfragung der *revidierten Bethesda-Kriterien* (siehe Tab. 6.1). Das Erfüllen der Bethesda- Kriterien impliziert, dass entsprechend der S3-Leitlinie der Expressionsverlust von MMR-Genen oder bei Unklarheiten das Vorliegen einer Mikrosatelliteninstabilität im Tumor oder der Tumorbiopsie untersucht werden sollte (Schmiegel et al. 2017). Sollte diese nachgewiesen werden oder sind die *Amsterdam-II-Kriterien* (siehe Tab. 6.2) erfüllt, so schließt sich leitliniengerecht eine humangenetische Beratung an.

Konsequenzen für die operative Therapie eines Rektumkarzinoms ergeben sich aus der aktuellen S3-Leitlinie nicht. Allerdings sollte die Möglichkeit einer prophylaktischen Hysterektomie und ggf. auch Adnektomie bei einer postmenopausalen Frau oder bei Patientinnen mit abgeschlossener Familienplanung diskutiert werden (Schmiegel et al. 2017).

Tab. 6.1 Revidierte Bethesda-Kriterien

1.	Kolon- oder Rektumkarzinom vor dem 50. Lebensjahr
2.	Synchrone oder metachrone Lynch-Syndrom-assoziierte Tumoren (unabhängig vom Alter)
3.	Kolon- oder Rektumkarzinom mit hochgradiger Mikrosatelliteninstabilität vor dem 60. Lebensjahr
4.	Patient mit einem Kolon-/Rektumkarzinom und einem erstgradig Verwandten mit einem Kolon-/Rektumkarzinom oder Lynch-Syndrom-assoziierten Tumor (<50 Jahre bei Diagnose)
5.	Patient mit einem Kolon-/Rektumkarzinom und 2 oder mehr erst- oder zweitgradig Verwandten mit einem Kolon-/Rektumkarzinom oder Lynch-Syndrom-assoziierten Tumor (unabhängig vom Alter)

Tab. 6.2 **Amsterdam-II-Kriterien.** Alle Kriterien müssen erfüllt sein

1.	Mindestens 3 Familienangehörige mit einem Lynch-Syndrom-assoziierten Karzinom[a]
2.	Einer davon Verwandter 1. Grades der beiden anderen
3.	Erkrankungen in mindestens 2 aufeinanderfolgenden Generationen
4.	Mindestens 1 Patient mit der Diagnose eines Karzinoms vor dem 50. Lebensjahr
5.	Ausschluss einer familiären adenomatösen Polyposis (FAP)
6.	Die Tumoren müssen histologisch gesichert sein

[a]Kolorektales Karzinom (KRK), Endometrium-, Dünndarm-, Urothel-, Nierenbeckenkarzinom

Eine Studie aus Australien zeigte eine hohe Rate metachroner Kolonkarzinome bei Lynch-Syndrom-Patienten mit primärer Tumormanifestation im Rektum (Win et al. 2013), sodass in dieser Studie eine Erweiterung des Eingriffs im Sinne einer Proktokolektomie diskutiert wird. Eine aktuelle Analyse aus den USA an Lynch-Syndrom-Patienten mit einem Rektumkarzinom favorisiert jedoch ein individuelles Therapiekonzept, da eine limitierte Resektion das Gesamtüberleben nicht beeinträchtigte. Gerade bei Patienten mit fortgeschrittenen Lokalbefunden ohne Zweitläsionen im Kolon und der Notwendigkeit einer neoadjuvanten Radiochemotherapie wurde die Rektumresektion bevorzugt (de Rosa et al. 2016). Zudem stellte diese Untersuchung nochmals das erhöhte Risiko bei Lynch-Patienten mit Primärmanifestation im Rektum für extrakolorektale Manifestationen dar, welches die Notwendigkeit der Überwachung auch hinsichtlich dieser Tumoren unterstreicht.

6.2.2 Digital-rektale Untersuchung

Der Inspektion und Palpation des Anus folgt die digital-rektale Untersuchung. Durch diese lässt sich ein Eindruck hinsichtlich des Tonus des Schließmuskelapparats in Ruhe, unter Kneifen und unter Pressmanöver gewinnen. Diese Untersuchung erlaubt eine grobe Abschätzung, ob nach späteren sphinktererhaltenden Operationen eine hinreichende Kontinenz erwartet werden kann.

Ist der Tumor digital erreichbar, lässt sich dessen Verschieblichkeit beurteilen und entsprechend nach *Mason* klassifizieren. Dabei bedeutet Mason I eine mit der Schleimhaut verschiebliche Raumforderung, während Mason II eine mit der Rektumwand verschiebliche Raumforderung ist. Mason III impliziert eingeschränkte Verschieblichkeit und eine Mason-IV-Raumforderung ist fixiert.

6.3 Erfassung der lokalen Tumorausbreitung

Die lokale Tumorausdehnung wird entsprechend der aktuellen S3-Leitlinie „Kolorektales Karzinom" mittels Rektoskopie, Endosonographie und MRT des Beckens erfasst (Schmiegel et al. 2017). Ziel der Diagnostik ist die *exakte Höhendiagnostik* des Rektumkarzinoms sowie die Bestimmung der *lokalen Tumorinfiltrationstiefe* und des *Vorhandenseins suspekter Lymphknoten* im Sinne einer T- und N- Klassifikation (siehe Tab. 6.3). Weiter ist die *Angabe des Abstands des Tumors zur mesorektalen Faszie* eine wesentliche Anforderung an die präoperative Diagnostik. Zudem ist eine vollständige Koloskopie zum Ausschluss von Zweitneoplasien gefordert.

6.3.1 Rektoskopie

Wesentliches Element der Rektoskopie in der präoperativen Diagnostik des Rektumkarzinoms ist die exakte Höhenangabe des Tumors in Bezug zur Anokutanlinie sowie in Bezug zur Linea dentata. Sollte zum Zeitpunkt der Rektoskopie noch keine histologische Sicherung des Karzinoms erfolgt sein, so sollte der Tumor rektoskopisch bioptiert werden. Dabei ist idealerweise zu vermeiden, den Tumor vor der Endosonographie und MRT zu biopsieren, um die Aussagekräftigkeit dieser Untersuchungen nicht negativ zu beeinflussen. In der Praxis lässt sich dies jedoch kaum durchhalten, da die Patienten meist im niedergelassenen Bereich diagnostiziert und direkt biopsiert werden.

Die Durchführung einer Rektoskopie ist auch bei Vorliegen einer vollständigen Koloskopie und stattgehabter histologischer Sicherung essenziell, um den Abstand des Tumors zur Anokutanlinie exakt ausmessen zu können. Dies ist wesentlicher Bestandteil der Therapieplanung. Dabei sind nach der deutschen Leitlinie in Anlehnung an die Definition der UICC alle Adenokarzinome, deren Unterrand nicht weiter als 16 cm von der Anokuntanlinie entfernt sind, Rektumkarzinome (Schmiegel et al. 2017). Karzinome von 12–16 cm ab ano gehören dem oberen Rektum-

Tab. 6.3 TNM Klassifikation des Rektumkarzinoms nach UICC (8. Auflage 2017)

T – Infiltration des Primärtumors	
Tis	Carcinoma in situ
T1	Submukosa
T2	Muscularis propria
T3	Subserosa, nichtperitonealisiertes perirektales Gewebe
T4a	Viszerales Peritoneum
T4b	Andere Organe/Strukturen
N – regionäre Lymphknoten	
N0	Keine
N1a	1 regionärer
N1b	2–3 regionäre
N1c	Satellit(-en) ohne regionäre Lymphknotenmetastasen
N2a	4–6 regionäre
N2b	≥7 regionäre
M – Fernmetastasen	
M1a	Ein Organ
M1b	Mehr als ein Organ oder Peritoneum

drittel an, während Karzinome von 6–12 cm ab ano dem mittleren Rektumdrittel zugerechnet werden und Adenokarzinome<6 cm ab ano dem unteren Drittel angehören. Im Unterschied ist der Übergang vom Rektum zum Sigma nach der ESMO bei 15 cm ab ano. Die Einteilung in unteres, mittleres und oberes Drittel erfolgt dabei in Fünferschritten (Schmoll et al. 2012). Im US-amerikanischen Raum wird die Grenze zwischen Rektum und Sigma bei 12 cm ab ano gesetzt.

6.3.2 Endosonographie des Rektums

Der Rektoskopie schließt sich die Endosonographie des Rektums zur Beurteilung der Tiefeninfiltration des Tumors sowie des Lymphknotenstatus und des Bezugs des Tumors zur puborektalen Schlinge sowie einer Abschätzung des Abstands des Tumors zur mesorektalen Faszie an.

Für die Endosonographie des Rektums steht als Standardgerät eine starre, radiale 360°-Sonde mit frei wählbarer Frequenz zwischen 5 und 15 MHz zur Verfügung. Zudem kommen flexible Echoendoskope mit endoskopischer Kontrolle und Minisonden zum Einsatz.

In der Endosonographie des Rektums lassen sich von luminal nach extraluminal 5 Schichten definieren. Dabei ist die innere echoreiche Schicht der Eintrittsreflex, die zweite echoarme Schicht die Muscularis mucosae, die dritte echoreiche Schicht die Submukosa und die vierte echoarme Schicht die Muscularis propria. Die 5. Schicht entspricht der Grenzfläche zum perirektalen Fettgewebe (siehe Abb. 6.1a). Karzinome stellen sich echoarm dar und anhand der Einbeziehung dieser Schichten lässt sich ein T-Stadium definieren. Zudem wird eine mögliche Infiltration von Nachbarorganen wie Samenbläschen oder Vagina dargestellt.

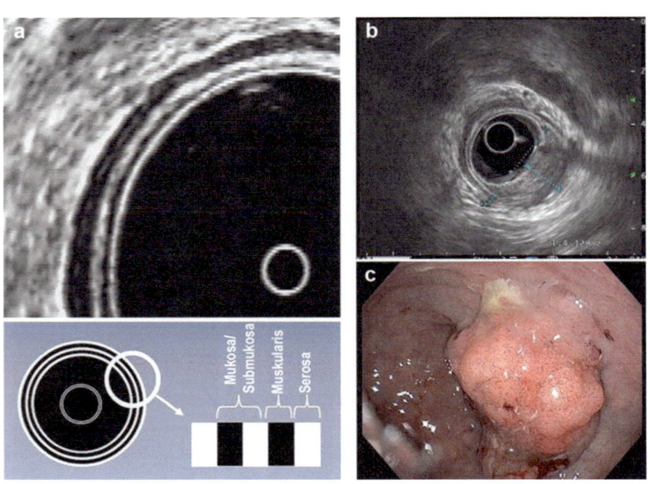

Abb. 6.1 **a** Endosonographische Darstellung der normalen Rektumwand. Verändert nach Reibetanz et al. (2016) **b** Endosonographische Darstellung eines Rektumkarzinoms uT3 uN-. **c** Koloskopie mit Darstellung eines Rektumkarzinoms

Eine Metaanalyse aller Studien, die zwischen 1980 und 2008 publiziert worden sind, zeigte eine gute Genauigkeit der Endosonographie hinsichtlich der Diskriminierung der T-Stadien (Puli et al. 2009a). Dabei war die Sensitivität und Spezifität für das T1-Stadium 87,8 bzw. 98,3 %, während die Sensitivität und Spezifität für das Stadium T2 80,5 und 95,6 % betrug sowie 96,4 und 90,6 % für Stadium T3. Für das Stadium T4 betrug die Sensitivität 95,4 % und die Spezifität 98,3 %. Beachtlich ist dabei die geringere Sensitivität für T2-Stadien. Eine mögliche Erklärung hierfür ist die Schwierigkeit der Unterscheidung von Tumoren, die tief in die Muscularis propria reichen von denen, die eine geringe Invasion des perirektalen Fetts zeigen (Puli et al. 2009a). Dies kann zu einem Overstaging von T2-Tumoren als T3-Tumoren führen.

Letztlich spiegelt sich die in der Literatur zitierte sehr akkurate Diskriminierung der T-Stadien nicht in der klinischen Realität wider. So erfasste eine Qualitätssicherungsstudie aus dem Jahre 2011 die Situation in knapp 400 deutschen Krankenhäusern. Diese ergab, dass nur 44,6 % der chirurgisch behandelten Patienten eine Endosonographie erhielten. Wurden die Patienten ausgeschlossen, die eine neoadjuvante Radiochemotherapie erhielten, so ergab sich eine Übereinstimmung von uT-Kategorie mit der pT-Kategorie in nur 64,7 % der Fälle.

In der T1-Kategorie betrug die Sensitivität 58,2 %, die Spezifität 90,9 %, der positive und negative Vorhersagewert 73,2 % und 92,3 % (Marusch et al. 2011).

Eine Metaanalyse aus dem Jahr 2009 zeigte, dass die Spezifität mit 75,8 % und die Sensitivität mit 73,2 % zur Detektion von Lymphknotenmetastasen sehr viel weniger gut ist als die des T-Stadiums (Puli et al. 2009b). Dabei waren die Kriterien für Malignität der Verlust der ovalen Konfiguration und ein hyperechogenes Zentrum. Um die Prädiktion metastatischer Lymphknoten zu verbessern, wurden zusätzliche Kriterien wie eine Kurzachse von 5 mm oder mehr entwickelt. Dennoch bestehen Ungenauigkeiten in der Detektion befallener Lymphknoten durch die Endosonographie: So können reaktiv veränderte Lymphknoten Metastasen vortäuschen und somit zu einem Overstaging führen, während die Hauptursachen für Understaging befallene Lymphknoten mit einem Durchmesser kleiner als 3 mm oder Lymphknoten außerhalb des perirektalen Gewebes sind (Kav und Bayraktar 2010).

Hinsichtlich der Bestimmung des Abstands zur zirkumferenziellen Resektionsebene trat die Endosonographie aufgrund der schwierigen Darstellbarkeit in den Hintergrund. Eine aktuelle Studie aus Vancouver zeigt jedoch eine gute Korrelation des endosonographisch gemessenen zirkumferenziellen Resektionsrandes (CRM) mit dem pathologischen Ergebnis (Tsai et al. 2017), welche sogar der

MRT-Diagnostik überlegen war. Dabei muss jedoch darauf hingewiesen werden, dass in der Studie unterschiedliche MRT-Protokolle verwendet wurden und somit die Genauigkeit der MRT möglicherweise unterschätzt wurde.

Weitere Probleme der Endosonographie sind eine starke Abhängigkeit vom Untersucher sowie die Problematik, dass stenosierende Tumoren nur eingeschränkt untersucht werden können. Dabei ist jedoch herauszuheben, dass die Lernkurve in der Endosonographie des Rektums eine eher untergeordnete Rolle zu spielen scheint (Kav und Bayraktar 2010).

6.3.3 MRT des Rektums

Während in früheren Jahren das N-Stadium als wesentliches Kriterium für die Prognose des Rektumkarzinoms angesehen wurde, tritt seit der Veröffentlichung der Daten der MERCURY-Studie der Abstand des Tumors zur Hüllfaszie des Rektums ebenso in den Vordergrund. Diese multizentrische prospektive Studie zeigt, dass der mittels MRT präoperativ bestimmte Abstand zur Hüllfaszie ein unabhängiger Faktor für die Entstehung eines Lokalrezidivs ist. Bemerkenswert ist, dass der pN-Status das Outcome nicht beeinflusste (Patel et al. 2011). Somit ist die Bestimmung des minimalen Abstands des Tumors zur zirkumferenziellen Resektionsebene eine entscheidende Aufgabe der präoperativen Diagnostik des Rektumkarzinoms. In dieser Hinsicht ist in der Mehrzahl der Publikationen die MRT allen übrigen Schnittbildgebungen und der Endosonographie überlegen (Pedersen et al. 2011, Schafer et al. 2012). Somit empfiehlt auch die aktuelle deutsche S3-Leitlinie „Kolorektales Karzinom“ die Durchführung einer MRT zum lokalen Staging des Rektumkarzinoms für Tumoren>T1, deren Befundbeschreibung eine Aussage zum minimalen Abstand des Tumors zur mesorektalen Faszie enthalten soll (Schmiegel et al. 2017). Dabei wird eine Beteiligung oder Bedrohung des zirkumferenziellenResektionsrands (CRM+) als eine Infiltration des mesorektalen Fettgewebes bis 1 mm an die mesorektale Faszie definiert.

Hinsichtlich der Genauigkeit in der Detektion befallener Lymphknoten ist die MRT – ebenso wie auch die Endosonographie – ungenau. Dabei dient als klassischer Parameter für Tumorbefall die Lymphknotengröße. Um die Genauigkeit weiter zu erhöhen, wurden zusätzliche morphologische Kriterien wie Form und Wandschärfe etabliert. Hierbei zeigte jedoch eine aktuelle Studie an 60 Patienten, dass die Genauigkeit durch Verwendung dieser Kriterien nicht ansteigt (Grone et al. 2018). Somit bleibt eine diagnostische Unsicherheit bezüglich des Lymphknotenstatus.

Hinsichtlich der Einschätzung des T-Stadiums zeigte eine Metaanalyse aus dem Jahr 2012 eine Spezifität von 75 % (Al-Sukhni et al. 2012). Hinsichtlich der Unterscheidung von T1- und T2-Stadien ist die Endosonographie der MRT offensichtlich überlegen (Kim et al. 1999). Somit ist für Patienten mit dem Verdacht auf ein T1-Stadium eine Endosonographie zu präferieren.

Insgesamt haben beide Methoden ihre Stärken und Ungenauigkeiten und sind somit optimal ergänzend einzusetzen.

6.3.4 Koloskopie

Die präoperative Durchführung einer vollständigen Koloskopie wird in der aktuellen Leitlinie empfohlen, um Zweitneoplasien auszuschließen (Schmiegel et al. 2017). Ursache für diese Empfehlung ist, dass davon auszugehen ist, dass in 5 % der Fälle synchrone Zweitneoplasien im Kolon zu erwarten sind. Liegt ein hochgradig stenosierender Tumor vor, so ist das Risiko, im Zuge der Darmvorbereitung einen Ileus zu entwickeln, im Vergleich zum erwarteten Nutzen zu groß. In diesem Fall empfiehlt die Leitlinie, eine Koloskopie nach 3–6 Monaten postoperativ durchzuführen (Schmiegel et al. 2017).

Wichtig ist, zu bedenken, dass die intraoperative Palpation des Kolons im Falle einer offenen Operation nicht alle Kolonkarzinome detektiert. So zeigten Daten aus den 1970er Jahren, dass knapp 70 % der synchronen Kolonkarzinome nicht detektiert wurden (Heald u. Bussey 1975). Schwieriger wird die Situation zudem durch die Anwendung eines minimal-invasiven Verfahrens, da hier die Detektion von Zweitkarzinomen noch anspruchsvoller ist.

Der Stellenwert einer CT- oder MR-Kolonographie bei nicht möglicher Koloskopie wird in der Literatur zunehmend positiv bewertet und ist dem obsoleten Barium-Kontrasteinlauf klar vorzuziehen. So zeigte eine randomisierte Studie aus dem Jahre 2013, dass der Bariumkontrasteinlaufnicht ausreichend akkurat in der Detektion kolorektaler Karzinome ist (Atkin et al. 2013). Die CT-Kolonographie weist jedoch für Karzinome und Adenome >1 cm eine mit der Koloskopie vergleichbare Sensitivität auf. Für kleinere Polypen ist die Sensitivität jedoch deutlich geringer (Pickhardt et al. 2011). Die aktuelle Leitlinie zieht demzufolge auch die virtuelle Koloskopie dem Kolonkontrasteinlauf vor, lässt aber auch die Möglichkeit einer postoperativen Koloskopie im Falle einer Tumorstenose offen.

6.4 Ausschluss von Fernmetastasen

Obwohl die CT-Diagnostik sicher der am meisten praktizierte Standard für die Diagnostik von Fernmetastasen ist, wird als Mindestanforderung in der Leitlinie eine Sonographie des Abdomens und ein Röntgen-Thorax als hinreichend vorgesehen. Bei unklaren Befunden sollten diese durch Computertomographie und/oder MRT ergänzt werden.

6.4.1 Sonographie des Abdomens

Primäres Ziel der Sonographie des Abdomens ist der Ausschluss von Lebermetastasen. Die Vorteile der Ultraschalluntersuchungsind die Noninvasivität, die breite Verfügbarkeit, die ausbleibende Strahlenbelastung und die weite Patientenakzeptanz. Die Sensitivität dieser Untersuchung zur Detektion kolorektaler Lebermetastasen wird mit 50–76 % angegeben (Mainenti et al. 2015). Ein Problem ist neben der starken Abhängigkeit vom Untersucher, dass die Sensitivität mit der Größe der Lebermetastasen abnimmt. So gibt es Berichte von einer Sensitivität bis nur 20 % bei der Größe der Metastasen<1 cm (Kinkel et al. 2002).

Die kontrastmittelverstärkte Sonographie bietet die Möglichkeit einer besseren Darstellung auch kleinerer Metastasen (Westwood et al. 2013) und eine Vergleichbarkeit der Genauigkeit der Untersuchung mit CT oder MRT. Dabei ist ein klarer Nachteil aber die schlechtere Darstellung sehr kleiner fokaler Läsionen<5 mm. Zudem sind auch Steatose oder Fibrose der Leber Aspekte, die die Detektion von Lebermetastasen erschweren.

Eine hervorragende Möglichkeit zur Darstellung auch sehr kleiner Lebermetastasen ist die intraoperative Sonographie (Kruskal und Kane 1996). Da diese jedoch intraoperativ durchgeführt wird, kann sie die Bildgebung zur Therapieplanung nicht ersetzen, sondern nur ergänzen.

6.4.2 Computertomographie

Die Computertomographie des Abdomen und des Thorax ist sicherlich die in Deutschland am häufigsten verwendete Methode zum Ausschluss von Fernmetastasen. Die Leitlinie empfiehlt die Computertomographie im Falle unklarer Befunde. Für ein lokales Staging des Rektumkarzinoms ist diese Methode jedoch der MRT unterlegen, sodass die Computertomographie diese nicht ersetzt (Schmiegel et al. 2017).

Hinsichtlich der Detektion von Lebermetastasen kann die Computertomographie mit portalvenöser Kontrastierung eine Sensitivität von 85–91,5 % gegenüber dem histopathologischen Untersuchungsbefund erreichen (Soyer et al. 2004). Dabei kann die Verlässlichkeit noch weiter durch die Hinzunahme einer arteriellen Phase gesteigert werden (Nino-Murcia et al. 2000, Expert Panel on Gastrointestinal 2017). Ein entscheidender Vorteil der Computertomographie ist, dass diese erlaubt, den Bezug zu den Lebervenen, den Hilusstrukturen und der V. cava präzise darzustellen. Dieser Vorteil lässt die Computertomographie zu einem sehr guten diagnostischen Mittel zur Beurteilung der Resektabilität werden.

Hinsichtlich der Detektion von Lungenmetastasen existiert derzeit weltweit kein Konsens, ob die konventionelle Röntgenaufnahme des Thorax ausreichend ist oder eine Computertomographie des Thorax essenzieller Bestandteil des Stagings sein sollte. Eine systematische Übersichtsarbeit aus dem Jahre 2012 zeigte, dass die Computertomographie sowohl die Detektion von Lungenmetastasen als auch die Anzahl detektierter dignitätsunklarer Läsionen erhöht (Parnaby et al. 2012). Dabei zeigten aber die meisten Studien, dass sich hierdurch das klinische Konzept in dem meisten Fällen nicht änderte Parnaby et al. (2012). Auch eine aktuelle Analyse zeigte, dass die Computertomographie des Thorax im präoperativen Staging zu einer höheren Anzahl detektierte Lungenmetastasen und unklarer Lungenherde führte (O'Leary et al. 2016).

6.4.3 MRT

Hinsichtlich der Detektion von Lebermetastasen zeigten viele multizentrische Studien, dass die die kontrastmittelverstärkte MRT der Computertomographie mit arterieller und portal-venöser Phase gerade in der Detektion kleiner Metastasen<1 cm überlegen ist (Expert Panel on Gastrointestinal 2017, Halavaara et al. 2006). Somit darf die MRT als sehr gut geeignet zur Erfassung des Ausmaßes der Lebermetastasierung angesehen werden.

Aufgrund der guten Eignung der MRT sowohl für die lokale als auch die systemische Ausbreitungsdiagnostik wird mit dem „One-Stop-Shop-Konzept" ein Protokoll etabliert, welches die lokale Diagnostik mit der Diagnostik der "hot spots" Lunge und Leber kombiniert (Schafer et al. 2012).

6.4.4 PET-CT

In der aktuellen Leitlinie wird eine PET(Positronenemissionstomographie)-CT für die Primärdiagnostik des kolorektalen Karzinoms nicht empfohlen. Diese Empfehlung entspricht der aktuellen Datenlage. Während eine frühere Metaanalyse eine Überlegenheit der PET-CT gegenüber MRT und CT hinsichtlich der Detektion von Lebermetastasen zeigte (Bipat et al. 2005), stellen aktuelle Analysen dies infrage. So zeigen neuere Daten eine Überlegenheit der MRT gerade bei der Detektion kleinerer Lebermetastasen (Maegerlein et al. 2015).

6.5 Tumormarker

Die deutsche Leitlinie empfiehlt die Bestimmung des CEA im Serum präoperativ. Dabei wird es v. a. als Verlaufsparameter genutzt, der ein Hinweis auf Rezidive ist sowie ein Prognosefaktor bei Lebermetastasen. Diese Genauigkeit des CEA bei der Detektion eines Rezidivs wird nicht durch parallele Bestimmung von CA19-9 erhöht. CA125 dient zur Detektion von Ovarialmetastasen und als Verlaufsparameter bei der Peritonealkarzinose (Schmiegel et al. 2017).

6.5.1 Weitere Untersuchungen

Besteht der Verdacht auf eine Infiltration von Vagina, Uterus oder Adnexen ist eine gynäkologische Untersuchung notwendig. Im Falle des Verdachts einer Blaseninfiltration kann eine Zystoskopie ergänzend durchgeführt werden.

Fazit

Die präoperative Diagnostik umfasst entsprechend der aktuellen S3-Leitlinie neben der Rektoskopie und histologischen Sicherung die MRT des Beckens zum lokalen Staging. Im Falle früher Befunde wird diese obligat durch die Endosonographie ergänzt, da diese Untersuchung in der Abgrenzung früher T-Stadien überlegen ist. Die Sensitivität und Spezifität für die Detektion befallener Lymphknoten ist in beiden Untersuchungsmethoden suboptimal.

Entsprechend der Leitlinie erfolgt der Ausschluss von Fernmetastasen mittels Abdomensonographie und Röntgen-Thorax. Im Falle von Auffälligkeiten oder Unklarheiten schließen sich weitere Untersuchungen wie die Computertomographie an.

Eine präoperative Koloskopie sollte zum Ausschluss von synchronen Zweitkarzinomen erfolgen. Ist dies durch Tumorstenose nicht möglich, so erfolgt eine Koloskopie 3–6 Monate postoperativ. Alternativ ist die präoperative CT-Koloskopie eine zuverlässige diagnostische Möglichkeit zur Detektion von Karzinomen und größeren Polypen.

Die Bestimmung von CEA präoperativ dient als Verlaufsparameter.

Literatur

Al-Sukhni E, Milot L, Fruitman M, Beyene J, Victor JC, Schmocker S, Brown G, McLeod R, Kennedy E (2012) Diagnostic accuracy of MRI for assessment of T category, lymph node metastases, and circumferential resection margin involvement in patients with rectal cancer: a systematic review and meta-analysis. Ann Surg Oncol 19(7):2212–2223

Atkin W, Dadswell E, Wooldrage K, Kralj-Hans I, von Wagner C, Edwards R, Yao G, Kay C, Burling D, Faiz O et al (2013) Computed tomographic colonography versus colonoscopy for investigation of patients with symptoms suggestive of colorectal cancer (SIGGAR): a multicentre randomised trial. Lancet 381(9873):1194–1202

Bipat S, van Leeuwen MS, Comans EF, Pijl ME, Bossuyt PM, Zwinderman AH, Stoker J (2005) Colorectal liver metastases: CT, MR imaging, and PET for diagnosis–meta-analysis. Radiology 237(1):123–131

de Rosa N, Rodriguez-Bigas MA, Chang GJ, Veerapong J, Borras E, Krishnan S, Bednarski B, Messick CA, Skibber JM, Feig BW et al (2016) DNA mismatch repair deficiency in rectal cancer: benchmarking its impact on prognosis, neoadjuvant response prediction, and clinical cancer genetics. J Clin Oncol 34(25):3039–3046

Expert Panel on Gastrointestinal I, Kaur H, Hindman NM, Al-Refaie WB, Arif-Tiwari H, Cash BD, Chernyak V, Farrell J, Grajo JR, Horowitz JM et al (2017) ACR Appropriateness Criteria((R)) suspected liver metastases. J Am Coll Radiol 14(5S):314–325

Goecke T, Schulmann K, Engel C, Holinski-Feder E, Pagenstecher C, Schackert HK, Kloor M, Kunstmann E, Vogelsang H, Keller G et al (2006) Genotype-phenotype comparison of German MLH1 and MSH2 mutation carriers clinically affected with Lynch syndrome: a report by the German HNPCC Consortium. J Clin Oncol 24(26):4285–4292

Grone J, Loch FN, Taupitz M, Schmidt C, Kreis ME (2018) Accuracy of various lymph node staging criteria in rectal cancer with magnetic resonance imaging. J Gastrointest Surg 22(1):146–153

Halavaara J, Breuer J, Ayuso C, Balzer T, Bellin MF, Blomqvist L, Carter R, Grazioli L, Hammerstingl R, Huppertz A et al (2006) Liver tumor characterization: comparison between liver-specific gadoxetic acid disodium-enhanced MRI and biphasic CT – a multicenter trial. J Comput Assist Tomogr 30(3):345–354

Heald RJ, Bussey HJ (1975) Clinical experiences at St. Mark's hospital with multiple synchronous cancers of the colon and rectum. Dis Colon Rectum 18(1):6–10

Kav T, Bayraktar Y (2010) How useful is rectal endosonography in the staging of rectal cancer? World J Gastroenterol 16(6):691–697

Kim NK, Kim MJ, Yun SH, Sohn SK, Min JS (1999) Comparative study of transrectal ultrasonography, pelvic computerized tomography, and magnetic resonance imaging in preoperative staging of rectal cancer. Dis Colon Rectum 42(6):770–775

Kinkel K, Lu Y, Both M, Warren RS, Thoeni RF (2002) Detection of hepatic metastases from cancers of the gastrointestinal tract by using noninvasive imaging methods (US, CT, MR imaging, PET): a meta-analysis. Radiology 224(3):748–756

Kruskal JB, Kane RA (1996) Imaging of primary and metastatic liver tumors. Surg Oncol Clin N Am 5(2):231–260

Maegerlein C, Fingerle AA, Souvatzoglou M, Rummeny EJ, Holzapfel K (2015) Detection of liver metastases in patients with adenocarcinomas of the gastrointestinal tract: comparison of (18)F-FDG PET/CT and MR imaging. Abdom Imaging 40(5):1213–1222

Mainenti PP, Romano F, Pizzuti L, Segreto S, Storto G, Mannelli L, Imbriaco M, Camera L, Maurea S (2015) Non-invasive diagnostic imaging of colorectal liver metastases. World J Radiol 7(7): 157–169

Marusch F, Ptok H, Sahm M, Schmidt U, Ridwelski K, Gastinger I, Lippert H (2011) Endorectal ultrasound in rectal carcinoma–do the literature results really correspond to the realities of routine clinical care? Endoscopy 43(5):425–431

Nino-Murcia M, Olcott EW, Jeffrey RB Jr, Lamm RL, Beaulieu CF, Jain KA (2000) Focal liver lesions: pattern-based classification scheme for enhancement at arterial phase CT. Radiology 215(3):746–751

O'Leary MP, Parrish AB, Tom CM, MacLaughlin BW, Petrie BA (2016) Staging rectal cancer: the utility of chest radiograph and chest computed tomography. Am Surg 82(10):1005–1008

Parnaby CN, Bailey W, Balasingam A, Beckert L, Eglinton T, Fife J, Frizelle FA, Jeffery M, Watson AJ (2012) Pulmonary staging in colorectal cancer: a review. Colorectal Dis 14(6):660–670

Patel UB, Taylor F, Blomqvist L, George C, Evans H, Tekkis P, Quirke P, Sebag-Montefiore D, Moran B, Heald R et al (2011) Magnetic resonance imaging-detected tumor response for locally advanced rectal cancer predicts survival outcomes: MERCURY experience. J Clin Oncol 29(28):3753–3760

Pedersen BG, Moran B, Brown G, Blomqvist L, Fenger-Gron M, Laurberg S (2011) Reproducibility of depth of extramural tumor spread and distance to circumferential resection margin at rectal MRI: enhancement of clinical guidelines for neoadjuvant therapy. AJR Am J Roentgenol 197(6):1360–1366

Pickhardt PJ, Durick NA, Pooler BD, Hassan C (2011) Left-sided polyps detected at screening CT colonography: do we need complete optical colonoscopy for further evaluation? Radiology 259(2):429–434

Puli SR, Bechtold ML, Reddy JB, Choudhary A, Antillon MR, Brugge WR (2009a) How good is endoscopic ultrasound in differentiating various T stages of rectal cancer? Meta-analysis and systematic review. Ann Surg Oncol 16(2):254–265

Puli SR, Reddy JB, Bechtold ML, Choudhary A, Antillon MR, Brugge WR (2009b) Accuracy of endoscopic ultrasound to diagnose nodal invasion by rectal cancers: a meta-analysis and systematic review. Ann Surg Oncol 16(5):1255–1265

Reibetanz et al (2016) Proktologische Diagnostik: Proktoskopie, Rektoskopie und Endosonografie. Springer, Berlin

Schafer AO, Langer M, Baumann T (2012) The role of cross-sectional imaging in staging of rectal cancer. Chirurg 83(5):439–447

Schmiegel W, Buchberger B, Follmann M, Graeven U, Heinemann V, Langer T, Nothacker M, Porschen R, Rodel C, Rosch T et al (2017) Z Gastroenterol 55(12):1344–1498

Schmoll HJ, Van Cutsem E, Stein A, Valentini V, Glimelius B, Haustermans K, Nordlinger B, van de Velde CJ, Balmana J, Regula J et al (2012) ESMO Consensus Guidelines for management of patients with colon and rectal cancer. A personalized approach to clinical decision making. Ann Oncol 23(10):2479–2516

Schneider R, Schneider C, Buttner R, Reinacher-Schick A, Tannapfel A, Furst A, Ruschoff J, Jakobeit C, Royer-Pokora B, Moslein G (2015) Colorectal carcinoma with suspected lynch syndrome: a multidisciplinary algorithm. Zentralbl Chir 140(6):591–599

Soyer P, Poccard M, Boudiaf M, Abitbol M, Hamzi L, Panis Y, Valleur P, Rymer R (2004) Detection of hypovascular hepatic metastases at triple-phase helical CT: sensitivity of phases and comparison with surgical and histopathologic findings. Radiology 231(2):413–420

Tsai C, Hague C, Xiong W, Raval M, Karimuddin A, Brown C, Phang PT (2017) Evaluation of endorectal ultrasound (ERUS) and MRI for prediction of circumferential resection margin (CRM) for rectal cancer. Am J Surg 213(5):936–942

Westwood M, Joore M, Grutters J, Redekop K, Armstrong N, Lee K, Gloy V, Raatz H, Misso K, Severens J et al (2013) Contrast-enhanced ultrasound using SonoVue(R) (sulphur hexafluoride microbubbles) compared with contrast-enhanced computed tomography and contrast-enhanced magnetic resonance imaging for the characterisation of focal liver lesions and detection of liver metastases: a systematic review and cost-effectiveness analysis. Health Technol Assess 17(16):1–243

Win AK, Parry S, Parry B, Kalady MF, Macrae FA, Ahnen DJ, Young GP, Lipton L, Winship I, Boussioutas A et al (2013) Risk of metachronous colon cancer following surgery for rectal cancer in mismatch repair gene mutation carriers. Ann Surg Oncol 20(6):1829–1836

Optionen der neoadjuvanten Therapie beim Rektumkarzinom

7

Antonia Busse

Inhaltsverzeichnis

Die Therapie des Rektumkarzinoms erfolgt heute risikostratifiziert. Eine genaue Kenntnis über die Ausdehnung und Lokalisation ist hierfür eine wesentliche Voraussetzung. Hauptpfeiler der Therapie im lokalisierten Stadium ist die kurative Resektion. Für Rektumkarzinome im Stadium II und III spielt heute im Rahmen multimodaler Therapiekonzepte die neoadjuvante Fluoropyrimidin-basierte Radiochemotherapie eine wesentliche Rolle. Sie hat maßgeblich neben der TME (totale mesorektale Exzision)-Chirurgie zur Verringerung der Rate an Lokalrezidiven, nicht jedoch der Rate an Fernmetastasen beigetragen. Es werden sowohl die aktuellen Therapiestandards unter Berücksichtigung der Studien, die diese geprägt haben, als auch neuere Therapieansätze dargestellt. Sie zielen darauf ab, die therapieassoziierte Morbidität und die Fernmetastasierungsrate zu reduzieren.

A. Busse (✉)
Medizinische Klinik III mit Schwerpunkt Hämatologie, Onkologie und Tumorimmunologie, CharitéCentrum Tumormedizin, Charité Universitätsmedizin Berlin, Berlin, Deutschland
E-Mail: antonia.busse@charite.de

7.1 Multidisziplinärer Therapieansatz zur Behandlung des lokal fortgeschrittenen Rektumkarzinoms

Das Rektumkarzinom unterscheidet sich nicht nur anatomisch, sondern auch hinsichtlich seiner biologischen Eigenschaften vom links- und rechtsseitigen Kolonkarzinom. Es stellt also eine eigene Entität dar, die in sich wiederum auch eine gewisse Heterogenität aufweist.

Dementsprechend variieren auch die therapeutischen Ansätze.

Für die risikostratifizierte Therapieplanung (Abb. 7.1) sind nicht nur detaillierte Kenntnisse über die Ausbreitung des Rektumkarzinoms entsprechend T- und N-Stadium entscheidend, sondern auch die genaue Lokalisation, d. h. der Abstand des Tumorunterpols von der Anokutanlinie.

M. E. Kreis und P. Asbach (Hrsg.), *MRT-basierte Chirurgie des Rektumkarzinoms*, https://doi.org/10.1007/978-3-662-58159-9_7

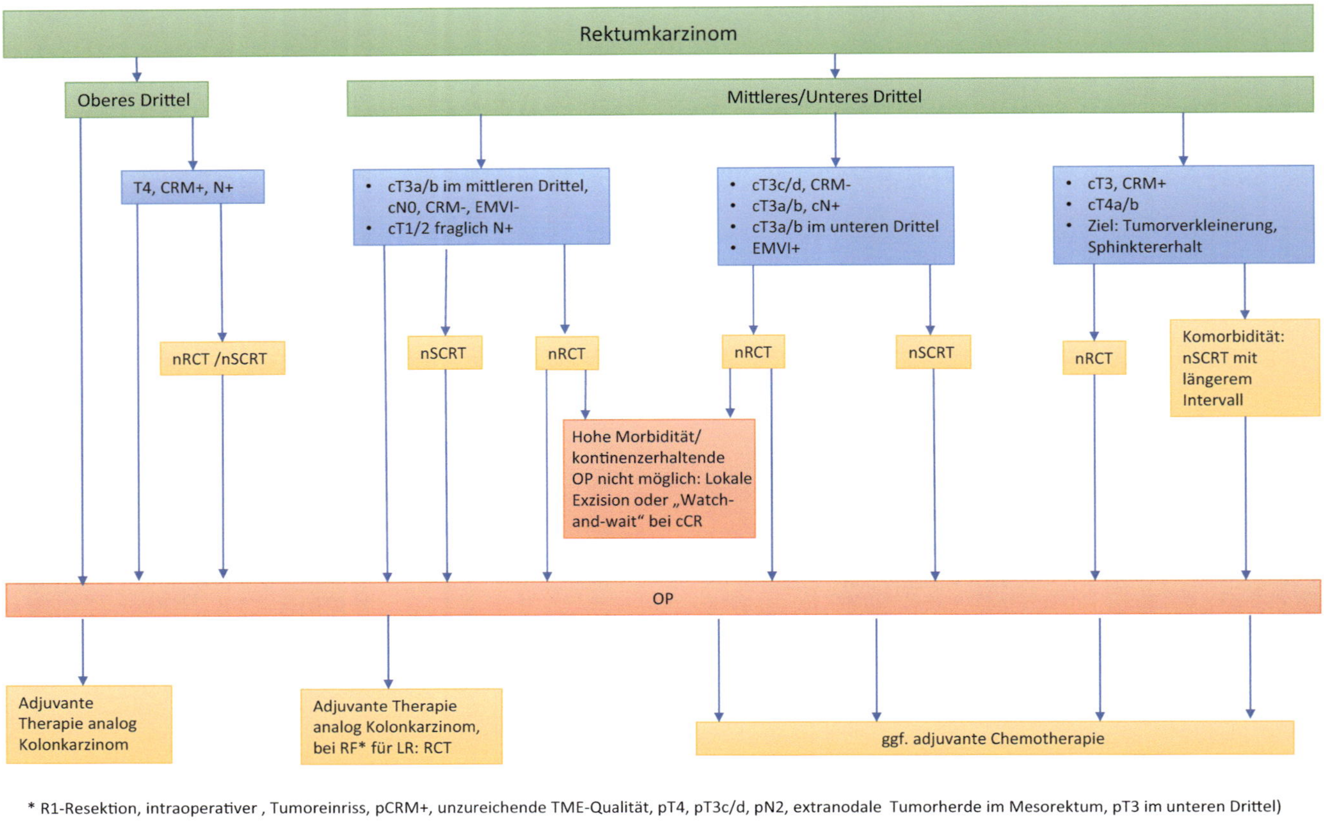

Abb. 7.1 Multimodale Therapie des Rektumkarzinoms im Stadium II/III. *CRM* zirkumferenzieller Resektionsrand, *EMVI* extramurale Gefäßinfiltration, *pCR* pathologische Komplettremission, *nRCT* neoadjuvante Radiochemotherapie, *nSCRT* neoadjuvante Kurzzeitradiotherapie, *RF* Risikofaktor, *LR* Lokalrezidiv

▶ Rektumkarzinome im UICC-Stadium I werden primär operiert.

Sie haben nach adäquater Resektion eine niedrige Rate an Lokalrezidiven und Fernmetastasen (3 % bzw. weniger als 10 % nach 10 Jahren) (van Gijn et al. 2011).

▶ Patienten mit lokal fortgeschrittenem Rektumkarzinom im UICC-Stadium II und III im mittleren und unteren Drittel profitieren von einem kombinierten Behandlungsansatz, der neben der chirurgischen Resektion Chemotherapie und Strahlentherapie in kurativer Intention einschließt.

Signifikante Verbesserungen der lokalen Kontrolle und des Überlebens wurden sowohl durch die totale mesorektalen Exzision (TME) als auch durch die neoadjuvante Radiotherapie (nRT) bzw. neoadjuvante Radiochemotherapie (nRCT) erreicht.

7.2 Neoadjuvante Radiotherapie und Radiochemotherapie

Ein wesentliches Therapieziel in der Behandlung von Rektumkarzinomen ist es, Lokalrezidive im kleinen Becken zu verhindern, da die erneute chirurgische Behandlung mit einer nicht zu vernachlässigenden Komplikationsrate assoziiert ist.

In den vergangenen zwei Jahrzehnten wurde deshalb die Radiotherapie (RT) mit oder ohne 5-Fluorouracil(5-FU)-Chemotherapie als Radiosensitizer zunächst postoperativ entsprechend dem pathologischem Staging eingesetzt. Mit der Entwicklung verbesserter prätherapeutischer Bildgebung wurden wegen der besonderen Problematik lokaler Rezidive die RT und die Radiochemotherapie (RCT) dann im Rahmen neoadjuvanter Studienkonzepte evaluiert (Tab. 7.1). Im Vergleich zur adjuvanten RCT zeigten u. a. zwei Landmark-Studien, die deutsche CAO/ARO/AIO-94-Studie und die NSABP-R-03-Studie,

Tab. 7.1 Auswahl randomisierter Studien zur neoadjuvanten Radio(chemo)therapie

Studie	Therapie	pCR (%)	5-LR (%)	5-DFS (%)	5-OS (%)
CAO/ARO/AIO-094 (Sauer et al. 2004, 2012)	Präop. RCT	8	6 P = 0,006	68	76
	Postop. RCT	0	13	65	74
NSABP R-03 (Roh et al. 2009)	Präop. RCT	15	23,9 (P = 0,0115)	64,7	74,5 (P = 0,01)
	Postop. RCT	0	27,5	53,4	65,6
FFCD9203 (Gerard et al. 2006)	Präop. RCT	11,4 (P = 0,001)	8,1 (P = 0,004)		67,4
	Präop. RT	3,6	16,5		66,9
EORTC22921 (Bosset et al. 2006, 2014)	Präop. RCT	14 (P = 0,005)	7,6 (P = 0,002)	58,2	65,8
	Präop. RT	5,3	17,1	52,2	64,8
TROG 0104 (Ngan et al. 2012)	nSCRT	14 (P = 0,005)	7,5[1]	64,8	74
	nRCT	5,3	4,4[1]	60,2	70
Polnische Studie (Bujko et al. 2006)	nSCRT	16,1 (P < 0,001)	9	58,4	67,2
	nRCT	0,7	14,2	55,6	66,2

[1]Nach 3 Jahren
N Anzahl, *pCR* pathologische Komplettremission, *5-LR*, Lokalrezidivrate nach 5 Jahren, *5-DFS* krankheitsfreies Überleben nach 5 Jahren, *5-OS* Gesamtüberleben nach 5 Jahren, *nRCT* neoadjuvante Radiochemotherapie, *nSCRT* neoadjuvante Kurzzeitradiotherapie, *präop.* präoperativ; *postop.* postoperativ

eine niedrigere Lokalrezidivrate, eine höhere Rate an Sphinktererhalt, ein besseres krankheitsfreies Überleben („disease free survival", DFS) und geringere akute und chronische Toxizitäten (Sauer et al. 2004, 2012; Roh et al. 2009). Sie definierten die nRCT als Standard in der Behandlung des lokal fortgeschrittenen Rektumkarzinoms. Das Gesamtüberleben („overall survival", OS) konnte durch die nRCT jedoch nicht signifikant verbessert werden (Sauer et al. 2004, 2012; Bosset et al. 2006; Roh et al. 2009).

▶ Bei der Langzeitbestrahlung wird typischerweise simultan eine 5-FU-basierte Chemotherapie verabreicht.

Im Vergleich zur alleinigen, konventionell fraktionierten nRT führte die nRCT in zwei randomisierten Studien (EORTC 22921, FFCD 9203) zu höheren pathologischen Komplettremissionen (pCRs) und einer verbesserten, lokoregionären Kontrolle, nicht jedoch zu einem verlängerten DFS oder OS (Bosset et al. 2006, 2014; Gerard et al. 2006).

7.3 Kurzzeitradiotherapie versus Radiochemotherapie

Alternativ zur normofraktionierten RCT (1,8 Gy an 5 Tagen pro Woche, insgesamt 50,4 Gy), gefolgt von einer Operation 6–8 Wochen später, kann auch eine neoadjuvante Kurzzeitradiotherapie („short course radiotherapy", SCRT) (25 Gy in täglichen Fraktionen von 5 Gy) mit direkt daran anschließender Operation verabreicht werden. Sie ist vor allem wegen der kurzen Therapiezeit und hohen Compliance auch bei älteren Patienten oder Patienten mit Komorbiditäten, die eine 5-FU-basierte Chemotherapie ausschließen, oder wenn eine schnelle lokale Kontrolle benötigt wird, attraktiv.

Es liegen zwei randomisierte Phase-III-Studien vor, die die neoadjuvante Kurzzeitradiotherapie (nSCRT) und die nRCT vergleichen, eine polnische Studie und die australische TROG-0104-Studie (Bujko et al. 2006; Ngan et al. 2012). Es konnte kein signifikanter Unterschied im Hinblick auf Sphinktererhalt, Lokalrezidive und die Überlebensendpunkte gezeigt werden. Die Akuttoxizität war bei der nSCRT geringer, die Spättoxizität unterschied sich nicht. Mittels nRCT wurde jedoch eine höhere Rate an pCRs erreicht.

Dementsprechend sind auch die Empfehlungen der deutschen S3-Leitlinie:

▶ Wenn eine Tumorverkleinerung angestrebt wird, z. B. bei T4-Tumoren, tiefsitzenden Tumoren mit vorgesehenem Sphinktererhalt oder bildmorphologisch positivem zirkumferenziellem Resektionsrand (mrCRM+), wird die nRCT empfohlen. Die nSCRT mit verzögerter Operation ist eine Alternative.

Die Stockholm-III-Studie zeigte, dass wenn nach nSCRT die Operation nicht unmittelbar anschließt, sondern erst nach einem Intervall von 4–8 Wochen durchgeführt wird, ebenfalls eine Tumorverkleinerung auftreten und die pCR-Rate erhöht wird (11,8 % versus 1,7 %) bei geringerer postoperativer Morbidität, aber höherer RT-assoziierter Toxizität im Vergleich zur sofortigen Operation (Pettersson et al. 2015; Erlandsson et al. 2017).

7.4 5-FU versus Capecitabin

Wie oben beschrieben wird in der nRCT in der Regel ein Fluopyrimidin eingesetzt. Alternativ zu 5-FU kann Capecitabin eingesetzt werden.

▶ Capecitabin ist infusionalem 5-FU mindestens gleichwertig.

Wirksamkeit von Capecitabin im Vergleich zu 5-FU wurde im Rahmen der nRCT bzw. perioperativen Therapie in zwei randomisierten Phase-III-Studien geprüft.

Die NASBP R-04 verglich Capecitabin mit infusionalem 5-FU (O'Connell et al. 2014; Allegra et al. 2015). Es zeigten sich keine signifikanten Unterschiede im DFS oder OS oder in der Rate von pCRs oder Sphinktererhalt.

Eine deutsche randomisierte multizentrische Phase-III-Studie im Nichtunterlegenheitsdesign prüfte RCT mit Capecitabin versus 5-FU im neoadjuvanten und/oder adjuvanten Setting (Hofheinz et al. 2012). Capecitabin war im Hinblick auf den primären Endpunkt 5-Jahres-OS 5-FU nicht unterlegen. Ein Post-hoc-Test für Überlegenheit fiel sogar zugunsten von Capecitabin aus. Das 3-Jahres-DFS war höher unter Capecitabin, da weniger Patienten Fernmetastasen im Capecitabin-Arm entwickelten. Allerdings wurde Capecitabin mit einem 5-FU-Bolusschema verglichen, das in der metastasierten Situation sowohl hinsichtlich der Toxizität, aber auch der Effektivität optimierten 5-FU-Schemata unterlegen ist. Die Lokalrezidivraten waren vergleichbar, aber mehr Patienten erreichten unter Capecitabin eine Tumorverkleinerung als unter 5-FU.

Grad-3/4-Nebenwirkungen waren sowohl unter infusionalem 5-FU als auch unter Capecitabin selten. Das Nebenwirkungsprofil unterschied sich jedoch. Unter Capecitabin wurden u. a. eine höhere Rate von Hand-Fuß-Syndromen, Fatigue, Proktitis und während der Radiotherapie eine höhere Rate von Diarrhöen, beobachtet, unter 5-FU traten häufiger Leukopenien auf.

Capecitabin hat den Vorteil, dass es oral verabreicht werden kann und somit die ambulante Behandlung vereinfacht. Es erfordert allerdings eine entsprechende Patientencompliance. Auch infusionales 5-FU kann ambulant verabreicht werden. Hierfür wird jedoch aufgrund der Dauerinfusion über mehrere Wochen ein Portsystem benötigt. Dies erfordert einen zusätzlichen operativen Eingriff und entsprechende Anweisung in der Pflege zur Verhinderung von Portinfektionen.

7.5 Adjuvante Therapie im Rahmen neoadjuvanter Therapiekonzepte

Die adjuvante 5-FU-basierte Chemotherapie wurde ursprünglich in einer Zeit etabliert, in der noch keine nRCT und TME-Chirurgie angewandt wurde (Petersen et al. 2012). Ihr Stellenwert im Rahmen moderner multimodaler Therapiekonzepte ist jedoch nicht untersucht. Einzelne randomisierte Studien (Bosset et al. 2014; Sainato et al. 2014; Breugom et al. 2015b) als auch Metaanalysen (Breugom et al. 2015a; Bujko et al. 2015) haben keinen generellen Benefit für 5-FU allein nach nRCT oder SCRT gezeigt. Allenfalls Patienten mit Rektumkarzinomen im oberen Drittel (10–15 cm ab Anokutanlinie), die sich möglicherweise eher wie Kolonkarzinome verhalten, könnten von einer adjuvanten Therapie profitieren (Breugom et al. 2015a). Allerdings weisen die Studien methodische Mängel auf und spiegeln vor allem wegen des Einsatzes von suboptimalen 5-FU-Bolus-Regimen nicht mehr die heutige Situation mit modernen 5-FU-Regimen (Capecitabin, infusionales 5-FU) wider.

▶ Die Entscheidung für oder gegen eine adjuvante Therapie im Rahmen neoadjuvanter Therapiekonzepte sollte somit individuell unter Berücksichtigung des Allgemeinzustandes und der Komorbiditäten des Patienten getroffen werden.

Dies betrifft auch die Kombination mit Oxaliplatin, da die Daten im Hinblick auf das DFS und OS inkonsistent sind (Hong et al. 2014; Allegra et al. 2015; Bujko et al. 2015; Rodel et al. 2015; Schmoll et al. 2016).

7.6 Verzicht auf neoadjuvante Radio(chemo)therapie

Die nRCT ist mit Kurz- und vor allem Langzeittoxizitäten wie Inkontinenz und sexuelle Dysfunktion, kardiovaskulären Erkrankungen und Zweittumoren (Hoerske et al. 2010) und somit auch mit einer verschlechterten krankheitsbezogenen Lebensqualität assoziiert. Ihre Verabreichung sollte deshalb risikobasiert erfolgen. Gegenwärtig gibt es keinen internationalen Konsens hinsichtlich der Indikationen für nRCT. Internationale Behandlungsrichtlinien müssen noch entwickelt werden.

Entsprechend der deutschen S3-Leitlinie kann in den in der Übersicht beschriebenen Situationen, in denen eine Verbesserung der Lokalkontrolle durch nRCT nicht nachgewiesen ist, eine primäre Resektion vorgenommen werden (Deutsche Krebsgesellschaft 2017).

Übersicht

- **Rektumkarzinome im oberen Drittel, v. a. ohne Risikofaktoren für ein Lokalrezidiv wie T4, mrCRM+, bildgebend eindeutig N+:** In zwei Studien zur Kurzzeitbestrahlung versus alleiniger Resektion konnte keine signifikante Verbesserung der Lokalrezidivrate durch die zusätzliche RT nachgewiesen werden (Folkesson et al. 2005; Peeters et al. 2007)
- **cT3a/cT3b im mittleren Drittel ohne Risikofaktoren für ein Lokalrezidiv:** Bei primärer adäquater TME ist von einem dem Stadium I vergleichbaren Lokalrezidivrisiko auszugehen (Taylor et al. 2011; Merkel et al. 2014).
- **cT1/2-Tumoren mit bildgebend fraglichem N+-Stadium (formal also UICC-Stadium III):** Begrenzte Sensitivität und Spezifität der bildgebenden Stagingmethoden können zu fälschlicherweise diagnostiziertem Lymphknotenbefall und somit zur Überbehandlung führen (Li et al. 2015; Grone et al. 2018).

Eine postoperative adjuvante RCT sollte grundsätzlich nicht erfolgen. Daten zu ihrem Stellenwert nach qualitätsgesicherter TME-Chirurgie existieren nicht. Sie sollte bei Karzinomen im mittleren und unteren Drittel nur durchgeführt werden, wenn im Anschluss an die primäre Resektion wider Erwarten Risikofaktoren für ein lokoregionäres Rezidiv, wie z. B. R1-Resektion, intraoperativer Tumoreinriss, pCRM+, unzureichender TME-Qualität, pT4, pT3c/d, pN2, extranodale Tumorherde im Mesorektum oder pT3 im unteren Rektumdrittel, festgestellt werden.

Andernfalls wird eine adjuvante Chemotherapie analog der Indikationskriterien und des Regimes des Kolonkarzinoms empfohlen – auch wenn keine Phase-III-Studien mit den heute üblichen Regimen (Capecitabin, infusionales 5-FU) als alleinige adjuvante Therapie vorliegen. Einzelne Studien und Metaanalysen zeigten jedoch einen Benefit in Bezug auf das DFS und OS für die 5-FU-basierte Chemotherapie (Quasar Collaborative et al. 2007; Hamaguchi et al. 2011; Petersen et al. 2012).

7.7 Primärtumor mit synchroner, potenziell operabler Metastasierung

Randomisierte Studien zur Behandlung von Rektumkarzinomen mit synchronen, potenziell resektablen Metastasen liegen nicht vor. Eine alleinige Chemotherapie ermöglicht jedoch häufig keine ausreichende lokale Kontrolle zur Symptomlinderung und ggf. Vermeidung eines Stomas.

▶ Bei synchronen, potenziell operablen Metastasen kann eine SCRT zur raschen, lokalen Kontrolle sequenziell mit einer Chemotherapie zur frühzeitigen Behandlung von Fernmetastasen verabreicht werden, um die Resektion von Primärtumor und Metastasen im Sinne eines kurativen Ansatzes zu ermöglichen.

Mehrere kleinere Studien bzw. retrospektive Untersuchungen konnten zeigen, dass eine SCRT in Sequenz mit einer systemischen Chemotherapie mit einem Intervall von bis zu 6–8 Wochen zur Resektion der Tumormanifestationen eine hinsichtlich der Lokalkontrolle effektive Therapie mit akzeptabler Toxizität ist (Radu et al. 2008; van der Pool Bonner et al. 2010; Shin et al. 2011; van Dijk et al. 2013; Kim et al. 2016; Yoon et al. 2016).

Therapiesequenzen und -schemata variierten in den Studien. Die systemische Chemotherapie wurde vor der SCRT und/oder im Intervall zur Resektion verabreicht. Es wurde vor allem das FOLFOX6-Schema eingesetzt, teilweise in Kombination mit Bevazicumab oder Cetuximab. In keiner dieser kleineren Studien wurde über schwerwiegende operative Komplikationen berichtet.

7.8 Neue Konzepte in der neoadjuvanten Therapie des lokal fortgeschrittenen Rektumkarzinoms

Im Stadium II/III liegt das DFS nach 5 Jahren trotz guter Lokalkontrolle zwischen 25 % und 37 % (Valentini et al. 2011). Rezidive treten vor allem systemisch in der Leber und/oder in der Lunge auf.

Neue Konzepte zielen deshalb darauf ab, die neoadjuvante Chemotherapie zu intensivieren, um so früh wie möglich im Behandlungsverlauf Mikrometastasen therapeutisch anzugehen und somit die Fernmetastasierungsrate zu reduzieren. Gleichzeitig kann ein weiteres Downstaging des Primärtumors und befallener Lymphknoten erreicht werden.

Des Weiteren wird im Rahmen von risikoadaptierten Strategien versucht, sowohl die mit der RT als auch mit einer radikalen Operation assoziierten Toxizitäten bzw. Morbiditäten zu reduzieren.

Kombinationen mit Zytostatika, vor allem Oxaliplatin mit und ohne RT, sowie Kombinationen mit zielgerichteten Therapien sind evaluiert worden und werden im Folgenden dargestellt.

7.9 Intensivierte neoadjuvante RCT: Kombination mit Oxaliplatin

Beim Kolonkarzinom hat adjuvante Therapie mit 5-FU oder Capecitabin kombiniert mit Oxaliplatin im Gegensatz zur Kombination mit Irinotecan zu einer Verbesserung des OS geführt (Andre et al. 2015). Basierend auf der Annahme, dass Oxaliplatin auch beim Rektumkarzinom Mikrometastasen kontrollieren kann und außerdem ebenso wie 5-FU und Capecitabin ein Radiosensitizer ist, wurden oxaliplatinhaltige Regime auch in der Neoadjuvanz beim Rektumkarzinom im Stadium II/III getestet. Bisher liegen sechs randomisierte, multizentrische Phase-III-Studien vor (Tab. 7.2). Die deutsche CAO/ARO/AIO-04-Studie, die PETACC-6 -Studie und die FOWARC-Studie testeten Oxaliplatin sowohl prä- als auch postoperativ in Kombination mit 5-FU bzw. Capecitabin.

Die pCR-Rate war lediglich in der CAO/ARO/AIO-04-Studie in einer explorativen Post-hoc-Analyse und in der FOWARC-Studie erhöht. Die CAO/ARO/AIO-04-Studie ist auch die einzige Studie, die eine signifikante Verbesserung im DFS nach 3 Jahren durch Hinzunahme von Oxaliplatin in der neoadjuvanten und adjuvanten Therapie zeigte. Allerdings gilt zu bedenken, dass im Gegensatz zum experimentellen Arm im Kontrollarm das 5-FU-Bolusschema eingesetzt wurde. Dieses ist in der metastasierten Situation dem infusionalem 5-FU-Schema unterlegen. Die Rolle von Oxaliplatin bleibt hier also unklar.

Keine der Studien zeigte eine Verbesserung im OS. Des Weiteren wurde in keiner der durchgeführten Studien eine Verbesserung der R0-Resektionsraten bzw. eine Erhöhung der Chance auf Sphinktererhalt beobachtet. Dies bestätigen auch zwei aktuelle Metaanalysen, die u. a. die oben erwähnten Studien mit einschlossen (De Felice et al. 2017; Fu et al. 2017).

Mit Ausnahme der CAO/ARO/AIO-04-Studie war in allen Studien die RCT mit Oxaliplatin mit einer deutlich höheren Toxizität, vor allem Diarrhöen, Neuropathie und Strahlendermatitis, assoziiert.

▶ Die Kombination von Fluoropyrimidinen mit Oxaliplatin wird daher nicht zur neoadjuvanten RCT empfohlen.

Auch für Irinotecan konnte in der neoadjuvanten Situation beim lokal fortgeschrittenen Rektumkarzinom in der randomisierten Phase-II-RTOG-0012-Studie kein Benefit gezeigt werden (Mohiuddin et al. 2013).

7.10 Neoadjuvante RCT in Kombination mit zielgerichteter Therapie

Die Anti-Epidermal-Growth-Factor-Receptor (EGFR)-Antikörper haben beim metastasierten kolorektalen Karzinom zu einer deutlichen Verbesserung des progressionsfreien Überlebens (PFS) und OS geführt (Van Cutsem et al. 2009; Douillard et al. 2010). Für den EGFR-Inhibitor Cetuximab

Tab. 7.2 Oxaliplatinhaltige Radiochemotherapie: Randomisierte Phase-III-Studien

Studie	Therapie		pCR (%)	5-DFS (%)	5-OS (%)
	Chemotherapie	Bestrahlung			
ACCORD 12 (Gerard et al. 2010, 2012)	Cap	45 Gy	13,9	71*	85*
	Cap + Ox	50 Gy	19,2	73*	88*
STAR-01 (Aschele et al. 2011, 2016)	5-FU	50,4 Gy	16	66,3	77,6
	5-FU + Ox		16	69,2	80,4
NSABP R-04, (O'Connell et al. 2014; Allegra et al. 2015)	5-FU/Cap	50,4–55,8 Gy	17,8	66,4	79,9
	5-FU/Cap + Ox		19,5	67,7	80,8
CAO/ARO/AIO-04 (Rodel et al. 2015)	5-FU (prä-/postop.)	50,4 Gy	13 P = 0,031	71,2* **P = 0,03**	88*
	5-FU + Ox (prä-/postop.)		16,9	75,9*	88,7*
PETACC-6 (Schmoll et al. 2014)	Cap (prä-/postop.)	45 Gy	11,3	74,5*	
	Cap + Ox (prä-/postop.)		13,3	73,9*	
FOWARC (Deng et al. 2016)	5-FU (prä-/postop.)	46–50,4 Gy	14 P = 0,005		
	5-FU + Ox (prä-/postop.)	46–50,4 Gy	27,5		
	5-FU + Ox (prä-/postop.)	–	6,6		

*Nach 3 Jahren

N Anzahl; *pCR* pathologische Komplettremission; *5-DFS* krankheitsfreies Überleben nach 5 Jahren; *5-OS* Gesamtüberleben nach 5 Jahren, *RT* Radiotherapie; *prä-/postop.* prä-/postoperativ; *Cap* Capecitabin; *Ox* Oxaliplatin konnte außerdem bereits beim Kopf-Hals-Karzinom gezeigt werden, dass er gut verträglich in Kombination mit RT ist (Bonner et al. 2010). Deshalb liegt es nahe, EGFR-Inhibition mit nRCT bei KRAS-Wildtyp-Patienten einzusetzen. Untersuchungen zu den EGFR-Inhibitoren Cetuximab und Panitumumab im neoadjuvanten Setting sind auf frühe klinische Studien begrenzt.

Weder für Cetuximab noch für Panitumumab zeigte sich in Kombination mit capecitabinbasierter RCT eine signifikante Steigerung der pCR-Raten (Bertolini et al. 2009; Eisterer et al. 2009; Helbling et al. 2013). Im Gegensatz zur Kombination mit Cetuximab, führte die Kombination mit Panitumumab außerdem zu höheren Raten an Toxizitäten wie Diarrhö und Anastomoseninsuffizienz.

Des Weiteren zeigten auch mehrere Phase-II-Studien, dass die Kombination von neoadjuvanter RCT mit Bevacizumab mit einer höheren Rate von chirurgischen Komplikationen wie Wundheilungsstörungen und erhöhtem Perforationsrisiko assoziiert ist und zu keiner Verbesserung des klinischen Outcomes führt (Spigel et al. 2012; Landry et al. 2013; Kennecke et al. 2012).

▶ Die in der metastasierten Situation gut etablierten zielgerichteten Antikörper spielen keine Rolle in der neoadjuvanten Therapie des Rektumkarzinoms.

7.11 Induktionschemotherapie und konsolidierende Chemotherapie

Eine weitere Möglichkeit, die neoadjuvant Therapie beim lokal fortgeschrittenen Rektumkarzinom zu intensivieren, ist eine der nRCT vorgeschaltete Induktionschemotherapie. Mehrere Phase-II-Studien haben gezeigt, dass im Gegensatz zur adjuvanten Therapie, bei der die kumulative Toxizität aufgrund der vorangegangenen Therapie häufig die Compliance limitiert bzw. die vollständige Applikation unmöglich macht, eine Induktionschemotherapie zuverlässig verabreicht werden kann (Chua et al. 2010; Dewdney et al. 2012; Fernandez-Martos et al. 2015).

Die bisherigen Daten zeigen jedoch, dass im Vergleich zur alleinigen RCT die zusätzliche Induktionschemotherapie nicht zwangsläufig zu einer signifikant verbesserten Lokalkontrolle oder Verlängerung des Gesamtüberlebens führt (Roh et al. 2009; Fernandez-Martos et al. 2015). Ob eine konsolidierende Chemotherapie im Intervall zwischen neoadjuvanter RCT und Resektion ihr überlegen ist, wird aktuell in weiteren Studien untersucht (Smith et al. 2015; Bujko et al. 2016), u. a. auch in der aktuellen deutschen CAO/ARO/AIO-12-Studie. Die Phase-II-Studie Timing of Rectal Cancer Response to Chemoradiation Consortium hatte gezeigt, dass mit zusätzlichen konsolidierenden Zyklen FOLFOX nach nRCT die pCR-Rate von 18 % ohne konsolidierende Therapie auf bis zu 38 % mit zusätzlichen Zyklen FOLFOX angehoben werden kann, ohne dass vermehrt chirurgische Komplikationen auftraten (Garcia-Aguilar et al. 2015).

▶ Außerhalb von klinischen Studien spielen weder eine Induktionschemotherapie noch eine konsolidierende Chemotherapie eine Rolle.

7.12 Verzicht auf radikale Operation bei Patienten mit klinisch kompletter Resektion nach neoadjuvanter Therapie

Die Frage, ob Patienten, die nach neoadjuvanter RCT eine pathologische komplette Remission (pCR) erreichen – dies sind immerhin 20–30 % –, tatsächlich noch eine radikale Operation benötigen, wird seit längerem kontrovers diskutiert (Marijnen 2015).

Diesen Patienten würde man nicht nur die unmittelbaren postoperativen Risiken wie Blutung, Infektion oder Anastomoseninsuffizienz ersparen, sondern auch die längerfristigen Konsequenzen, die potenziell mit einer radikalen Operation verbunden sind. Dies beinhaltet u. a. ein temporäres oder permanentes Stoma sowie das Risiko für operationsbedingte Funktionsstörungen wie Harn- und Stuhlinkontinenz oder sexuelle Dysfunktion. Möglicherweise bietet eine „Watch-and-wait-Strategie" oder lokale Exzision vergleichbare onkologische Sicherheit. Als Surrogat für eine pCR, definiert als das komplette Fehlen von Tumorzellen im Resektat, wird die klinische komplette Remission (cCR) herangezogen (Ryan et al. 2016). Mehrere kleinere Studien sowie eine aktuelle Metaanalyse mit insgesamt 370 Patienten zeigten, dass 80–90 % der Patienten mit erneutem Tumorwachstum (ca. 30 %) nach klinisch kompletter Remission einer erfolgreichen Salvage-Operation zugeführt werden können ohne Einbußen im DFS oder OS (Bujko et al. 2013; Habr-Gama et al. 2014; Renehan et al. 2016; Dossa et al. 2017; Kong et al. 2017). Allerdings ist zu berücksichtigen, dass es sich hier vorwiegend um retrospektive Kohortenstudien mit heterogenem Patientengut und kurzen Nachbeobachtungszeiten handelt. Dieses durchaus attraktive Konzept muss erst in kontrollierten randomisierten Studien, wie z. B. der TRIGGER-Studie, überprüft werden (Bernier et al. 2018). Welche Rolle im Rahmen einer „Watch-and-wait-Strategie" eine intensivierte Radiotherapie, intensivierte Chemotherapie oder eine konsolidierende Chemotherapie nach RCT spielen, ist ebenfalls im Rahmen von weiteren Studien zu klären (Habr-Gama et al. 2017).

▶ Bei Patienten mit hohem Operationsrisiko, oder wenn eine kontinenzerhaltende Operation nicht möglich ist, kann bei cCR nach erfolgter RCT eine lokale Exzision oder eine „Watch-and-wait-Strategie" unter der Voraussetzung einer engmaschigen Nachsorge eine sinnvolle Option sein.

Die Nachsorge sollte dann in den ersten beiden Jahren alle 3 Monate durchgeführt werden und eine rektal-digitale Untersuchung, eine Rektoskopie und eine Dünnschicht-MRT enthalten, um ein lokales Wiederauftreten des Tumors („re-growth") frühzeitig festzustellen.

7.13 Alleinige neoadjuvante Chemotherapie gefolgt von Resektion

Bei Patienten mit CRM negative Tumoren überwiegt das Fernmetastasierungsrisiko das Lokalrezidivrisiko (Nagtegaal und Quirke 2008). Sie könnten von einer alleinigen, intensivierten neoadjuvanten Chemotherapie ohne gleichzeitige RT in zweierlei Hinsicht profitieren:

Zum einen können die Nebenwirkungen der RT vermieden werden, zum anderen kann möglicherweise durch die deutlich frühere Verabreichung einer systemisch wirksamen Chemotherapie die Fernmetastasierungsrate verringert werden.

Ergebnisse von kleineren Phase-II-Studien aus Japan (Ishii et al. 2010; Uehara et al. 2013; Hasegawa et al. 2014; Kamiya et al. 2016) und den USA (Schrag et al. 2014) zeigen, dass dieses Konzept der alleinigen Chemotherapie vor allem für proximale und chemosensitive CRM negative Tumoren infrage kommt. Es wurden vor allem analog zur neoadjuvanten Therapie des Kolonkarzinoms Regime wie FOLFOX oder CAPOX getestet. Sie sind auch die Grundlage für aktuelle bzw. geplante randomisierte Phase-III-Studien (Prospect Trial, OCUM II).

Fazit

Ziele der neoadjuvanten Therapie beim lokal fortgeschrittenem Rektumkarzinom sind die Minimierung der Rate an Lokalrezidiven und Fernmetastasen bei möglichst sphinktererhaltender operative Therapie und geringer Toxizität. Die Behandlung erfolgt risikoadaptiert. Die fluoropyrimidinbasierte nRCT mit folgender Resektion ist Standard für Karzinome des mittleren und unteren Drittels im Stadium II/III. Sie senkt die Lokalrezidivrate, führt jedoch zu keiner Verbesserung des DFS oder OS. Es sollte entweder infusionales 5-FU oder Capecitabin verabreicht werden. Die nSCRT ist eine Alternative zur nRCT, nicht jedoch bei Karzinomen mit hohem Lokalrezidivrisiko. Karzinome des oberen Drittels ohne Risikofaktoren profitieren nicht von nRCT und werden wie Kolonkarzinome behandelt. Bisherige Daten belegen keinen Benefit durch zusätzlichen Einsatz von Oxaliplatin, EGFR-Inhibitoren oder Vascular-Endothelial-Growth-Factor(VEGF)-Inhibitoren in der nRCT. Der Stellenwert einer adjuvanten Chemotherapie nach erfolgter nRCT ist aktuell unklar. Aktuelle Studien untersuchen, ob durch eine zusätzliche Chemotherapie vor oder nach RCT nicht nur die Lokalrezidivrate, sondern auch die Fernmetastasierungsrate gesenkt werden kann. Im Rahmen risikobasierter Strategien wird außerdem untersucht, ob bei einem ausgewählten Patientengut auf nRT zugunsten intensivierter prä- und postoperativer Chemotherapie verzichtet werden kann und ob bei Erreichen einer pCR nach nRCT auf eine radikale Operation verzichtet werden kann.

Literatur

Allegra CJ et al (2015) Neoadjuvant 5-FU or capecitabine plus radiation with or without oxaliplatin in rectal cancer patients: a phase III randomized clinical trial. J Natl Cancer Inst 107(11):djv248 doi: 10.1093/jnci/djv248

Andre T et al (2015) Adjuvant Fluorouracil, Leucovorin, and Oxaliplatin in stage II to III colon cancer: updated 10-year survival and outcomes according to BRAF mutation and mismatch repair status of the MOSAIC study. J Clin Oncol 33(35):4176–4187

Aschele C et al (2011) Primary tumor response to preoperative chemoradiation with or without oxaliplatin in locally advanced rectal cancer: pathologic results of the STAR-01 randomized phase III trial. J Clin Oncol 29(20):2773–2780

Aschele C et al (2016) Final results of STAR-01: a randomized phase III trial comparing preoperative chemoradiation with or without oxaliplatin in locally advanced rectal cancer. J Clin Oncol 34(15):3521–3521.

Bernier L et al (2018) Watch-and-wait as a therapeutic strategy in rectal cancer. Curr Colorectal Cancer Rep 14(2):37–55

Bertolini F et al (2009) Neoadjuvant treatment with single-agent cetuximab followed by 5-FU, cetuximab, and pelvic radiotherapy: a phase II study in locally advanced rectal cancer. Int J Radiat Oncol Biol Phys 73(2):466–472

Bonner JA et al (2010) Radiotherapy plus cetuximab for locoregionally advanced head and neck cancer: 5-year survival data from a phase 3 randomised trial, and relation between cetuximab-induced rash and survival. Lancet Oncol 11(1):21–28

Bosset JF et al (2006) Chemotherapy with preoperative radiotherapy in rectal cancer. N Engl J Med 355(11):1114–1123

Bosset JF et al (2014) Fluorouracil-based adjuvant chemotherapy after preoperative chemoradiotherapy in rectal cancer: long-term results of the EORTC 22921 randomised study. Lancet Oncol 15(2):184–190

Breugom AJ et al (2015a) Adjuvant chemotherapy after preoperative (chemo)radiotherapy and surgery for patients with rectal cancer: a systematic review and meta-analysis of individual patient data. Lancet Oncol 16(2):200–207

Breugom AJ et al (2015b) Adjuvant chemotherapy for rectal cancer patients treated with preoperative (chemo)radiotherapy and total mesorectal excision: a Dutch Colorectal Cancer Group (DCCG) randomized phase III trial. Ann Oncol 26(4):696–701

Bujko K et al (2006) Long-term results of a randomized trial comparing preoperative short-course radiotherapy with preoperative conventionally fractionated chemoradiation for rectal cancer. Br J Surg 93(10):1215–1223

Bujko K et al (2013) Preoperative radiotherapy and local excision of rectal cancer with immediate radical re-operation for poor responders: a prospective multicentre study. Radiother Oncol 106(2):198–205

Bujko K et al (2015) Postoperative chemotherapy in patients with rectal cancer receiving preoperative radio(chemo)therapy: A meta-analysis of randomized trials comparing surgery +/− a fluoropyrimidine and surgery + a fluoropyrimidine +/− oxaliplatin. Eur J Surg Oncol 41(6):713–723

Bujko K et al (2016) Long-course oxaliplatin-based preoperative chemoradiation versus 5 × 5 Gy and consolidation chemotherapy for cT4 or fixed cT3 rectal cancer: results of a randomized phase III study. Ann Oncol 27(5):834–842

Chua YJ et al (2010) Neoadjuvant capecitabine and oxaliplatin before chemoradiotherapy and total mesorectal excision in MRI-defined poor-risk rectal cancer: a phase 2 trial. Lancet Oncol 11(3):241–248

De Felice F et al (2017) Clinical benefit of adding oxaliplatin to standard neoadjuvant chemoradiotherapy in locally advanced rectal cancer: a meta-analysis: Oxaliplatin in neoadjuvant treatment for rectal cancer. BMC Cancer 17(1):325

Deng Y et al (2016) Modified FOLFOX6 with or without radiation versus fluorouracil and leucovorin with radiation in neoadjuvant treatment of locally advanced rectal cancer: initial results of the chinese FOWARC multicenter, open-label, randomized three-arm phase III trial. J Clin Oncol 34(27):3300–3307

Deutsche Krebsgesellschaft DK (2017) Leitlinienprogramm Onkologie, AWMF, S3-Leitlinie Kolorektales Karzinom, Langversion 2.0, AWMF-Registernummer: 021/007OL. http://www.awmf.org/leitlinien/detail/ll/021-007OL.html

Dewdney A et al (2012) Multicenter randomized phase II clinical trial comparing neoadjuvant oxaliplatin, capecitabine, and preoperative radiotherapy with or without cetuximab followed by total mesorectal excision in patients with high-risk rectal cancer (EXPERT-C). J Clin Oncol 30(14):1620–1627

Dossa F et al (2017) A watch-and-wait approach for locally advanced rectal cancer after a clinical complete response following neoadjuvant chemoradiation: a systematic review and meta-analysis. Lancet Gastroenterol Hepatol 2(7):501–513

Douillard JY et al (2010) Randomized, phase III trial of panitumumab with infusional fluorouracil, leucovorin, and oxaliplatin (FOLFOX4) versus FOLFOX4 alone as first-line treatment in patients with previously untreated metastatic colorectal cancer: the PRIME study. J Clin Oncol 28(31):4697–4705

Eisterer WM et al (2009) Neoadjuvant chemoradiation therapy with capecitabine (X) plus cetuximab (C), and external beam radiotherapy (RT) in locally advanced rectal cancer (LARC): ABCSG trial R03. J Clin Oncol 27(15): 4109–4109.

Erlandsson J et al (2017) Optimal fractionation of preoperative radiotherapy and timing to surgery for rectal cancer (Stockholm III): a multicentre, randomised, non-blinded, phase 3, non-inferiority trial. Lancet Oncology 18(3):336–346

Fernandez-Martos C et al (2015) Chemoradiation, surgery and adjuvant chemotherapy versus induction chemotherapy followed by chemoradiation and surgery: long-term results of the Spanish GCR-3 phase II randomized trialdagger. Ann Oncol 26(8):1722–1728

Folkesson J et al (2005) Swedish rectal cancer trial: long lasting benefits from radiotherapy on survival and local recurrence rate. J Clin Oncol 23(24):5644–5650

Fu XL et al (2017) Meta-analysis of oxaliplatin-based versus fluorouracil-based neoadjuvant chemoradiotherapy and adjuvant chemotherapy for locally advanced rectal cancer. Oncotarget 8(21):34340–34351

Garcia-Aguilar J et al (2015) Effect of adding mFOLFOX6 after neoadjuvant chemoradiation in locally advanced rectal cancer: a multicentre, phase 2 trial. Lancet Oncol 16(8):957–966

Gerard JP et al (2006) Preoperative radiotherapy with or without concurrent fluorouracil and leucovorin in T3-4 rectal cancers: results of FFCD 9203. J Clin Oncol 24(28):4620–4625

Gerard JP et al (2010) Comparison of two neoadjuvant chemoradiotherapy regimens for locally advanced rectal cancer: results of the phase III trial ACCORD 12/0405-Prodige 2. J Clin Oncol 28(10):1638–1644

Gerard JP et al (2012) Clinical outcome of the ACCORD 12/0405 PRODIGE 2 randomized trial in rectal cancer. J Clin Oncol 30(36):4558–4565

Grone J et al (2018) Accuracy of various lymph node staging criteria in rectal cancer with magnetic resonance imaging. J Gastrointest Surg 22(1):146–153

Habr-Gama A et al (2014) Local recurrence after complete clinical response and watch and wait in rectal cancer after neoadjuvant chemoradiation: impact of salvage therapy on local disease control. Int J Radiat Oncol Biol Phys 88(4):822–828

Habr-Gama A et al (2017) Organ preservation in cT2N0 rectal cancer after neoadjuvant chemoradiation therapy: the impact of radiation therapy dose-escalation and consolidation chemotherapy. Ann Surg 269(1):102–107

Hamaguchi T et al (2011) Final results of randomized trials by the National Surgical Adjuvant Study of Colorectal Cancer (NSAS-CC). Cancer Chemother Pharmacol 67(3):587–596

Hasegawa J et al (2014) Neoadjuvant capecitabine and oxaliplatin (XELOX) combined with bevacizumab for high-risk localized rectal cancer. Cancer Chemother Pharmacol 73(5):1079–1087

Helbling D et al (2013) Neoadjuvant chemoradiotherapy with or without panitumumab in patients with wild-type KRAS, locally advanced rectal cancer (LARC): a randomized, multicenter, phase II trial SAKK 41/07. Ann Oncol 24(3):718–725

Hoerske C et al (2010) Long-term outcomes and quality of life after rectal carcinoma surgery. Br J Surg 97(8):1295–1303

Hofheinz RD et al (2012) Chemoradiotherapy with capecitabine versus fluorouracil for locally advanced rectal cancer: a randomised, multicentre, non-inferiority, phase 3 trial. Lancet Oncol 13(6):579–588

Hong YS et al (2014) Oxaliplatin, fluorouracil, and leucovorin versus fluorouracil and leucovorin as adjuvant chemotherapy for locally advanced rectal cancer after preoperative chemoradiotherapy (ADORE): an open-label, multicentre, phase 2, randomised controlled trial. Lancet Oncol 15(11):1245–1253

Ishii Y et al (2010) Medium-term results of neoadjuvant systemic chemotherapy using irinotecan, 5-fluorouracil, and leucovorin in patients with locally advanced rectal cancer. Eur J Surg Oncol 36(11):1061–1065

Kamiya T et al (2016) Early results of multicenter phase II trial of perioperative oxaliplatin and capecitabine without radiotherapy for high-risk rectal cancer: CORONA I study. Eur J Surg Oncol 42(6):829–835

Kennecke H et al (2012) Pre-operative bevacizumab, capecitabine, oxaliplatin and radiation among patients with locally advanced or low rectal cancer: a phase II trial. Eur J Cancer 48(1):37–45

Kim KH et al (2016) A phase II study of preoperative mFOLFOX6 with short-course radiotherapy in patients with locally advanced rectal cancer and liver-only metastasis. Radiother Oncol 118(2): 369–374

Kong JC et al (2017) Outcome and salvage surgery following „Watch and Wait" for rectal cancer after neoadjuvant therapy: a systematic review. Dis Colon Rectum 60(3):335–345

Landry JC et al (2013) Phase 2 study of preoperative radiation with concurrent capecitabine, oxaliplatin, and bevacizumab followed by surgery and postoperative 5-fluorouracil, leucovorin, oxaliplatin (FOLFOX), and bevacizumab in patients with locally advanced rectal cancer: ECOG 3204. Cancer 119(8):1521–1527

Li XT et al (2015) Evaluating local lymph node metastasis with magnetic resonance imaging, endoluminal ultrasound and computed tomography in rectal cancer: a meta-analysis. Colorectal Dis 17(6):O129–135

Marijnen CA (2015) Organ preservation in rectal cancer: have all questions been answered? Lancet Oncol 16(1):e13–22

Merkel S et al (2014) Prognostic subdivision of ypT3 rectal tumours according to extension beyond the muscularis propria. Br J Surg 101(5):566–572

Mohiuddin M et al (2013) Neoadjuvant chemoradiation for distal rectal cancer: 5-year updated results of a randomized phase 2 study of neoadjuvant combined modality chemoradiation for distal rectal cancer. Int J Radiat Oncol Biol Phys 86(3):523–528

Nagtegaal ID, Quirke P (2008) What is the role for the circumferential margin in the modern treatment of rectal cancer? J Clin Oncol 26(2):303–312

Ngan SY et al (2012) Randomized trial of short-course radiotherapy versus long-course chemoradiation comparing rates of local recurrence in patients with T3 rectal cancer: Trans-Tasman Radiation Oncology Group trial 01.04. J Clin Oncol 30(31):3827–3833

O'Connell MJ et al (2014) Capecitabine and oxaliplatin in the preoperative multimodality treatment of rectal cancer: surgical end points from National Surgical Adjuvant Breast and Bowel Project trial R-04. J Clin Oncol 32(18):1927–1934

Peeters KC et al (2007) The TME trial after a median follow-up of 6 years: increased local control but no survival benefit in irradiated patients with resectable rectal carcinoma. Ann Surg 246(5):693–701

Petersen SH et al (2012) Postoperative adjuvant chemotherapy in rectal cancer operated for cure. Cochrane Database Syst Rev 3:CD004078

Pettersson D et al (2015) Tumour regression in the randomized Stockholm III Trial of radiotherapy regimens for rectal cancer. Br J Surg 102(8):972–978 discussion 978

Quasar Collaborative G et al (2007) Adjuvant chemotherapy versus observation in patients with colorectal cancer: a randomised study. Lancet 370(9604):2020–2029

Radu C et al (2008) Short-course preoperative radiotherapy with delayed surgery in rectal cancer – a retrospective study. Radiother Oncol 87(3):343–349

Renehan AG et al (2016) Watch-and-wait approach versus surgical resection after chemoradiotherapy for patients with rectal cancer (the OnCoRe project): a propensity-score matched cohort analysis. Lancet Oncol 17(2):174–183

Rodel C et al (2015) Oxaliplatin added to fluorouracil-based preoperative chemoradiotherapy and postoperative chemotherapy of locally advanced rectal cancer (the German CAO/ARO/AIO-04 study): final results of the multicentre, open-label, randomised, phase 3 trial. Lancet Oncol 16(8):979–989

Roh MS et al (2009) Preoperative multimodality therapy improves disease-free survival in patients with carcinoma of the rectum: NSABP R-03. J Clin Oncol 27(31):5124–5130

Ryan JE et al (2016) Predicting pathological complete response to neoadjuvant chemoradiotherapy in locally advanced rectal cancer: a systematic review. Colorectal Dis 18(3):234–246

Sainato A et al (2014) No benefit of adjuvant Fluorouracil Leucovorin chemotherapy after neoadjuvant chemoradiotherapy in locally advanced cancer of the rectum (LARC): Long term results of a randomized trial (I-CNR-RT). Radiother Oncol 113(2):223–229

Sauer R et al (2004) Preoperative versus postoperative chemoradiotherapy for rectal cancer. N Engl J Med 351(17):1731–1740

Sauer R et al (2012) Preoperative versus postoperative chemoradiotherapy for locally advanced rectal cancer: results of the German CAO/ARO/AIO-94 randomized phase III trial after a median follow-up of 11 years. J Clin Oncol 30(16):1926–1933

Schmoll HJ et al (2014) Effect of adjuvant capecitabine or fluorouracil, with or without oxaliplatin, on survival outcomes in stage III colon cancer and the effect of oxaliplatin on post-relapse survival: a pooled analysis of individual patient data from four randomised controlled trials. Lancet Oncol 15(13):1481–1492

Schmoll HJ et al (2016) Preoperative chemoradiotherapy and postoperative chemotherapy with capecitabine and oxaliplatin vs. capecitabine alone in locally advanced rectal cancer: final analyses. Annals Oncol 27(6):149–206.

Schrag D et al (2014) Neoadjuvant chemotherapy without routine use of radiation therapy for patients with locally advanced rectal cancer: a pilot trial. J Clin Oncol 32(6):513–518

Shin SJ et al (2011) Upfront systemic chemotherapy and preoperative short-course radiotherapy with delayed surgery for locally advanced rectal cancer with distant metastases. Radiat Oncol 6:99

Smith JJ et al (2015) Organ Preservation in Rectal Adenocarcinoma: a phase II randomized controlled trial evaluating 3-year disease-free survival in patients with locally advanced rectal cancer treated with chemoradiation plus induction or consolidation chemotherapy, and total mesorectal excision or nonoperative management. BMC Cancer 15:767

Spigel DR et al (2012) Phase II study of bevacizumab and chemoradiation in the preoperative or adjuvant treatment of patients with stage II/III rectal cancer. Clin Colorectal Cancer 11(1):45–52

Taylor FG et al (2011) Preoperative high-resolution magnetic resonance imaging can identify good prognosis stage I, II, and III rectal cancer best managed by surgery alone: a prospective, multicenter, European study. Ann Surg 253(4):711–719

Uehara K et al (2013) Neoadjuvant oxaliplatin and capecitabine and bevacizumab without radiotherapy for poor-risk rectal cancer: N-SOG 03 Phase II trial. Jpn J Clin Oncol 43(10):964–971

Valentini V et al (2011) Nomograms for predicting local recurrence, distant metastases, and overall survival for patients with locally advanced rectal cancer on the basis of European randomized clinical trials. J Clin Oncol 29(23):3163–3172

van der Pool AE et al (2010) Optimizing the outcome of surgery in patients with rectal cancer and synchronous liver metastases. Br J Surg 97(3):383–390

Van Cutsem E et al (2009) Cetuximab and chemotherapy as initial treatment for metastatic colorectal cancer. N Engl J Med 360(14):1408–1417

van Dijk TH et al (2013) Evaluation of short-course radiotherapy followed by neoadjuvant bevacizumab, capecitabine, and oxaliplatin and subsequent radical surgical treatment in primary stage IV rectal cancer. Ann Oncol 24(7):1762–1769

van Gijn W et al (2011) Preoperative radiotherapy combined with total mesorectal excision for resectable rectal cancer: 12-year follow-up of the multicentre, randomised controlled TME trial. Lancet Oncol 12(6):575–582

Yoon HI et al (2016) Upfront systemic chemotherapy and short-course radiotherapy with delayed surgery for locally advanced rectal cancer with distant metastases: outcomes, compliance, and favorable prognostic factors. PLoS ONE 11(8):e0161475

8 Magnetresonanztomographie (MRT) – basierte Chirurgie des Rektumkarzinoms

Martin E. Kreis

Inhaltsverzeichnis

▶ Die herkömmlichen klinischen Verfahren, nach T- und N-Kategorie ein Staging präoperativ vorzunehmen und darauf die Therapieentscheidung zur neoadjuvanten Therapie fußen zu lassen, ist problematisch, da die T- und N-Kategorisierung häufig ungenau ist und damit wahrscheinlich ein relevanter Anteil an Patienten neoadjuvant radiochemotherapiert wird, ohne dass sich hieraus ein relevanter onkologischer Vorteil ergibt – bei gleichzeitiger Inkaufnahme der Nebenwirkungen der neoadjuvanten Therapie. Die präoperative Indikationsstellung zur primären Operation bzw. neoadjuvanten Chemotherapie, die auf einer präoperativen MRT basiert, stellt deshalb eine attraktive Alternative dar, um unnötige Nebenwirkungen einer neoadjuvanten Therapie zu vermeiden bei gleichzeitig onkologisch vergleichbaren Ergebnissen.

Einleitung

Die Therapie des Rektumkarzinoms bestand fast das gesamte letzten Jahrhundert ausschließlich darin, eine primäre Operation vorzunehmen. In dieser Entwicklung war bedeutsam, dass Miles Anfang des letzten Jahrhunderts verstanden hatte, dass der Lymphknotenabstrom nach zentral verläuft und somit die Lymphknoten entlang der A. rectalis superior sowie in Richtung der A. mesenterica inferior mitentfernt werden müssen (Miles 1908). Diese Erkenntnis hatte zur Konsequenz, dass immer ein abdomineller Eingriff bei der kurativen Operation des Rektumkarzinoms stattfinden musste, wenngleich dies zur damaligen Zeit aufgrund des Risikos einer Peritonitis gefürchtet war. Im weiteren Verlauf gab es Ende des letzten Jahrhunderts zwei zentrale Entwicklungen. Die eine war, dass erkannt wurde, dass sich die Lokalrezidivrate durch eine multimodale Therapie, d. h. unter Hinzunahme einer Radio- bzw. Radiochemotherapie deutlich absenken ließ (Cummings 1984). Zunächst war es viele Jahre üblich, die Radiochemotherapie postoperativ einzusetzen, wodurch dann eine Verbesserung der lokalen Rezidivrate erreicht werden konnte. Allerdings blieb die Lokalrezidivrate dennoch mit weit über 10 % so hoch, dass sie ein häufiges Problem darstellte.

Durch die Arbeiten von Heald und Stelzner wurde deutlich, dass bei sorgfältiger Respektierung der Hüllfaszien des Rektums unter Intaktlassen des Mesorektums die Lokalrezidivrate auf niedrige, einstellige Prozentwerte abgesenkt werden kann (Heald et al. 1982). Beeindruckend ist insbesondere, dass dies allein durch eine bessere chirurgische Technik erreicht werden kann. Die Ergebnisse waren darüber hinaus international reproduzierbar (Havenga et al. 1999). Des Weiteren wurde deutlich, dass bei dieser subtilen Operationstechnik ein besserer Erhalt der autonomen Innervation des Beckens gewährleistet wird. Um die Jahrhundertwende wurde dann eine Untersuchung durchgeführt, die als „deutsche Rektumkarzinomstudie" in die Geschichte der klinischen Forschung zum Rektumkarzinom einging. In dieser Studie konnten Sauer et al. mit ihrer Studiengruppe zeigen, dass es Vorteile hinsichtlich des Lokalrezidivrisikos bietet, wenn die Radiochemotherapie vor der Operation erfolgt, d. h. eine sogenannte neoadjuvante Radiochemotherapie erfolgt (Sauer et al. 2004). Diese „Landmark"-Studie zeigte aber auch, dass die Radiochemotherapie mit erheblichen zusätzlichen Konsequenzen der Therapie hinsichtlich Kontinenz und Aspekten

M. E. Kreis (✉)
Klinik für Allgemein-, Viszeral- und Gefäßchirurgie, Campus Benjamin Franklin, Charité – Universitätsmedizin Berlin, Berlin, Deutschland
E-Mail: martin.kreis@charite.de

M. E. Kreis und P. Asbach (Hrsg.), *MRT-basierte Chirurgie des Rektumkarzinoms*, https://doi.org/10.1007/978-3-662-58159-9_8

der Lebensqualität einhergingen, wenngleich diese Ergebnisse überraschenderweise nur in einer Dissertation veröffentlicht wurden, die allerdings per Internet an der Universität Erlangen zugänglich ist (Villanueva 2012).

Ein Grundproblem der neoadjuvanten Therapiemodalität ist, dass sie indiziert werden muss durch eine klinische Stadieneinteilung bzw. Kategorisierung. Diese Stadieneinteilung ist hinsichtlich der T-Kategorie und M-Kategorie des Tumors in der Regel einigermaßen zuverlässig (Gröne et al. 2018). Problematisch wird es jedoch, wenn die Lymphknoten perioperativ beurteilt werden sollen. Hier zeigt sich, dass betroffene Lymphknoten nur in etwas mehr als der Hälfte korrekt vorhergesagt werden können. Dies rührt daher, dass Lymphknoten in der Schnittbildgebung nicht nur sichtbar werden, wenn sie Metastasen des Tumors enthalten, sondern auch, wenn sie entzündlich vergrößert sind. Es ist allerdings zu beachten, dass, wenn Lymphknoten größer als 1 cm sind, in annähernd 100 % der Fälle ein Tumorbefall vorhanden ist (Gröne et al. 2018). Die Problematik besteht darin, dass diese Größe von über 1 cm nur für einen äußerst kleinen Teil der Lymphknoten zutrifft, die üblicherweise präoperativ erkennbar sind. Dieses Problem der ungenauen Lymphknotenklassifizierung führte in der Vergangenheit dazu, dass Patienten allein bei sichtbaren Lymphknoten häufig unabhängig von deren Größe in das Stadium UICC III klassifiziert werden (d. h. nodal positiv). Diese Klassifizierung führt dann zur neoadjuvanten Radiochemotherapie mit entsprechenden Konsequenzen für die Lebensqualität der Patienten. Dies wurde in verschiedensten Studien gezeigt, wobei eine sehr schöne Übersicht die Arbeit von Kornmann et al. darstellt, der hier nach der Zusammenfassung verschiedenster internationaler Studien zeigen konnte, dass es in der Summe in etwa zu einer Verdopplung der Nebenwirkungen kommt, wenn neben der Operation auch eine neoadjuvante Radiotherapie erfolgt (Kornmann und Henne-Bruns 2008).

Angesichts der parallel zur Entwicklung der multimodalen Therapie sich etablierenden subtileren Operationstechniken kam die Frage auf, ob denn eine Lokalrezidivrate allein durch die Operation von größenordnungsmäßig 5 % wirklich noch einer neoadjuvanten Radiochemotherapie bedarf. Hier ist abzuwägen, dass sicherlich auch 5 % noch reduziert werden können, jedoch ist es äußerst fraglich, ob die Mehrzahl der Patienten sich für eine solche Therapie entscheiden würden, wenn ihr Risiko dadurch vielleicht um einige wenige Prozentpunkte verbessert werden kann, jedoch erhebliche Auswirkungen auf die Lebensqualität resultieren und all das bei natürlich gleichem Langzeitüberleben.

Aus dieser Überlegung heraus wurden in verschiedenen Ländern Studienkonzepte aufgelegt, die untersuchten, ob nicht durch die moderne MRT-Bildgebung die Therapieentscheidung so stratifiziert werden kann, dass die neoadjuvante Radiochemotherapie mit ihren zusätzlichen Nebenwirkungen selektiver vorgenommen werden kann. In England war dies die MERCURY-Gruppe, in Deutschland die OCUM-Studiengruppe um Herrn Prof. T. Junginger, Prof. P. Hermanek und Frau Dr. S. Merkel.

Konzept des MRT-basierten Vorgehens

Traditionell erfolgt bei vielen Tumorerkrankungen die prätherapeutische klinische Einschätzung des Stadiums anhand von einer Bildgebung, welche T-Kategorie, N-Kategorie und M-Kategorie versuchen zu klären. Die Ungenauigkeit und damit Probleme bei der Therapieentscheidung, die damit einhergehen, wurden im vorausgehenden Abschnitt geschildert. Bei der Behandlung des Rektumkarzinoms gibt es aber auch eine andere Möglichkeit, das therapeutische Vorgehen zu planen. Der Parameter, der hierfür gut eingesetzt werden kann, ist der sogenannte zirkumferenzielle Resektionsrand, im Englischen „circumferential margin". Dieser Parameter beschreibt den Abstand des Karzinoms im Becken zur mesorektalen Hüllfaszie, die nach den Arbeiten von Bill Heald die spätere chirurgische Präparationsebene für das Rektumkarzinom darstellt, wenn eine totale mesorektale Exzision durchgeführt wird (Heald et al. 1982). Dieser Abstand des Tumors zur späteren geplanten Präparationsebene, den der Pathologe am Präparat durch entsprechende Millimeterangaben zwischen dem Rand des Präparates und dem Beginn des Tumors ausmessen kann (vgl. Kap. 3 zur Pathologie), hat einen erheblichen diagnostischen Stellenwert, wenn man berücksichtigt, dass der freie zirkumferenzielle Resektionsrand eng korreliert ist, nicht nur mit dem Lokalrezidivrisiko, sondern auch mit dem Fernmetastasierungsrisiko sowie dem tumorfreien Überleben (Nagtegaal und Quirke 2008). Dies wurde durch zahlreiche Studien ausgiebig belegt (Abb. 8.1).

Das Besondere an dem zirkumferenziellen Resektionsrand, den der Pathologe beschreiben und ausmessen kann (der sogenannte pCRM) und der gut mit der onkologischen Prognose des Patienten korreliert, stellt die Tatsache dar, dass dieser sogenannte pCRM präoperativ vorhergesagt werden kann, indem eine entsprechend qualitativ hochwertige Magnetresonanztomographie angefertigt wird (Abb. 8.2). Mit dieser Bildgebung und entsprechender radiologischer Expertise kann der Abstand des Tumors zur mesorektalen Hüllfaszie präoperativ anhand der MRT ausgemessen werden. Wenn der Abstand des Tumors zur Hüllfaszie mehr als 1 mm beträgt spricht man von einem in der MRT negativen zirkumferenziellen Resektionsrand (mrCRM-negativ). Ist er kleiner oder gleich 1 mm bezeichnet man ihn als mrCRM-positiv (Abb. 8.3). Durch die enge Korrelation des mrCRM mit dem späteren pCRM – bei entsprechender chirurgischer Expertise bei der Durchführung der totalen mesorektalen Exzision (TME) – kann somit bei der präoperativen Therapieplanung mit sehr hoher Wahrscheinlichkeit festgestellt werden, ob der Patient zu der prognostisch günstigen Gruppe der Patienten gehören wird, die einen in der pathologischen

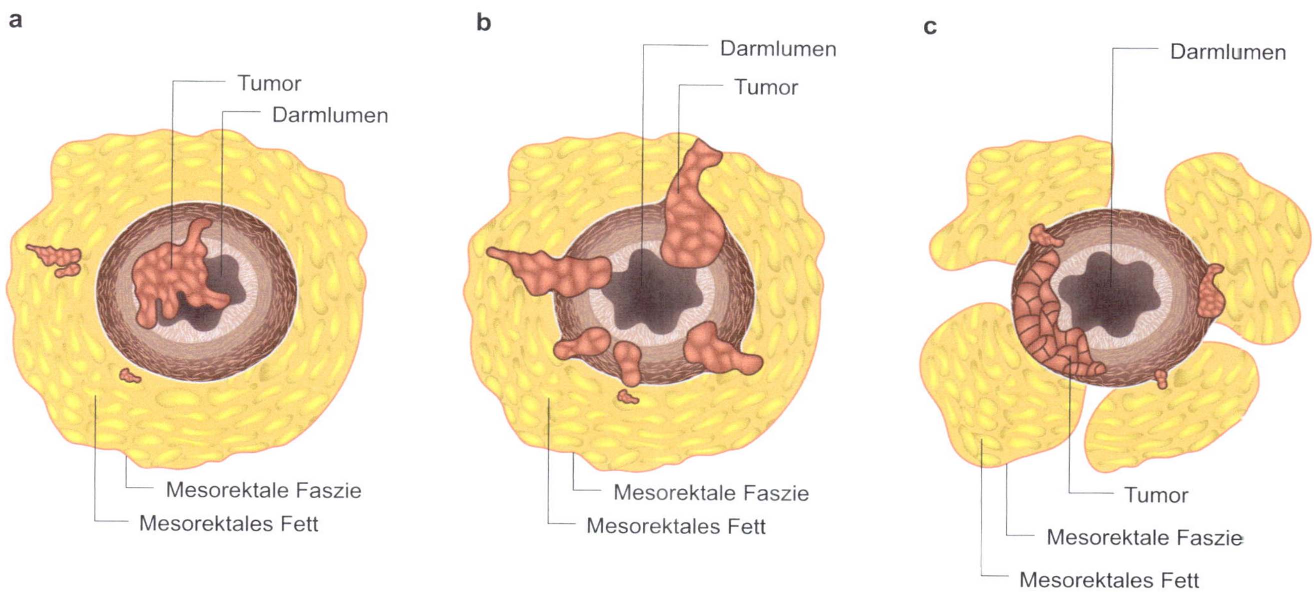

Abb. 8.1 Die Schemata zeigen einen horizontalen Schnitt durch ein Rektumresektat mit Rektumkarzinom und angrenzendem Mesorektum. **a** Das mesorektale Fett ist erhalten und der zirkumferenzielle Resektionsrand negativ (pCRM-negativ). **b** Der Tumor erreicht die mesorektale Hüllfaszie, wodurch der Tumor pCRM-positiv wird, obwohl das Mesorektum intakt ist. **c** Das Mesorektum ist im Rahmen der Operation eröffnet worden, sodass der Tumor pCRM-positiv wird, obwohl initial kein CRM-positiver Befund vorlag

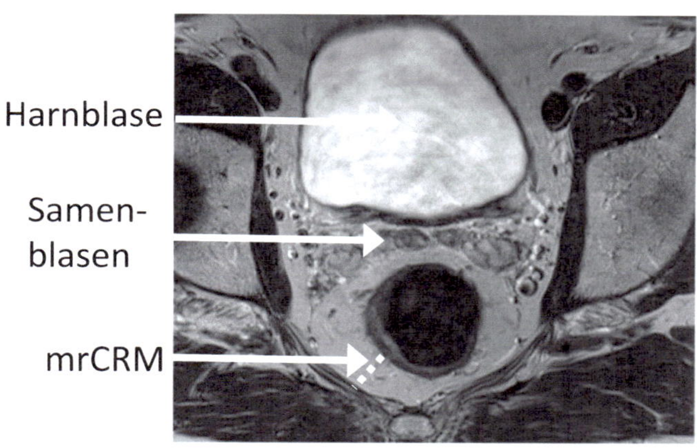

Abb. 8.2 Die Abbildung zeigt ein Rektumkarzinom mit umgebendem mesorektalem Fett und dessen Abstand zur mesorektalen Hüllfaszie in einer MRT-Untersuchung. (Freundliche Überlassung des Instituts für Radiologie, Charité Universitätsmedizin, Berlin)

Begutachtung negativen zirkumferenziellen Resektionsrand haben werden oder zu der ungünstiger verlaufenden Gruppe der Patienten, die einen positiven zirkumferenziellen Resektionsrand bekommen werden (vgl. Tab. 8.1). Diese Möglichkeit, einen negativen pCRM durch den mrCRM mit sehr hoher Genauigkeit korrekt vorherzusagen bedeutet, dass Patienten mit einem mrCRM-positiven Befund einer Vorbehandlung zur Verkleinerung des Tumors zugeführt werden sollten, d. h. einer neoadjuvanten Radiochemotherapie oder Radiotherapie mit entsprechender mehrwöchiger Wartezeit im Anschluss, bis der Tumor sich verkleinern konnte (Sauer et al. 2004).

▶ Eine wesentliche Voraussetzung für die Festlegung, ob der mrCRM-positiv oder -negativ ist, stellt eine technisch hochwertige MRT des Beckens sowie die entsprechende radiologische Expertise bei der Befundung dar.

Diese Gegebenheiten haben sich Studienarbeitsgruppen zu Nutze gemacht und Patienten mit Tumoren, die einen in der MRT positiven zirkumferenziellen Resektionsrand zu erwarten hatte, mittels Radiochemotherapie vorbehandelt (Langzeitprotokoll, 50,4 Gy kumulative Strahlendosis). Die anderen Patienten, die einen negativen zirkumferenziellen Resektionsrand zu erwarten hatten, wurden primär operiert. Mit diesem Verfahren ist es möglich, die Quote der Patienten, die eine Radiochemotherapie indiziert bekommen, zu reduzieren, wenn man dies mit der reinen klinischen UICC-Klassifikation bzw. Klassifikation nach TNM-Kategorie vornimmt, ohne dass eine onkologisch relevante Erhöhung der Lokalrezidivrate zu erwarten ist (Taylor et al. 2014; Ruppert et al. 2018). Hierfür ist es aber erforderlich, dass eine totale mesorektale Exzision erfolgt, die in hoher Qualität, d. h. unter Einhaltung der mesorektalen Präparationsebene bei jedem Patienten durchgeführt wird. In der OCUM-Studie konnte gezeigt werden, dass in Deutschland in vielen Kliniken aus unterschiedlichen Versorgungsstufen und Regionen diese hohe Qualität ein-

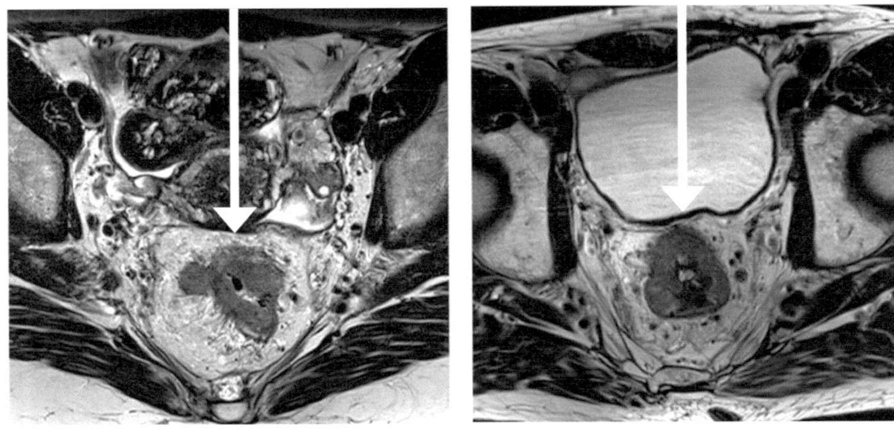

Abb. 8.3 Die Abbildung zeigt ein mrT3c-Rektumkarzinom mit umgebendem mesorektalem Fett. Im *linken* MRT besteht ein Abstand von >1 mm zur mesorektalen Hüllfaszie, sodass ein mrCRM-negativer Befund vorliegt. Im rechten Bild ist kein Abstand zur Hüllfaszie erkennbar, sodass hier der Befund eines positiven mrCRM vorliegt. (Freundliche Überlassung des Instituts für Radiologie, Charité Universitätsmedizin, Berlin)

Tab. 8.1 Die Tabelle gibt den Anteil der Patienten der OCUM-Studie wieder, die nach MRT-Kriterien einen negativen zirkumferenziellen Resektionsrand (mrCRM-negativ) aufwiesen, im Verhältnis zum Status des zirkumferenziellen Resektionsrandes nach pathologischer Aufarbeitung (pCRM-negativ) (Kreis et al. 2016)

Tumorlokalisation	pCRM-negativ (%)
Oberes Rektumdrittel	93/96 (97)
Mittleres Rektumdrittel	246/248 (97,6)
Unteres Rektumdrittel	44/45 (98)
Summe	379/389 (97,4)

gehalten werden kann (Kreis et al. 2016). Diese Qualität wird bei der pathologischen Begutachtung des Präparates in der Klassifikation nach MERCURY angegeben, wobei MERCURY I ein komplettes Mesorektum, MERCURY II eines mit oberflächlichen Einrissen und MERCURY III Verletzungen des Mesorektums bis zur Rektumwand beschreiben. Allgemein wird für eine gute chirurgische Qualität eine Rate von MERCURY-I- und -II-Resektaten bei möglichst über 90 % erwartet.

▶ Die Durchführung einer totalen mesorektalen Exzision in hoher Qualität ist eine zwingende Voraussetzung, um onkologisch günstige Ergebnisse bei der primären Operation von Patienten mit einem mrCRM-negativem Rektumkarzinom zu erzielen.

Zu beachten ist bei diesem Konzept, dass der Lymphknotenstatus nicht berücksichtigt wird, der wie im ersten Absatz dargestellt, auch nur äußerst schwierig vorherzusagen ist und nach Einschätzung vieler Autoren auch keine selektive prognostische Relevanz bezüglich des lokalen und Fernmetastasierungsrisikos hat. Anders ausgedrückt ist es unklar, ob ein primär nodal positiver Tumor, der mit einer Radiochemotherapie vorbehandelt wird, durch diese Maßnahme eine bessere Prognose bekommt, als wenn lediglich eine Chirurgie kombiniert mit Chemotherapie erfolgt. Folglich würde auch eine Lymphknotenvergrößerung, die der Radiologe beschreibt, im hier vorgeschlagenen MRT-basierten Vorgehen nicht zu einer Änderung der Therapiestrategie führen, sondern die Therapieentscheidung würde allein nach dem CRM-Status vorgenommen werden.

Ein weiterer Parameter der in einer hochwertigen MRT-Untersuchung beschrieben werden kann, ist der sogenannte EMVI-Status. EMVI steht für eine extramurale Gefäßinfiltration („extramural venous invasion“). In verschiedenen Studien konnte gezeigt werden, dass, wenn eine derartige Invasion vorliegt, die Prognose des Patienten erheblich negativ beeinflusst wird. Somit sind die Patienten, die einen EMVI-positiven Status haben, als prognostisch ungünstig anzusehen. Problematisch ist, dass nicht ganz klar ist, wie mit diesem Befund umzugehen ist. Im eigenen Vorgehen werden diese Patienten radiochemotherapiert. Zukünftige Studien müssen aber zeigen, ob hier eventuell eine primäre Chemotherapie eine sinnvollere Variante darstellt. In jedem Fall sollte hierauf radiologischerseits als auch seitens des betreuenden multidisziplinären Teams in den Tumorkonferenzen sorgfältig geachtet werden.

Ergebnisse
Zum MR-basierten Vorgehen bezüglich der Entscheidung einer primären Operation oder neoadjuvanten Radiochemotherapie existieren derzeit keine randomisierten Studien. Die zuletzt in Deutschland geplante SELREC-Studie konnte mangels Finanzierung nicht durchgeführt werden. Es liegen allerdings Kohorten-Studien der MERCURY-Studiengruppe vor sowie Ergebnisse der OCUM-Studiengruppe (Taylor et al. 2014; Ruppert et al. 2018). Diese Ergebnisse weisen auf ein sehr niedriges Lokalrezidivrisiko hin, wenn eine entsprechende Selektion vorgenommen wurde. In der MERCURY-Studiengruppe wurden Patienten selektioniert,

die einen mrCRM-negativen Resektionsrand zu erwarten hatten, EMVI-negativ waren und einen T2a- oder T2b-Tumor aufwiesen. Diese Patienten wurden primär operiert, es resultierte ein Lokalrezidivrisiko von 3,3 %. In der OCUM-Studiengruppe, die Tumoren von 0–15 cm und als zusätzliches Kriterium für Tumoren im unteren Rektumdrittel nur T2-Tumoren einschloss, ergab sich eine Lokalrezidivrate von unter 2 %. Selbstverständlich ist hier zu beachten, dass auch teilweise frühe Stadien in diesen Studien eingeschlossen wurden, die auch unter traditionellen Kriterien nicht einer Radiochemotherapie zugeführt werden würden. Allerdings ließen sich mit diesem Verfahren Lokalrezidivraten erreichen, die wahrscheinlich kaum noch durch eine Radiochemotherapie relevant zu verbessern sind und den Einsatz der Radiochemotherapie mit seinen zusätzlichen Nebenwirkungen natürlich auch kritisch erscheinen lassen. Darüber hinaus ist zu beachten, dass die neoadjuvante Radiochemotherapie in der Mehrzahl der Studien nicht zu einer Verlängerung des Überlebens führte.

Zu beachten ist bei diesen Untersuchungen, dass weiterhin ein relevanter Anteil der betroffenen Patienten ein Rezidiv der Erkrankung im Sinne einer Fernmetastasierung erleidet. Es wird das Ziel zukünftiger Studien sein müssen, Konzepte zu entwickeln, die dazu führen, dass die Quote der Fernmetastasierungen reduziert wird. Hierfür wird voraussichtlich die Evaluierung adjuvanter und neoadjuvanter Chemotherapiekonzepte für die Behandlung des Rektumkarzinoms erforderlich sein.

Zusammenfassung

Die moderne MR-Bildgebung des Beckens erlaubt eine präzise Vorhersage des zirkumferenziellen Resektionsrandes bei der pathologischen Begutachtung eines Rektumkarzinoms, wenn eine subtile totale mesorektale Exzision ohne relevante Verletzung des Mesorektums erfolgte. Diese Möglichkeit, den negativen zirkumferenziellen Resektionsrand vorherzusagen, erlaubt es, diesen Parameter zur Grundlage der Indikation zur neoadjuvanten Radiochemotherapie zu machen. In Studien wurde gezeigt, dass dieser Parameter sehr eng mit der Lokalrezidivrate, Fernmetastasierungsrate sowie dem Gesamtüberleben korreliert ist und somit einen guten Outcome-Parameter der onkologischen Behandlung des Rektumkarzinoms darstellt. Von untergeordneter Bedeutung hat es sich erwiesen, dass der Lymphknotenstatus präoperativ weder mit MRT, CT oder PET-CT adäquat vorhergesagt werden kann. Somit sollte dieser Parameter des klinischen Lymphknotenstagings nicht im Fokus stehen, wenn es um die Frage der Therapieplanung zur neoadjuvanten Radiochemotherapie oder primärer Operation geht. Das Vorgehen, basierend auf der MRT, erlaubt es, die Rate an Patienten, die eine neoadjuvante Radiochemotherapie erhalten, deutlich abzusenken, sodass sich die Nebenwirkungen hinsichtlich dem Low-anterior-resection-Syndrom (LARS) und der Sexualfunktion sowie das Risiko für spätere Zweittumoren deutlich reduzieren lassen.

Fazit

Das MR-basierte Vorgehen ermöglicht es durch eine daraus resultierende seltenere Indikationsstellung zur neoadjuvanten Radiochemotherapie eine Beeinträchtigung der Lebensqualität durch diese Therapiemodalität bei Patienten mit Rektumkarzinom zu reduzieren, ohne die onkologische Prognose relevant zu kompromittieren.

Literatur

Cummings BJ (1984) Adjuvant radiation therapy for rectal adenocarcinoma. Dis Colon Rectum 27:826–836

Gröne J, Loch FN, Taupitz M, Schmidt C, Kreis ME (2018) Accuracy of various lymph node staging criteria in rectal cancer with magnetic resonance imaging. J Gastrointest Surg 22:146–153

Havenga K, Enker WE, Norstein J, Moriya Y, Heald RJ, van Houwelingen HC, van de Velde CJ (1999) Improved survival and local control after total mesorectal excision or D3 lymphadenectomy in the treatment of primary rectal cancer: an international analysis of 1411 patients. Eur J Surg Oncol 25:368–374

Heald RJ, Husband EM, Ryall RD (1982) The mesorectum in rectal cancer surgery – the clue to pelvic recurrence? Brit J Surg 69:613–616

Kornmann M, Henne-Bruns D (2008) Quality for the data basis of evidence-based medicine: rectal cancer and preoperative 5 × 5 irradiation. Zentralbl Chir 133:20–24

Kreis ME, Ruppert R, Ptok H, Strassburg J, Brosi P, Lewin A, Schön MR, Sauer J, Junginger T, Merkel S, Hermanek P (2016) OCUM study group. Use of preoperative magnetic resonance imaging to select patients with rectal cancer for neoadjuvant chemoradiation-interim analysis of the German OCUM trial (NCT01325649). J Gastrointest Surg 20:25–32

Miles WE (1908) A method of performing abdomino-perineal excision for carcinoma of the rectum and of the terminal portion of the pelvic colon. Lancet 172:P1812–P1813

Nagtegaal ID, Quirke P (2008) What is the role for the circumferential margin in the modern treatment of rectal cancer. J Clin Oncol 26:303–312

Ruppert R, Junginger T, Ptok H, Strassburg J, Maurer CA, Brosi P, Sauer J, Baral J, Kreis M, Wollschlaeger D, Hermanek P, Merkel S (2018) OCUM group. Oncological outcome after MRI-based selection for neoadjuvant chemoradiotherapy in the OCUM rectal cancer trial. Br J Surg 105:1519–1529

Sauer R, Becker H, Hohenberger W, Rödel C, Wittekind C, Fietkau R, Martus P, Tschmelitsch J, Hager E, Hess CF, Karstens JH, Liersch T, Schmidberger H, Raab R (2004) German rectal cancer study group. Preoperative versus postoperative chemoradiotherapy for rectal cancer. N Engl J Med 351(17):1731–1740

Taylor FG, Quirke P, Heald RJ, Moran BJ, Blomqvist L, Swift IR, Sebag-Montefiore D, Tekkis P, Brown G (2014) Magnetic resonance imaging in rectal cancer European equivalence study study group. Preoperative magnetic resonance imaging assessment of circumferential resection margin predicts disease-free survival and local recurrence: 5-year follow-up results of the MERCURY study. J Clin Oncol 32:34–43

Villanueva MT (2012) Lebensqualität bei Patienten nach multimodaler Therapie eines Rektumkarzinoms. https://opus4.kobv.de/opus4-fau/files/2430/Marie_Therese.Villanueva.dissertation.pdf

9 Klinischer Stellenwert der Bildgebung nach neoadjuvanter Therapie

Ulrike I. Attenberger, Ralf D. Hofheinz und Barbara D. Wichtmann

Inhaltsverzeichnis

9.1 Klinische Relevanz des Treatment Assessments mittels Bildgebung

Die Behandlung des lokal fortgeschrittenen Rektumkarzinoms hat sich in den letzten 20 Jahren wesentlich weiterentwickelt und konnte die Prognose der Patienten deutlich verbessern. Dies ist vor allem auf bessere Bildgebungsmöglichkeiten, die Einführung neoadjuvanter Therapieoptionen mit einer konsequenten Anwendung präoperativer Bestrahlung sowie ein verbessertes und standardisiertes operatives Vorgehen mit der totalen mesorektalen Exzision (TME) zurückzuführen. Eine perioperative Chemotherapie kann darüber hinaus die lokale Rezidivrate reduzieren und das Überleben verbessern (Ryan et al. 2015).

U. I. Attenberger (✉) · B. D. Wichtmann
Klinik für diagnostische und interventionelle Radiologie, Rheinische Friedrich-Wilhelms-Universität Bonn, Bonn, Deutschland
E-Mail: ulrike.attenberger@ukbonn.de

B. D. Wichtmann
E-Mail: barbara.wichtmann@ukbonn.de

R. D. Hofheinz
Medizinische Fakultät Mannheim der Universität Heidelberg, Universitätsmedizin Mannheim GmbH, Interdisziplinäres Tumorzentrum, Mannheim, Deutschland
E-Mail: ralf.hofheinz@umm.de

Für Patienten mit Adenokarzinomen des unteren bis mittleren Rekumdrittels mit einem Tumorstadium cT3/4 und/oder cN+ gilt die neoadjuvante Radiochemotherapie (nRCT) mit anschließender Resektion im Intervall als ein Behandlungsstandard (Schmoll et al. 2012), insbesondere wenn der mittels Magnetresonanztomographie (MRT) evaluierte zirkumferenzielle Resektionsrand ("circumferential resection margin", CRM) gefährdet ist (Marijnen et al. 2003). Gemäß der aktuellen S3-Leitlinie erhalten Patienten mit lokal fortgeschrittenem Rektumkarzinom (UICC-Stadium II–III) eine nRCT (Leitlinienprogramm Onkologie 2014). Dieses Vorgehen wird durch Daten gestützt, die darauf hindeuten, dass eine nRCT die lokale Rezidivrate senkt, die Compliance erhöht und eine geringere Toxizität als eine adjuvante RCT (aRCT) aufweist (Ryan et al. 2015; Marijnen et al. 2003; Ceelen et al. 2009; Sauer et al. 2012). Ziel der präoperativen Behandlung ist neben der Reduktion der Lokalrezidivrate, die Verbesserung der Resektabilität zur Ermöglichung einer R0-Resektion, der Erhalt der Sphinkterfunktion bei tiefsitzenden Tumoren und die Vermeidung eines permanenten Stomas.

Eine nRCT erreicht sehr gute Ergebnisse hinsichtlich Downsizing und Downstaging. Bei ca. 15 % der neoadjuvant behandelten Rektumkarzinompatienten lässt sich im Resektat entsprechend einer pathologisch kompletten Remission (pCR; ypT0N0) kein residuales Tumorgewebe mehr nachweisen (Maas et al. 2010, 2015). Nach erfolgter

M. E. Kreis und P. Asbach (Hrsg.), *MRT-basierte Chirurgie des Rektumkarzinoms*, https://doi.org/10.1007/978-3-662-58159-9_9

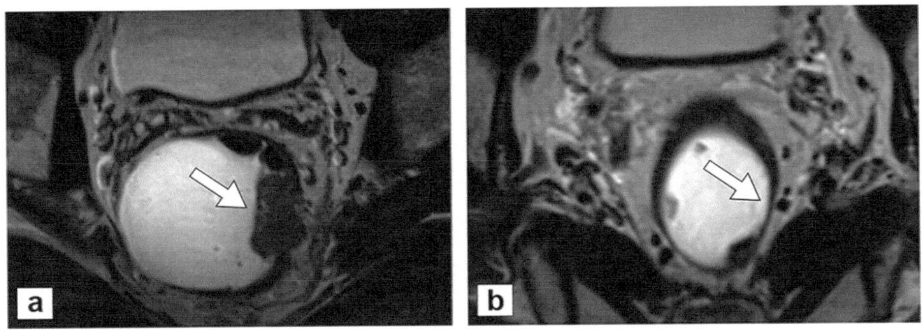

Abb. 9.1 Bei einem ausgesprochen guten Ansprechen auf die neoadjuvante Chemoradiotherapie kann Patienten eine organerhaltende Therapie ermöglicht werden. In diesem Fallbeispiel eines 41-jährigen Patienten wurde der Therapieansatz des beobachtenden Abwartens („Watch-and-wait") gewählt. **a** vor Radiochemotherapie (RCT), **b** nach RCT

Tumorresektion ist eine pCR mit einem niedrigen Lokalrezidivrisiko und exzellentem Langzeitüberleben assoziiert (De Nardi und Carvello 2013). Eine weitere wesentliche Bedeutung der nRCT und des Tumorrestagings liegt ferner in dem Potenzial, Patienten mit einem ausgesprochen guten Therapieansprechen als Alternative zur radikalen, chirurgischen Standardtherapie ein organerhaltendes Vorgehen anzubieten, d. h. eine lokale Resektion und/oder ein beobachtendes Abwarten („Watch-and-wait") (Abb. 9.1) (De Nardi und Carvello 2013; Issa et al. 2012; Habr-Gama und Perez 2009; Habr-Gama et al. 2004, 2010, 2012). Ein akkurates Restaging zur Identifikation von Patienten mit einer pCR vor der chirurgischen Resektion ist hier von entscheidender Bedeutung. Die klinisch komplette Remission (cCR) wird als Surrogat für die pCR genutzt und es kann als Alternative zu einer radikalen Chirurgie ein engmaschiges, initial dreimonatiges Follow-up angeboten werden. Durch das engmaschige Follow-up soll ein erneutes Tumorwachstum möglichst frühzeitig erfasst werden und in diesem Fall eine definitive chirurgische Sanierung erfolgen (Kong et al. 2017).

Neben der Identifikation potenzieller Patienten, die sich für eine Watch-and-wait-Strategie qualifizieren, ist die sichere Erfassung des Therapieansprechens mittels Bildgebung im Hinblick auf eine Abschätzung des Gesamtüberlebens sinnvoll. Zwar führt das Vorgehen mit einer nRCT bei lokal fortgeschrittenem Rektumkarzinom vor chirurgischer Resektion zu einer Lokalrezidivrate von weniger als 10 %, jedoch wird dadurch das Gesamtüberleben in nicht jedem Fall verlängert (Loos et al. 2013; Rouanet et al. 2017). 30 % der Patienten mit fortgeschrittenem Tumorstadium und nRCT entwickeln im Krankheitsverlauf eine systemische Tumormanifestation. Einige Studien weisen darauf hin, dass Patienten, die nicht bzw. kaum auf eine nRCT ansprechen, relativ „unterbehandelt" werden, d. h. eine schlechte Prognose aufweisen (Loos et al. 2013; Rouanet et al. 2017).

Aus diesen Gründen verfolgen neuere Ansätze eine individualisierte Behandlungsstrategie in Abhängigkeit vom erwarteten Ansprechen des Patienten auf die nRCT (Schmoll et al. 2012). Die Therapieentscheidung hängt hauptsächlich von der Zuverlässigkeit der bildgebenden Verfahren und der Zusammenarbeit von Chirurgen und Radiologen ab (De Nardi und Carvello 2013). Für die erfolgreiche Umsetzung personalisierter Therapiekonzepte ist eine verlässliche Erfassung des Therapieansprechens unerlässlich. Derzeitige bildgebende Verfahren weisen eine hohe diagnostische Genauigkeit im Hinblick auf das primäre Staging des Rektumkarzinoms auf (De Nardi und Carvello 2013). Eine neoadjuvante Therapie führt jedoch zu tiefgehenden Veränderungen des Tumorgewebes und umgebender Strukturen, wie z. B. übermäßiger Fibrose, tiefer Stromaalteration, Wandverdickungen, charakteristischem Muskelumbau, Tumornekrose, Kalzifizierung und inflammatorischer Infiltration (De Nardi und Carvello 2013). Infolgedessen nimmt die diagnostische Genauigkeit derselben bildgebenden Verfahren im Hinblick auf das Restaging deutlich ab. Entsprechend kann z. B. die lokale Tumorausdehnung über- oder unterschätzt werden. Die diagnostische Genauigkeit der klinischen Untersuchung, des endorektalen Ultraschalls (EUS), der Computertomographie (CT), der Magnetresonanztomographie (MRT) und der ^{18}F-FDG-Positronenemissionstomographie mit CT (^{18}F-FDG-PET/CT) liegt bezüglich der Beurteilung von sowohl einer Invasion der Rektumwand als auch von Lymphknotenmetastasen zwischen 25 % und 75 % – in den meisten Studien unter 60 % (De Nardi und Carvello 2013). Sensitivität und Spezifität der genannten Methoden sind insbesondere im Hinblick auf das Erfassen der pCR nach neoadjuvanter Therapie, um die chirurgische Therapie anpassen zu können, sehr gering (Ryan et al. 2015).

Bis zu einigen Wochen nach Ende der nRCT kann noch ein Effekt der Therapie auf das Rektumkarzinom beobachtet werden (Ryan et al. 2015). Sowohl die neoadjuvante Therapieintensität und -stringenz als auch der Zeitraum zwischen Ende der nRCT und Operation beeinflussen also das Ausmaß des Therapieansprechens, das histologisch und radiologisch erfasst werden kann (Ryan et al. 2015; Perez et al. 2012; Campos-Lobato et al. 2011). Aufgrund von Entzündungsreaktionen oder einer kurzfristigen Verringerung des Tumormetabolismus kann ein frühzeitiges Scannen ungenau sein (Ryan et al. 2015; Amthauer et al. 2004; Akhurst et al. 2005). Entsprechend wird ein zeitlicher Abstand von ca. 6–8 Wochen nach dem Ende der nRCT bis zum Restaging empfohlen, um ein Erfassen jeglicher Veränderungen zu ermöglichen und eventuell ein Anpassen des weiteren Therapieplans bzw. ein rechtzeitiges chirurgisches Vorgehen, sofern erforderlich, zu erlauben (Ryan et al. 2015; Amthauer et al. 2004; Lim et al. 2008). Ein Restaging nach 8–10 Wochen nach dem Ende der nRCT soll zu einer höheren Rate an pCR und niedrigeren Rate falsch-negativer Tumormetabolismusreaktionen führen (Ryan et al. 2015; Perez et al. 2012; Shanmugan et al. 2012; Habr-Gama et al. 2009).

Welche Bildgebungsmodalität sich für das Restaging nach nRCT am besten eignet, ist derzeit Gegenstand aktueller Forschung. Während der EUS, die CT und die MRT ein strukturelles Bild des Tumors und der umgebenden Strukturen ermöglichen, erlaubt die diffusionsgewichtete MRT (dMRT) bzw. Perfusions-MRT und die ^{18}F-FDG-PET/CT neben der Morphologie auch funktionelle Merkmale der Malignität zu erfassen (Ryan et al. 2015). Entsprechend der Empfehlungen eines Konsensus-Meetings der European Society of Gastrointestinal and Abdominal Radiology (ESGAR) 2012 ist die MRT *die* Methode der Wahl für das primäre Staging des Rektumkarzinoms (Beets-Tan et al. 2013). Bezüglich der spezifischen Differenzierung von T1- und T2-Tumoren wird der EUS empfohlen (Beets-Tan et al. 2013). Ein routinemäßiges Restaging nach nRCT wird von den Autoren der Konsensuskonferenz empfohlen, wobei die MRT auch hier die Methode der Wahl ist (Beets-Tan et al. 2013).

Im Folgenden möchten wir uns demzufolge auf diese Bildgebungsmethode konzentrieren.

9.2 Morphologische Bildgebung der MRT nach neoadjuvanter Radiochemotherapie

Obwohl sich die MRT aufgrund ihres unübertroffenen Weichteilkontrastes mittlerweile zum etablierten Standard in der Primärdiagnostik des Rektumkarzinoms entwickelt hat (Group 2006, 2007; Kreis et al. 2016), ist ihr Stellenwert in der Erfassung des Therapieansprechens geringer. Während die MRT im primären Staging eine hohe diagnostische Genauigkeit im Hinblick auf die Beurteilung von CRM und Schließmuskelinvasion aufweist (Janjan et al. 2000; Madoff 2004; Iafrate et al. 2006; Reerink et al. 2003; Vliegen et al. 2008) und hochaufgelöste, T2-gewichtete Aufnahmen zu den Standardsequenzen bezüglich einer Evaluation des Rektumkarzinoms zählen (Brown et al. 2005; Vliegen et al. 2005), sinkt die diagnostische Genauigkeit nach stattgehabter Radiochemotherapie dramatisch (De Nardi und Carvello 2013). Die posttherapeutische Genauigkeit bezüglich der Vorhersage einer Rektumwandinvasion liegt bei 50 % (Sensitivität 100 %, Spezifität 35 %), von Lymphknotenmetastasen bei 65 % und einer CRM-Beteiligung bei 66 %–85 % (De Nardi und Carvello 2013; Vliegen et al. 2008; Kim et al. 2010; Pomerri et al. 2011). Ursache hierfür sind die therapeutisch indizierten Veränderungen des Ursprungstumors, die rein auf Basis morphologischer Kriterien eine Differenzierung zwischen posttherapeutischer Fibrose und residualem, vitalem Tumor schwierig bis unmöglich machen.

Im Rahmen des Tumor-Restagings werden die MRT-Bilder nach nRCT mit den MRT-Bildern vor nRCT in Bezug auf alle im primären Staging bewerteten Elemente korreliert, was eine posttherapeutische Bildakquisition mit nahezu gleichen Protokollparametern und gleichen Ebenen erforderlich macht. Position, Ausdehnung und Signalintensität des Tumors sind im Verlauf als wesentliche Punkte für den Vergleich von MRT-Aufnahmen vor und nach nRCT anzusehen (Kim et al. 2010).

9.2.1 T-Staging

Morphologie In der Literatur wird die Genauigkeit der MRT-Bildgebung zur Vorhersage des Tumorstadiums eines nicht mit Strahlentherapie vorbehandelten Rektumkarzinoms im Allgemeinen auf 85 % geschätzt, während sie auf 50 % nach nRCT fällt (Chen et al. 2005; Kuo et al. 2005; Nougaret et al. 2013). Nach nRCT lassen sich posttherapeutische Veränderungen nur schwer von kleinen Resttumorherden unterscheiden. Die meisten Tumoren werden fibrotisch umgebaut, was zu einer Signalreduktion auf T2-gewichteten Bildern und einer Abnahme der Tumorgröße führt (Nougaret et al. 2013). Die Grenzfläche zwischen Tumor und mesorektalem Fett zeigt sich häufig verändert (Abb. 9.2 und Abb. 9.3) (Nougaret et al. 2013). Die größte Herausforderung besteht in der Einschätzung, ob es sich bei den signalintensitätsgeminderten Bereichen um eine fibrotische Narbe oder residualen Tumor handelt (Nougaret et al. 2013). Neuere Studien zeigen hier den zusätzlichen Nutzen der dMRT, auf deren Bedeutung im Abschn. 3.1.2 eingegangen wird.

Zusätzlich ist es wichtig zu berücksichtigen, dass verschiedene histologisch unterscheidbare Adenokarzinomtypen ein nichteinheitliches Ansprechen auf nRCT und ein heterogenes Erscheinungsbild in MRT-Aufnahmen aufweisen (De Nardi und Carvello 2013). So ist z. B. das muzinöse Adenokarzinom aggressiver als das übliche Adenokarzinom und spricht schlecht auf eine nRCT an

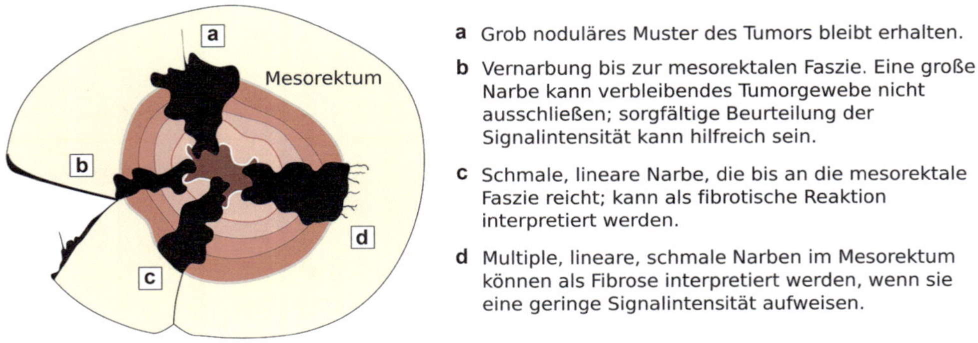

Abb. 9.2 Schematische Darstellung der Veränderungen nach nRCT. (Adaptiert nach Nougaret et al. 2013)

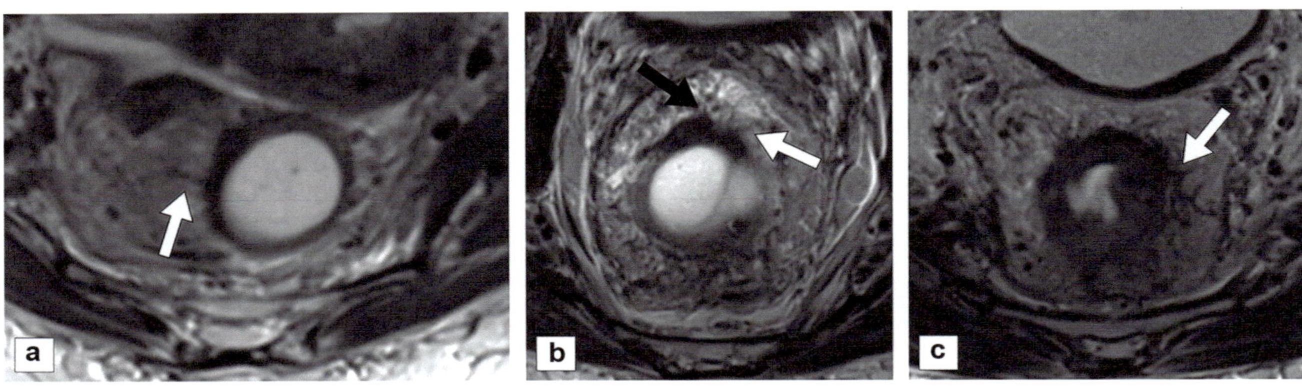

Abb. 9.3 Posttherapeutische Veränderungen auf hochaufgelösten T2-gewichteten MRT-Aufnahmen, akquiriert senkrecht zum Tumorverlauf nach neoadjuvanter Radiochemotherapie (nRCT). **a** Multiple, dünne, hypointense, lineare Ausziehungen bis in das Mesorektum, die feinen, fibrotischen Narben entsprechen *(weißer Pfeil)*. **b** Feine Stränge niedriger Signalintensität *(weißer Pfeil)* repräsentieren eine desmoplastische Reaktion des Gewebes. Verbleibendes Tumorgewebe mittlerer bis niedriger Intensität weist ein mehr noduläres Muster auf *(schwarzer Pfeil)*. **c** Dünne, hypointense Narbe, die fast bis an die mesorektale Faszie heranreicht, verdeutlicht eine fibrotische Reaktion *(weißer Pfeil)*.

(De Nardi und Carvello 2013). Bemerkenswert ist darüber hinaus, dass die Bildung von großen Mengen Muzin aufgrund der hohen Signalintensität auf T2-gewichteten Bildern zu Fehlinterpretationen führt (Kim et al. 2010; Hussain et al. 1999; Oberholzer et al. 2012). Unter der Annahme, dass eine Fibrose eine sehr geringe Signalintensität, Muzin dagegen eine sehr hohe Signalintensität im Vergleich zu Tumorgewebe auf T2-gewichteten Aufnahmen aufweist, wird ein MRT-bildgebungsbasierter Tumorregressionsgrad (Patel et al. 2011) vom histopathologischen Grading (Dworak et al. 1997) abgeleitet, der einen starken prognostischen Indikator für das Tumorwiederauftreten und Überleben darstellt (Nougaret et al. 2013).

Tumorgröße Eine Tumorgrößenverkleinerung kann effektiv mittels dreidimensionaler MR-Volumetrie gemessen werden und zeigt eine gute Korrelation mit dem ypT-Stadium nach neoadjuvanter Therapie (Nougaret et al. 2013; Torkzad et al. 2007; Kim et al. 2005). Eine Reduktion des Tumorvolumens von über 70 % nach nRCT ist dabei mit einem guten Tumorregressionsgrad in der pathologischen Untersuchung (Barbaro et al. 2009; Nougaret et al. 2012) und einem höheren krankheitsfreien Überleben assoziiert (Nougaret et al. 2013, 2012). Darüber hinaus ist eine Volumenreduktion von über 75 % signifikant mit einer pCR assoziiert (Nougaret et al. 2013; Kang et al. 2010).

9.2.2 Entfernung zur mesorektalen Faszie

Die diagnostische Genauigkeit der MRT-Bildgebung nach nRCT bezüglich der Vorhersage einer CRM-Beteiligung liegt bei 66 % (Vliegen et al. 2008; Nougaret et al. 2013). Eine fibrotische Narbe an der mesorektalen Faszie lässt sich nur schwer von eventuell verbliebenem Tumorgewebe unterscheiden (Nougaret et al. 2013) (Abb. 9.4). Für das weitere chirurgische Vorgehen ist eine detaillierte Beschreibung des Tumorrandes nach nRCT entscheidend. Der CRM gilt als unbeteiligt, wenn nach nRCT ein tumorfreier Rand von mindestens 1 mm von der mesorektalen Faszie ausgehend gemessen werden kann (Engin und Sharifov 2017). Laut einer prospektiven Studie der MERCURY-Gruppe lagen

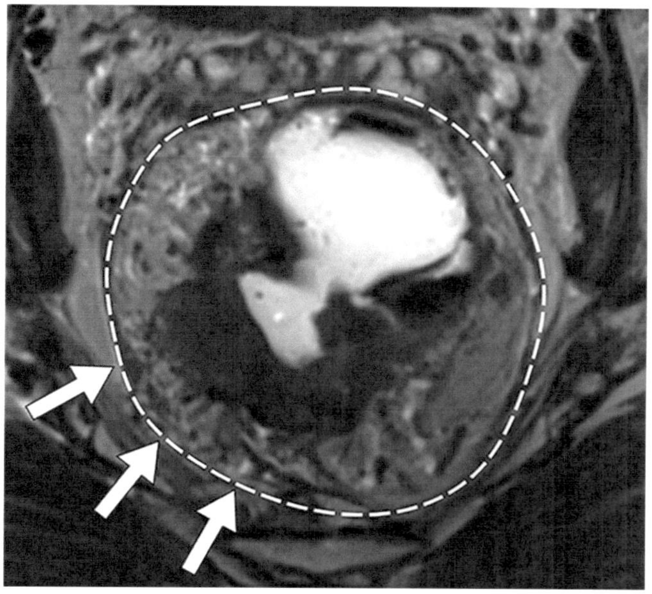

Abb. 9.4 Bestimmung der Entfernung zur mesorektalen Faszie auf einer hochaufgelösten T2-gewichteten MRT-Aufnahme senkrecht zum Tumorverlauf nach neoadjuvanter Radiochemotherapie (nRCT). Posttherapeutisch lässt sich eine fibrotische Narbe an der mesorektalen Faszie nicht in jedem Fall sicher von eventuell verbliebenem Tumorgewebe unterscheiden *(weiße Pfeile)*. Die mesorektale Faszie wird durch die *gestrichelte Linie* hervorgehoben

die diagnostische Genauigkeit bzw. der negative prädiktive Wert für die Identifizierung der CRM-Beteiligung bei 97 RCT-behandelten Patienten bei 77 % bzw. 98 % (Group 2006). Der positive prädiktive Wert zeigte eine Tendenz zum Overstaging, dennoch war eine anhaltende, potenzielle CRM-Beteiligung in der MRT mit einer deutlich höheren Lokalrezidivrate verbunden (Nougaret et al. 2013; Patel et al. 2011). Die akkurate Beurteilung einer CRM-Beteiligung nach nRCT ist daher entscheidend, um Patienten mit einem potenziell involvierten CRM eine angepasste, radikale chirurgische Resektion anbieten bzw. Patienten mit einer deutlichen Regression des Tumors eine TME ermöglichen zu können (Nougaret et al. 2013). Eine positive Einbeziehung der CRM kann nicht nur durch den Haupttumor, sondern auch durch Lymphknoten, Tumorreste oder eine extramurale Gefäßinfiltration („extramural vascular invasion", EMVI) verursacht sein (Nougaret et al. 2013).

9.2.3 N-Staging

Wie bereits für das prätherapeutische Lymphknoten-Staging zutreffend weist auch das Lymphknoten-Staging nach nRCT eine nur moderate diagnostische Genauigkeit auf (Nougaret et al. 2013; Engelen et al. 2008; Lahaye et al. 2009). Das nodale Staging mittels MRT beruht in der Regel auf Größenkriterien. Ein Lymphknoten gilt typischerweise als bösartig, wenn seine kurze Achsenlänge über 0,5 cm beträgt (De Nardi und Carvello 2013; Stoker et al. 2000; Beynon et al. 1989). Die Untersuchung von morphologischen Merkmalen wie undefinierten/unscharfen Lymphknotenbegrenzungen und ungleichen Signalverstärkungen innerhalb des Knotens erhöht potenziell die diagnostische Genauigkeit der MRT (Brown et al. 2003; Kim et al. 2011). Dennoch werden posttherapeutisch aufgrund von Fibrose spikulierte Begrenzungen auch in negativen Lymphknoten beobachtet (Kim et al. 2010), sodass im Rahmen des Lymphknoten-Restagings häufig ein Overstaging stattfindet (Chen et al. 2005; Kuo et al. 2005). Neue vielversprechende Techniken, die lymphknotenspezifische, paramagnetische Nanopartikel verwenden, könnten hier die Genauigkeit bezüglich eines Nachweises von Mikrometastasen erhöhen (De Nardi und Carvello 2013; Yasuda et al. 2001; Lahaye et al. 2008; Will et al. 2006).

9.3 Funktionelle Bildgebung nach neoadjuvanter Radiochemotherapie

Aufgrund der bekannten Limitation der morphologischen MRT-Bildgebung in der Beurteilung des Therapieansprechens, wurde in den letzten Jahren in etlichen Studien der Stellenwert der sogenannten „funktionellen MRT-Bildgebung" evaluiert. Unter dem Begriff der funktionellen MRT-Bildgebung subsummieren sich im Zusammenhang mit dem Rektumkarzinom im Wesentlichen die Perfusions-MRT sowie die diffusionsgewichtete MRT-Bildgebung.

9.3.1 Diffusionsgewichtete MRT-Bildgebung

Die DCE-MRT („dynamic contrast-enhanced MRI", Perfusionsbildgebung) ermöglicht die Auswertung der lokalen Mikrozirkulation und Kapillarpermeabilität im Tumorgewebe durch Messung der Signalintensitätsveränderungen über die Zeit nach Injektion eines paramagnetischen Kontrastmittels; eine T1-gewichtete MRT-Sequenz wird während der intravenösen Kontrastmittelapplikation wiederholt und schnell erfasst (Abb. 9.5) (Hötker et al. 2014). Mithilfe verschiedener pharmakokinetischer Modelle können die sich daraus ergebenden Signalintensitätsänderungen entweder semiquantitativ (z. B. als Zeit bis zur maximalen Signalintensität) oder quantitativ ausgewertet werden (Hötker et al. 2014). Semiquantitative Messungen sind von verschiedenen Einflussgrößen, wie z. B. der Kontrastmittelapplikation, der Geschwindigkeit des Kontrastmittelbolus und dem Herzzeitvolumen des Patienten, abhängig, sodass die Reproduzierbarkeit sowohl einrichtungsübergreifend als auch zwischen verschiedenen Untersuchungen desselben Patienten begrenzt ist (Hötker

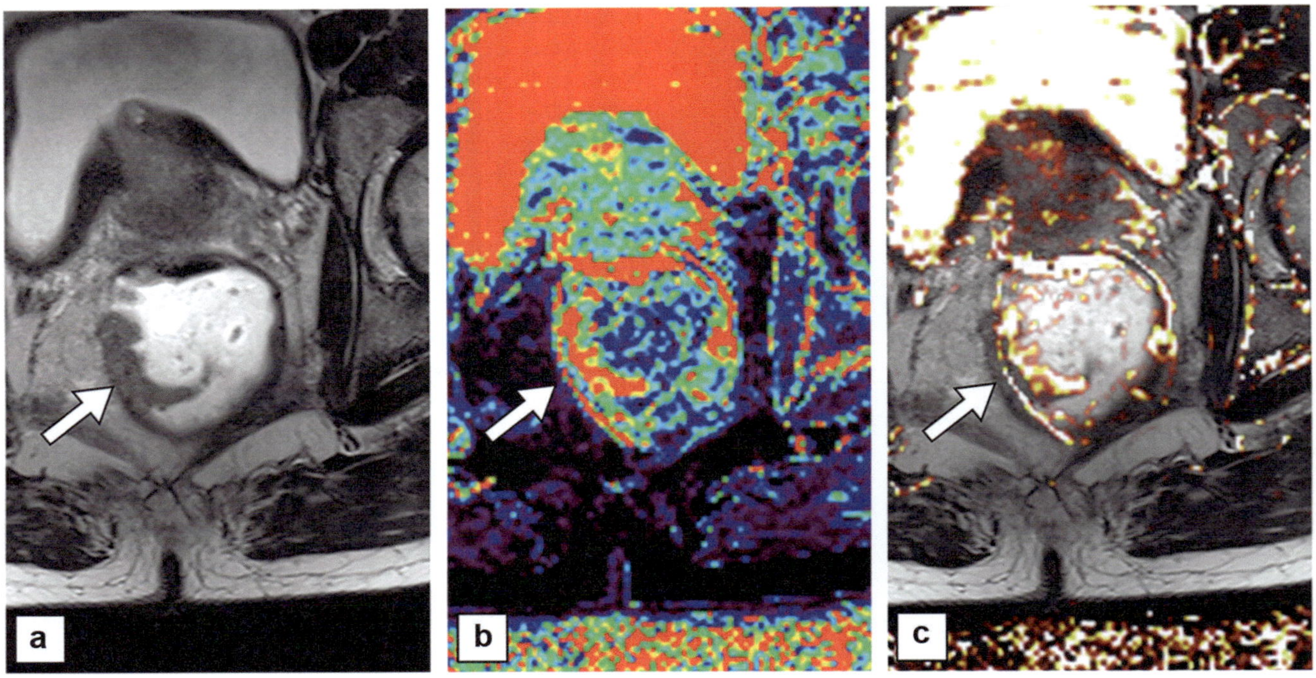

Abb. 9.5 Beurteilung eines Rektumkarzinoms (mit *Pfeil* markiert) mithilfe einer Perfusions-MRT-Bildgebung. **a** T2-gewichtete MRT-Aufnahme zur Darstellung der Morphologie. **b** Perfusions-MRT-Aufnahme (PlasmaFlowMap). **c** Fusionsdarstellung von (**a**) und (**b**)

et al. 2014). Pharmakokinetische Modelle versuchen, dieses Problem zu lösen und einen Einblick in die tatsächlichen physiologischen Parameter (z. B. Übertragungskonstanten über Gefäßwände) zu ermöglichen, wodurch eine hohe zeitliche Auflösung (in der Regel <10 s) unabdingbar wird (Hötker et al. 2014). In der Vergangenheit wurden mehrere pharmakokinetische Modelle entwickelt. Von besonderer Bedeutung in der Onkologie sind hier die von Tofts (1997), Tofts und Kermode (1991) und Brix et al. (1991) entwickelten Modelle (Hötker et al. 2014; Goh et al. 2007).

Verschiedene Studien haben die Bedeutung der DCE-MRT zur Charakterisierung der Tumormikrozirkulation im Hinblick auf eine Vorhersage des Therapieansprechens untersucht (de Lussanet et al. 2005; Zhang et al. 2008; Rudisch et al. 2005). In einer prospektiven Studie mit 39 Patienten konnten Lim et al. (2012) schlussfolgern, dass Tumoren mit hohen prätherapeutischen K^{trans}-Werten (hohe Permeabilität und/oder Fluss im Tumor) tendenziell besser auf eine nRCT ansprachen. Gollub et al. (2012) konnten diese Korrelation in einer ähnlichen Studie an Patienten, die eine neoadjuvante alleinige Chemotherapie sowie ein antiangiogenetisches Mittel (Bevacizumab) erhielten, nicht nachweisen, aber zeigen, dass die posttherapeutischen K^{trans}-Werte zwischen Patienten mit und ohne pCR erheblich differierten (Hötker et al. 2014). Nachfolgend stellten die Autoren die Hypothese auf, dass der antiangiogene Wirkstoff den deutlichen Rückgang von K^{trans}-Werten verursacht haben könnte (Gollub et al. 2013).

Mehrere Autoren zeigten, dass hohe prätherapeutische Contrast Exchange Rates/Transfer-Konstanten – entweder k_{21} im Brix (1991) oder K^{trans} im Tofts pharmakokinetischen Modell (Tofts 1997) – mit einem besseren Therapieansprechen verbunden seien (Hötker et al. 2014; Oberholzer et al. 2013; George et al. 2001). DeVries et al. (2001, 2003) berichteten, dass niedrige Werte eines sogenannten berechneten Perfusionsindex mit einem guten Ansprechen assoziiert waren (Hötker et al. 2014). Dinter et al. zeigten, dass eine größere Abnahme der Steigung der Signalintensitätskurve nach der Kontrastmittelapplikation über die Therapie hinweg mit einem besseren Therapieansprechen korrelierte (Hötker et al. 2014; Dinter et al. 2009).

Interessant ist ebenfalls der Einsatz der DCE-MRT bezüglich des Lymphknoten-Stagings (Hötker et al. 2014). Alberda et al. (2013) berichteten in einer Gruppe von 55 Patienten über eine diagnostische Genauigkeit von 93 % im Hinblick auf ein korrektes Lymphknoten-Staging nach nRCT, wobei eine unvollständige Kontrastmittelanreicherung in der frühen arteriellen Phase auf den DCE-MRT-Aufnahmen ein Indikator für Malignität war (Hötker et al. 2014). Bei einer weiteren Gruppe von 41 Patienten fanden Lollert et al. (2014) eine Korrelation zwischen bestimmten pharmakokinetischen Parametern – A und k_{21} des Brix-Modells (1991) gemessen im Primärtumor – und dem N-Stadium bzw. dem Auftreten synchroner oder metachroner Fernmetastasen (Hötker et al. 2014).

Bedeutende Limitationen der DCE-MRT liegen in einer fehlenden Standardisierung in Bezug auf Hardware, Software, kinetischer Modellanwendung und Analysemethodik begründet (Hötker et al. 2014).

9.3.2 Diffusionsgewichtete MRT(dMRT)-Bildgebung

Aufgrund der einzigartigen Sensitivität des MRT-Signals auf die molekulare Selbstdiffusion von Wasser im Mikrometerbereich stellt die dMRT-Bildgebung ein exzellentes Verfahren dar, um mikrostrukturelle und physiologische Eigenschaften von Tumorgewebe in vivo auf einem zellulären und subzellulären Level zu untersuchen. Die dMRT ist nicht auf die Anwendung eines Kontrastmittels angewiesen und kann daher problemlos bei Patienten mit Niereninsuffizienz eingesetzt werden. Trotz der bereits langjährig gesammelten Erfahrung und des enormen Fortschritts im Bereich der dMRT Forschung und klinischen Anwendung, sind die biophysikalischen Mechanismen, die dem gemessenen dMRT-Signal zugrunde liegen, nicht vollständig verstanden. Das ist nicht weiter verwunderlich, bedenkt man die enorme Komplexität biologischen Gewebes, die eine freie (Brownsche) Diffusion von Wassermolekülen durch Makromoleküle, Zellmembranen und Fasern etc. in vielerlei Hinsicht beeinträchtigt. Eine angemessene Interpretation der experimentellen Daten erfordert die Entwicklung theoretischer Modelle, die das dMRT-Signal mit typischen Merkmalen der Gewebemikrostruktur auf einem zellulären Level verbinden. Diese reichen von einfachsten Ansätzen, in denen das Signal mithilfe des sog. anscheinenden Diffusionskoeffizienten („apparent diffusion coefficient", ADC) beschrieben wird, zu umfangreichen Modellen, in denen der Signalursprung, d. h. extra- und intrazelluläre Räume, und die spezifische Geometrie und Zellorientierung berücksichtigt wird (Yablonskiy und Sukstanskii 2010). Aufgrund der erwähnten hohen Komplexität der Gewebestruktur, sind diese Modelle niemals perfekt und können niemals in idealer Weise die experimentellen Daten abbilden. Solange sie jedoch interessante Gewebeeigenschaften widerspiegeln, erfüllen sie ihren Zweck. Zum allgemeinen Verständnis sei hier angemerkt, dass in der dMRT eine Signalabschwächung gemessen wird; in Bereichen höherer Diffusion (entspricht einem größeren Diffusionskoeffizienten) fällt das Signal stärker ab als in Bereichen geringerer Diffusion (entspricht einem niedrigeren Diffusionskoeffizienten).

Der anscheinende Diffusionskoeffizient (ADC)
Sowohl in der Literatur als auch der klinischen Onkologie wurde das Konzept des ADC seit Mitte der 1980er Jahre weitestgehend als Surrogat für Tumorzellularität verwendet (White et al. 2014). In der Praxis wird der ADC berechnet, indem die experimentellen Variablen (d. h. Stärke, Dauer und zeitlicher Abstand der Diffusionsgradienten, letztere entspricht der Diffusionszeit) in einem einzigen Parameter, dem sog. Diffusionswichtungsfaktor, auch als b-Wert bezeichnet, zusammengefasst werden und die Signalabschwächung zu einem oder mehreren b-Werten ungleich 0 mit dem ohne Diffusionswichtung (d. h. mit einem b-Wert gleich 0) gemessenen Signal verglichen wird (Yablonskiy und Sukstanskii 2010). Im Fall einer freien Diffusion fällt das Signal monoexponenziell mit dem Produkt aus b-Wert und ADC ab. Damit reflektiert der ADC die Steigung der Ausgleichsgeraden des logarithmisch aufgetragenen Signals in Abhängigkeit vom b-Wert. Zahlreiche Forscher konnten eine negative Korrelation zwischen den Tumor-ADC-Werten und der Zellularität nachweisen, die allgemein gesprochen mit einer höheren Diffusionsrestriktion durch eine dichte Packung von Tumorzellen assoziiert ist (White et al. 2014).

Die dMRT erlaubt mit hoher Interobserver-Übereinstimmung eine Erhöhung der diagnostischen Genauigkeit bezüglich des Erkennens einer CRM-Beteiligung nach nRCT von 40 %–69 % auf 89 %–93 % (Hötker et al 2014; Park et al. 2011). Der Wert der dMRT ist jedoch bezüglich der Prädiktion des Therapieansprechens umstritten (Hötker et al. 2014). Einerseits deuten Studien auf eine Korrelation niedriger prätherapeutischer ADC-Werte mit einem guten Therapieansprechen hin, was in der Regel auf eine verbesserte Durchblutung im Vergleich zu Tumoren mit hohen ADC-Werten zurückgeführt wird, die nekrotische Areale aufweisen können und entsprechend verschlechtert nRCT aufnehmen (Hötker et al. 2014; Intven et al. 2013; Jung et al. 2012; Dzik-Jurasz et al. 2002; Cai et al. 2013). Ebenso zeigten Sun et al., dass eine frühzeitige Zunahme der mittleren Tumor-ADC-Werte, sowie niedrige mittlere ADC-Werte prätherapeutisch mit einem guten Therapieansprechen auf nRCT einhergehen (Hötker et al. 2014; Sun et al. 2010). Andererseits konnten Forscher die Korrelation zwischen niedrigen ADC-Werten vor nRCT und einem guten Therapieansprechen nicht reproduzieren (Hötker et al. 2014; DeVries et al. 2003; Ippolito et al. 2012; Musio et al. 2013; Monguzzi et al. 2013). In einigen Studien konnte sogar eine Korrelation niedriger ADC-Werte vor nRCT mit einer höheren Tumoraggressivität (Curvo-Semedo et al. 2012; Barbaro et al. 2012; Elmi et al. 2013) bzw. eine Korrelation zwischen hohen ADC-Werten vor nRCT und einem guten Therapieansprechen nach nRCT nachgewiesen werden (Hötker et al. 2014; Attenberger et al. 2017). Solche Widersprüche beruhen nicht nur auf Unterschieden in der MRT-Technik, sondern können auch auf zu kleine Stichprobengrößen, variable Kriterien bezüglich der Patientenauswahl, die Lage der „region of interest" (ROI; die subjektive Platzierung von manuell

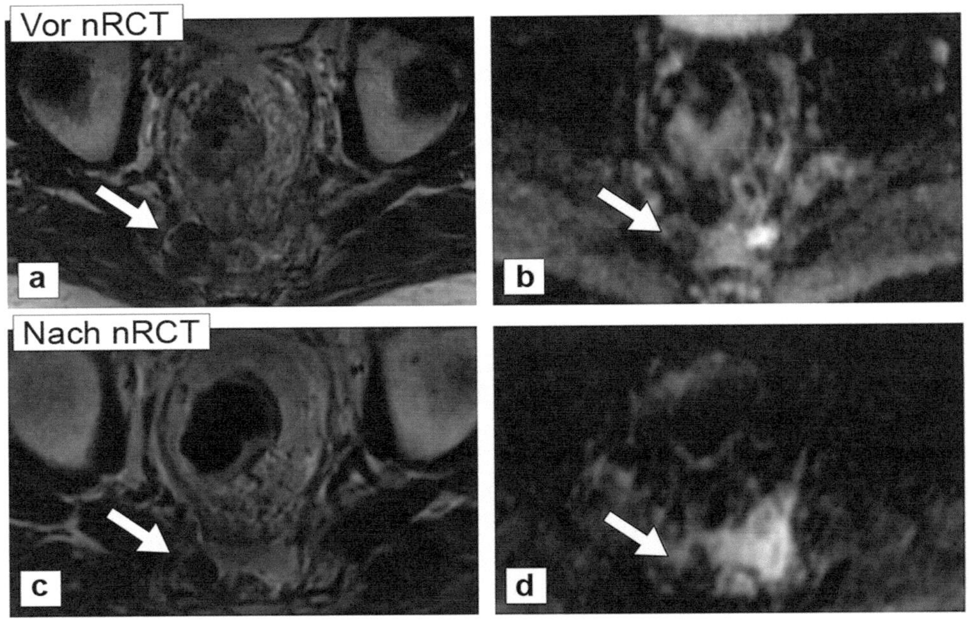

Abb. 9.6 Beurteilung malignitätssuspekter Lymphknoten mithilfe diffusionsgewichteter MRT-Bildgebung. Ein stark vergrößerter, dringend malignitätssuspekter Lymphknoten *(weiße Pfeile)* prä- (**a**) und posttherapeutisch (**b**) mit deutlicher Diffusionsrestriktion in der ADC-Map, **c** vor neoadjuvanter Radiochemotherapie (nRCT) und **d** nach nRCT. Es handelt sich um ein histopathologisch gesichertes pT3-pN1-Rektumkarzinom eines 57-jährigen Patienten

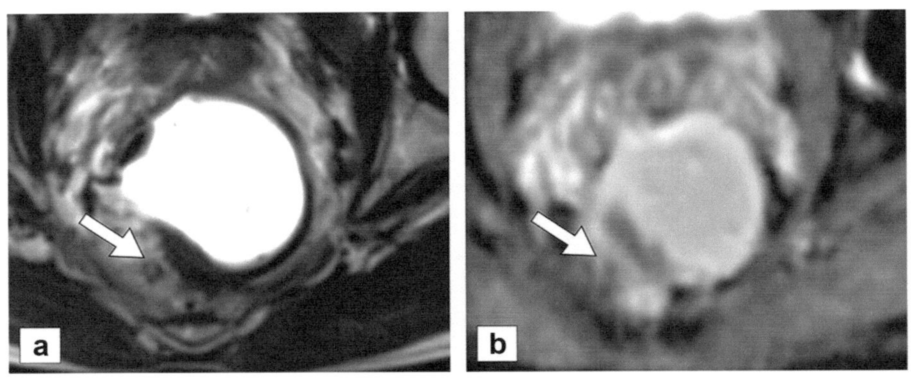

Abb. 9.7 Beispiel eines nicht pathologischen Lymphknotens (histopathologisch pN0). ADC-Werte zur Identifikation von benignen und malignen Lymphknoten überschneiden sich erheblich. Hier ist ein Beispiel für einen nicht pathologischen Lymphknoten (mit *Pfeil* markiert) gezeigt, der eine Diffusionrestriktion in der ADC-Map (**b**) aufweist

gezeichneten Kreisen in die Tumorregion), und Interobserver-Variabilität insbesondere nach nRCT zurückzuführen sein (Hötker et al. 2014; Attenberger et al. 2017; Lambregts et al. 2011).

Bezüglich des nodalen Stagings weist die dMRT ein großes Potenzial auf (Abb. 9.6). In einer Studie von Mizukami et al. erreichte die dMRT eine diagnostische Genauigkeit von 84 %, eine Sensitivität von 97 %, eine Spezifität von 81 % und einen negativen Vorhersagewert von 99 % bezüglich der Detektion von Lymphknotenmetastasen, obwohl ihr positiver prädiktiver Wert mit 52 % niedrig war (Mizukami et al. 2011). Dennoch überschneiden sich die ADC-Werte zur Identifikation von benignen und malignen Lymphknoten erheblich (Hötker et al. 2014; Lambregts et al. 2011; Heijnen et al. 2013; Cho et al. 2013) (siehe Abb. 9.7 im Vergleich zu Abb. 9.6). Entsprechend sind weitere Studien erforderlich.

Fazit

Die differenzierte Betrachtung des Stellenwertes der MRT im Hinblick auf ihre diagnostische Genauigkeit in der Beurteilung des Therapieansprechens zeigt, dass im Gegensatz zur Primärdiagnostik hier noch nicht eine flächendeckende Empfehlung ausgesprochen werden kann. Zu groß sind die messtechnischen Ungenauigkeiten der einzelnen Parameter, zu groß die Überschneidung der quantitativen Messergebnisse. Hinzu kommt, dass aufgrund neuerer Erkenntnisse hinsichtlich der molekularen Unterschiede der kolorektalen Karzinome überlegt werden muss, inwiefern ganz neue Ansätze zur Beurteilung respektive Prädiktion des Therapieansprechens gefunden werden müssen. Derzeit ist eine Entwicklung hin zur integrativen Beurteilung von Bildinformationen und molekularpathologischen sowie genomischen Analysen (Radiomics) zu beobachten. Inwieweit dies eine Verbesserung sowohl in Bezug auf eine Tumorcharakterisierung als auch in der Erfassung des Therapieansprechens bringen wird, ist Gegenstand der Forschung.

Literatur

Akhurst T, Kates TJ, Mazumdar M et al (2005) Recent chemotherapy reduces the sensitivity of [18F]fluorodeoxyglucose positron emission tomography in the detection of colorectal metastases. J Clin Oncol 23(34):8713–8716

Alberda WJ, Dassen HP, Dwarkasing RS et al (2013) Prediction of tumor stage and lymph node involvement with dynamic contrast-enhanced MRI after chemoradiotherapy for locally advanced rectal cancer. Int J Colorectal Dis 28(4):573–580

Amthauer H, Denecke T, Rau B et al (2004) Response prediction by FDG-PET after neoadjuvant radiochemotherapy and combined regional hyperthermia of rectal cancer: correlation with endorectal ultrasound and histopathology. Eur J Nucl Med Mol Imaging 31(6):811–819

Attenberger UI, Ong MM, Rathmann N et al (2017) mMRI at 3.0 T as an evaluation tool of therapeutic response to neoadjuvant CRT in patients with advanced-stage rectal cancer. Anticancer Res 37(1):215–222

Barbaro B, Fiorucci C, Tebala C et al (2009) Locally advanced rectal cancer: MR imaging in prediction of response after preoperative chemotherapy and radiation therapy. Radiology 250(3):730–739

Barbaro B, Vitale R, Valentini V et al (2012) Diffusion-weighted magnetic resonance imaging in monitoring rectal cancer response to neoadjuvant chemoradiotherapy. Int J Radiat Oncol Biol Phys 83(2):594–599

Beets-Tan RG, Lambregts DM, Maas M et al (2013) Magnetic resonance imaging for the clinical management of rectal cancer patients: recommendations from the 2012 European Society of Gastrointestinal and Abdominal Radiology (ESGAR) consensus meeting. Eur Radiol 23(9):2522–2531

Beynon J, Mortensen NJ, Foy DM et al (1989) Preoperative assessment of mesorectal lymph node involvement in rectal cancer. Br J Surg 76(3):276–279

Brix G, Semmler W, Port R et al (1991) Pharmacokinetic parameters in CNS Gd-DTPA enhanced MR imaging. J Comput Assist Tomogr 15(4):621–628

Brown G, Richards CJ, Bourne MW et al (2003) Morphologic predictors of lymph node status in rectal cancer with use of high-spatial-resolution MR imaging with histopathologic comparison. Radiology 227(2):371–377

Brown G, Daniels IR, Richardson C et al (2005) Techniques and trouble-shooting in high spatial resolution thin slice MRI for rectal cancer. Br J Radiol 78(927):245–251

Cai G, Xu Y, Zhu J et al (2013) Diffusion-weighted magnetic resonance imaging for predicting the response of rectal cancer to neoadjuvant concurrent chemoradiation. World J Gastroenterol 19(33):5520–5527

Ceelen WP, Van Nieuwenhove Y, Fierens K (2009) Preoperative chemoradiation versus radiation alone for stage II and III resectable rectal cancer. Cochrane Database Syst Rev 2009(1):CD006041

Chen CC, Lee RC, Lin JK et al (2005) How accurate is magnetic resonance imaging in restaging rectal cancer in patients receiving preoperative combined chemoradiotherapy? Dis Colon Rectum 48(4):722–728

Cho EY, Kim SH, Yoon JH et al (2013) Apparent diffusion coefficient for discriminating metastatic from non-metastatic lymph nodes in primary rectal cancer. Eur J Radiol 82(11):e662–e668

Curvo-Semedo L, Lambregts DM, Maas M et al (2012) Diffusion-weighted MRI in rectal cancer: apparent diffusion coefficient as a potential noninvasive marker of tumor aggressiveness. J Magn Reson Imaging 35(6):1365–1371

de Campos-Lobato LF, Geisler DP, da Luz Moreira A et al (2011) Neoadjuvant therapy for rectal cancer: the impact of longer interval between chemoradiation and surgery. J Gastrointest Surg 15(3):444–450

de Lussanet QG, Backes WH, Griffioen AW et al (2005) Dynamic contrast-enhanced magnetic resonance imaging of radiation therapy-induced microcirculation changes in rectal cancer. Int J Radiat Oncol Biol Phys 63(5):1309–1315

De Nardi P, Carvello M (2013) How reliable is current imaging in restaging rectal cancer after neoadjuvant therapy? World J Gastroenterol 19(36):5964–5972

DeVries AF, Griebel J, Kremser C et al (2001) Tumor microcirculation evaluated by dynamic magnetic resonance imaging predicts therapy outcome for primary rectal carcinoma. Cancer Res 61(6):2513–2516

DeVries AF, Kremser C, Hein PA et al (2003) Tumor microcirculation and diffusion predict therapy outcome for primary rectal carcinoma. Int J Radiat Oncol Biol Phys 56(4):958–965

Dinter DJ, Horisberger K, Zechmann C et al (2009) Can dynamic MR imaging predict response in patients with rectal cancer undergoing cetuximab-based neoadjuvant chemoradiation? Onkologie 32(3):86–93

Dworak O, Keilholz L, Hoffmann A (1997) Pathological features of rectal cancer after preoperative radiochemotherapy. Int J Colorectal Dis 12(1):19–23

Dzik-Jurasz A, Domenig C, George M et al (2002) Diffusion MRI for prediction of response of rectal cancer to chemoradiation. Lancet 360(9329):307–308

Elmi A, Hedgire SS, Covarrubias D et al (2013) Apparent diffusion coefficient as a non-invasive predictor of treatment response and recurrence in locally advanced rectal cancer. Clin Radiol 68(10):e524–e531

Engelen SM, Beets-Tan RG, Lahaye MJ et al (2008) Location of involved mesorectal and extramesorectal lymph nodes in patients with primary rectal cancer: preoperative assessment with MR imaging. Eur J Surg Oncol 34(7):776–781

Engin G, Sharifov R (2017) Magnetic resonance imaging for diagnosis and neoadjuvant treatment evaluation in locally advanced rectal cancer: a pictorial review. World J Clin Oncol 8(3):214–229

George ML, Dzik-Jurasz AS, Padhani AR et al (2001) Non-invasive methods of assessing angiogenesis and their value in predicting response to treatment in colorectal cancer. Br J Surg 88(12):1628–1636

Goh V, Padhani AR, Rasheed S (2007) Functional imaging of colorectal cancer angiogenesis. Lancet Oncol 8(3):245–255

Gollub MJ, Gultekin DH, Akin O et al (2012) Dynamic contrast enhanced-MRI for the detection of pathological complete response to neoadjuvant chemotherapy for locally advanced rectal cancer. Eur Radiol 22(4):821–831

Gollub MJ, Gultekin DH, Schwartz LH (2013) Letter to the Editor re: perfusion MRI for the prediction of treatment response after preoperative chemoradiotherapy in locally advanced rectal cancer. Eur Radiol 23(5):1297–1298

Group MS (2006) Diagnostic accuracy of preoperative magnetic resonance imaging in predicting curative resection of rectal cancer: prospective observational study. BMJ 333(7572):7779

Group MS (2007) Extramural depth of tumor invasion at thin-section MR in patients with rectal cancer: results of the MERCURY study. Radiology 243(1):132–139

Habr-Gama A, Perez RO (2009) Non-operative management of rectal cancer after neoadjuvant chemoradiation. Br J Surg 96(2):125–127

Habr-Gama A, Perez RO (2012) The surgical significance of residual mucosal abnormalities in rectal cancer following neoadjuvant chemoradiotherapy (Br J Surg 2012; 99: 993–1001). Br J Surg 99(11):1601

Habr-Gama A, Perez RO, Nadalin W et al (2004) Operative versus nonoperative treatment for stage 0 distal rectal cancer following chemoradiation therapy: long-term results. Ann Surg 240(4):711–717 (discussion 717-718)

Habr-Gama A, Perez RO, Sabbaga J et al (2009) Increasing the rates of complete response to neoadjuvant chemoradiotherapy for distal rectal cancer: results of a prospective study using additional chemotherapy during the resting period. Dis Colon Rectum 52(12):1927–1934

Habr-Gama A, Perez R, Proscurshim I et al (2010) Complete clinical response after neoadjuvant chemoradiation for distal rectal cancer. Surg Oncol Clin N Am 19(4):829–845

Heijnen LA, Lambregts DM, Mondal D et al (2013) Diffusion-weighted MR imaging in primary rectal cancer staging demonstrates but does not characterise lymph nodes. Eur Radiol 23(12):3354–3360

Hötker AM, Garcia-Aguilar J, Gollub MJ (2014) Multiparametric MRI of rectal cancer in the assessment of response to therapy: a systematic review. Dis Colon Rectum 57(6):790–799

Hussain SM, Outwater EK, Siegelman ES (1999) Mucinous versus nonmucinous rectal carcinomas: differentiation with MR imaging. Radiology 213(1):79–85

Iafrate F, Laghi A, Paolantonio P et al (2006) Preoperative staging of rectal cancer with MR Imaging: correlation with surgical and histopathologic findings. Radiographics 26(3):701–714

Intven M, Reerink O, Philippens ME (2013) Diffusion-weighted MRI in locally advanced rectal cancer: pathological response prediction after neo-adjuvant radiochemotherapy. Strahlenther Onkol 189(2):117–122

Ippolito D, Monguzzi L, Guerra L et al (2012) Response to neoadjuvant therapy in locally advanced rectal cancer: assessment with diffusion-weighted MR imaging and 18FDG PET/CT. Abdom Imaging 37(6):1032–1040

Issa N, Murninkas A, Powsner E et al (2012) Long-term outcome of local excision after complete pathological response to neoadjuvant chemoradiation therapy for rectal cancer. World J Surg 36(10):2481–2487

Janjan NA, Crane CN, Feig BW et al (2000) Prospective trial of preoperative concomitant boost radiotherapy with continuous infusion 5-fluorouracil for locally advanced rectal cancer. Int J Radiat Oncol Biol Phys 47(3):713–718

Jung SH, Heo SH, Kim JW et al (2012) Predicting response to neoadjuvant chemoradiation therapy in locally advanced rectal cancer: diffusion-weighted 3 Tesla MR imaging. J Magn Reson Imaging 35(1):110–116

Kang JH, Kim YC, Kim H et al (2010) Tumor volume changes assessed by three-dimensional magnetic resonance volumetry in rectal cancer patients after preoperative chemoradiation: the impact of the volume reduction ratio on the prediction of pathologic complete response. Int J Radiat Oncol Biol Phys 76(4):1018–1025

Kim YH, Kim DY, Kim TH et al (2005) Usefulness of magnetic resonance volumetric evaluation in predicting response to preoperative concurrent chemoradiotherapy in patients with resectable rectal cancer. Int J Radiat Oncol Biol Phys 62(3):761–768

Kim DJ, Kim JH, Lim JS et al (2010) Restaging of rectal cancer with MR imaging after concurrent chemotherapy and radiation therapy. Radiographics 30(2):503–516

Kim DJ, Kim JH, Ryu YH et al (2011) Nodal staging of rectal cancer: high-resolution pelvic MRI versus (1)(8)F-FDGPET/CT. J Comput Assist Tomogr 35(5):531–534

Kong JC, Guerra GR, Warrier SK et al (2017) Outcome and salvage surgery following “Watch and Wait” for rectal cancer after neoadjuvant therapy: A systematic review. Dis Colon Rectum 60(3):335–345

Kreis ME, Ruppert R, Ptok H et al (2016) Use of preoperative magnetic resonance imaging to select patients with rectal cancer for neoadjuvant chemoradiation – interim analysis of the German OCUM trial (NCT01325649). J Gastrointest Surg 20(1):25–32

Kuo LJ, Chern MC, Tsou MH et al (2005) Interpretation of magnetic resonance imaging for locally advanced rectal carcinoma after preoperative chemoradiation therapy. Dis Colon Rectum 48(1):23–28

Lahaye MJ, Engelen SM, Kessels AG et al (2008) USPIO-enhanced MR imaging for nodal staging in patients with primary rectal cancer: predictive criteria. Radiology 246(3):804–811

Lahaye MJ, Beets GL, Engelen SM et al (2009) Locally advanced rectal cancer: MR imaging for restaging after neoadjuvant radiation therapy with concomitant chemotherapy. Part II. What are the criteria to predict involved lymph nodes? Radiology 252(1):81–91

Lambregts DM, Beets GL, Maas M et al (2011a) Tumour ADC measurements in rectal cancer: effect of ROI methods on ADC values and interobserver variability. Eur Radiol 21(12):2567–2574

Lambregts DM, Maas M, Riedl RG et al (2011b) Value of ADC measurements for nodal staging after chemoradiation in locally advanced rectal cancer-a per lesion validation study. Eur Radiol 21(2):265–273

Leitlinienprogramm Onkologie (Deutsche Krebsgesellschaft, D.K., AWMF) (2014) S3-Leitlinie Kolorektales Karzinom, Langversion 1.1, AWMF Registrierungsnummer: 021-007OL. http://leitlinienprogramm-onkologie.de/Leitlinien.7.0.html. Zugegriffen: 16. Juli 2017

Lim SB, Choi HS, Jeong SY et al (2008) Optimal surgery time after preoperative chemoradiotherapy for locally advanced rectal cancers. Ann Surg 248(2):243–251

Lim JS, Kim D, Baek SE et al (2012) Perfusion MRI for the prediction of treatment response after preoperative chemoradiotherapy in locally advanced rectal cancer. Eur Radiol 22(8):1693–1700

Lollert A, Junginger T, Schimanski CC et al (2014) Rectal cancer: dynamic contrast-enhanced MRI correlates with lymph node status and epidermal growth factor receptor expression. J Magn Reson Imaging 39(6):1436–1442

Loos M, Quentmeier P, Schuster T et al (2013) Effect of preoperative radio(chemo)therapy on long-term functional outcome in rectal cancer patients: a systematic review and meta-analysis. Ann Surg Oncol 20(6):1816–1828

Maas M, Nelemans PJ, Valentini V et al (2010) Long-term outcome in patients with a pathological complete response after chemoradiation for rectal cancer: a pooled analysis of individual patient data. Lancet Oncol 11(9):835–844

Maas M, Lambregts DM, Nelemans PJ et al (2015) Assessment of clinical complete response after chemoradiation for rectal cancer with digital rectal examination, endoscopy, and MRI: Selection for organ-saving treatment. Ann Surg Oncol 22(12):3873–3880

Madoff RD (2004) Chemoradiotherapy for rectal cancer – when, why, and how? N Engl J Med 351(17):1790–1792

Marijnen CA, Nagtegaal ID, Kapiteijn E et al (2003) Radiotherapy does not compensate for positive resection margins in rectal cancer patients: report of a multicenter randomized trial. Int J Radiat Oncol Biol Phys 55(5):1311–1320

Mizukami Y, Ueda S, Mizumoto A et al (2011) Diffusion-weighted magnetic resonance imaging for detecting lymph node metastasis of rectal cancer. World J Surg 35(4):895–899

Monguzzi L, Ippolito D, Bernasconi DP et al (2013) Locally advanced rectal cancer: value of ADC mapping in prediction of tumor response to radiochemotherapy. Eur J Radiol 82(2):234–240

Musio D, De Felice F, Magnante AL et al (2013) Diffusion-weighted magnetic resonance application in response prediction before, during, and after neoadjuvant radiochemotherapy in primary rectal cancer carcinoma. Biomed Res Int 2013:740195

Nougaret S, Rouanet P, Molinari N et al (2012) MR volumetric measurement of low rectal cancer helps predict tumor response and outcome after combined chemotherapy and radiation therapy. Radiology 263(2):409–418

Nougaret S, Reinhold C, Mikhael HW et al (2013) The use of MR imaging in treatment planning for patients with rectal carcinoma: have you checked the "DISTANCE"? Radiology 268(2):330–344

Oberholzer K, Menig M, Kreft A et al (2012) Rectal cancer: mucinous carcinoma on magnetic resonance imaging indicates poor response to neoadjuvant chemoradiation. Int J Radiat Oncol Biol Phys 82(2):842–848

Oberholzer K, Menig M, Pohlmann A et al (2013) Rectal cancer: assessment of response to neoadjuvant chemoradiation by dynamic contrast-enhanced MRI. J Magn Reson Imaging 38(1):119–126

Park MJ, Kim SH, Lee SJ et al (2011) Locally advanced rectal cancer: added value of diffusion-weighted MR imaging for predicting tumor clearance of the mesorectal fascia after neoadjuvant chemotherapy and radiation therapy. Radiology 260(3):771–780

Patel UB, Taylor F, Blomqvist L et al (2011) Magnetic resonance imaging-detected tumor response for locally advanced rectal cancer predicts survival outcomes: MERCURY experience. J Clin Oncol 29(28):3753–3760

Perez RO, Habr-Gama A, Sao Juliao GP et al (2012) Optimal timing for assessment of tumor response to neoadjuvant chemoradiation in patients with rectal cancer: do all patients benefit from waiting longer than 6 weeks? Int J Radiat Oncol Biol Phys 84(5):1159–1165

Pomerri F, Pucciarelli S, Maretto I et al (2011) Prospective assessment of imaging after preoperative chemoradiotherapy for rectal cancer. Surgery 149(1):56–64

Reerink O, Verschueren RC, Szabo BG et al (2003) A favourable pathological stage after neoadjuvant radiochemotherapy in patients with initially irresectable rectal cancer correlates with a favourable prognosis. Eur J Cancer 39(2):192–195

Rouanet P, Rullier E, Lelong B et al (2017) Tailored treatment strategy for locally advanced rectal carcinoma based on the tumor response to induction chemotherapy: preliminary results of the French phase II multicenter GRECCAR4 trial. Dis Colon Rectum 60(7):653–663

Rudisch A, Kremser C, Judmaier W et al (2005) Dynamic contrast-enhanced magnetic resonance imaging: a non-invasive method to evaluate significant differences between malignant and normal tissue. Eur J Radiol 53(3):514–519

Ryan JE, Warrier SK, Lynch AC et al (2015) Assessing pathological complete response to neoadjuvant chemoradiotherapy in locally advanced rectal cancer: a systematic review. Colorectal Dis 17(10):849–861

Sauer R, Liersch T, Merkel S et al (2012) Preoperative versus postoperative chemoradiotherapy for locally advanced rectal cancer: results of the German CAO/ARO/AIO-94 randomized phase III trial after a median follow-up of 11 years. J Clin Oncol 30(16):1926–1933

Schmoll HJ, Van Cutsem E, Stein A et al (2012) ESMO Consensus Guidelines for management of patients with colon and rectal cancer. A personalized approach to clinical decision making. Ann Oncol 23(10):2479–2516

Shanmugan S, Arrangoiz R, Nitzkorski JR et al (2012) Predicting pathological response to neoadjuvant chemoradiotherapy in locally advanced rectal cancer using 18FDG-PET/CT. Ann Surg Oncol 19(7):2178–2185

Stoker J, Rociu E, Wiersma TG et al (2000) Imaging of anorectal disease. Br J Surg 87(1):10–27

Sun YS, Zhang XP, Tang L et al (2010) Locally advanced rectal carcinoma treated with preoperative chemotherapy and radiation therapy: preliminary analysis of diffusion-weighted MR imaging for early detection of tumor histopathologic downstaging. Radiology 254(1):170–178

Tofts PS (1997) Modeling tracer kinetics in dynamic Gd-DTPA MR imaging. J Magn Reson Imaging 7(1):91–101

Tofts PS, Kermode AG (1991) Measurement of the blood-brain barrier permeability and leakage space using dynamic MR imaging 1 Fundamental concepts. Magn Reson Med 17(2):357–367

Torkzad MR, Lindholm J, Martling A et al (2007) MRI after preoperative radiotherapy for rectal cancer; correlation with histopathology and the role of volumetry. Eur Radiol 17(6):1566–1573

Vliegen RF, Beets GL, von Meyenfeldt MF et al (2005) Rectal cancer: MR imaging in local staging – is gadolinium-based contrast material helpful? Radiology 234(1):179–188

Vliegen RF, Beets GL, Lammering G et al (2008) Mesorectal fascia invasion after neoadjuvant chemotherapy and radiation therapy for locally advanced rectal cancer: accuracy of MR imaging for prediction. Radiology 246(2):454–462

White NS, McDonald C, Farid N et al (2014) Diffusion-weighted imaging in cancer: physical foundations and applications of restriction spectrum imaging. Cancer Res 74(17):4638–4652

Will O, Purkayastha S, Chan C et al (2006) Diagnostic precision of nanoparticle-enhanced MRI for lymph-node metastases: a meta-analysis. Lancet Oncol 7(1):52–60

Yablonskiy DA, Sukstanskii AL (2010) Theoretical models of the diffusion weighted MR signal. NMR Biomed 23(7):661–681

Yasuda K, Adachi Y, Shiraishi N et al (2001) Pattern of lymph node micrometastasis and prognosis of patients with colorectal cancer. Ann Surg Oncol 8(4):300–304

Zhang XM, Yu D, Zhang HL et al (2008) 3D dynamic contrast-enhanced MRI of rectal carcinoma at 3T: correlation with microvascular density and vascular endothelial growth factor markers of tumor angiogenesis. J Magn Reson Imaging 27(6):1309–1316

Teil V
Operatives Vorgehen

Sphinktererhaltende Operationen beim Rektumkarzinom

10

Christoph Holmer

Inhaltsverzeichnis

Trailer Die kurative Therapie des Rektumkarzinoms erfordert in der Regel neben der Resektion des Primärtumors im Gesunden die partielle oder totale Entfernung des Mesorektums und damit des regionären Lymphabflussgebiets mit zentraler Absetzung der A./V. mesenterica inferior. Zugleich gilt es unter funktionellen Aspekten die autonomen Beckennerven zu schonen. Prinzipiell lassen sich bei den sphinktererhaltenden Operationen folgende Eingriffe unterscheiden:

- Anteriore Rektumresektion mit partieller mesorektaler Exzision (PME)
- Tiefe anteriore Rektumresektion mit totaler mesorektaler Exzision (TME)
- Tiefe, intersphinktäre Rektumresektion mit TME und koloanaler Anastomose

Die Indikationsstellung hängt hierbei von der Tumorlokalisation, insbesondere der Beziehung zur Linea dentata und dem Levatorschenkel, der Tiefeninfiltration und der Sphinkterfunktion ab.

Als Standard gilt für Karzinome des oberen Rektumdrittels und des rektosigmoidalen Überganges die anteriore Rektumresektion mit partieller mesorektaler Exzision (PME) (Abb. 10.1a). Bei Tumoren des mittleren und unteren Rektumdrittels erfolgt in der Regel eine tiefe anteriore Rektumresektion mit totaler mesorektaler Exzision (Abb. 10.1b). Eine tiefe, intersphinktäre Resektion mit TME und koloanaler Anastomose (Abb. 10.1c) unter Erhaltung der distalen Anteile des M. sphincter ani internus gewährleistet auch bei unmittelbar supralevatorisch lokalisierten Rektumkarzinomen einen ausreichenden, aboralen Sicherheitsabstand von mindestens 1 cm in situ.

Bei einer kurativen Resektion beim Rektumkarzinom sollten folgende onkologische Prinzipien eingehalten werden:

- Radikuläre Absetzung der A. mesenterica inferior sowie der V. mesenterica inferior am Pankreasunterrand
- Lymphadenektomie des regionären Lymphabflussgebiets
- Einhaltung angemessener Sicherheitsabstände
- Totale mesorektale Exzision (TME) bei Karzinomen der unteren zwei Rektumdrittel
- ggf. die En-bloc-Resektion von tumoradhärenten Organen (multiviszerale Resektion)
- Erhalt der autonomen Beckennerven (Nn. hypogastrici, Plexus hypogastrici inferiores et superior)

Die Frage nach der Möglichkeit eines Sphinktererhaltes stellt sich unter onkologischen Gesichtspunkten letztlich nur für Tumore des unteren Rektumdrittels, sprich für Tumore, deren aboraler Tumorrand bei der Messung mit einem starren

C. Holmer (✉)
Klinik für Allgemein- und Viszeralchirurgie, St. Joseph Krankenhaus Berlin, Berlin, Deutschland
E-Mail: christoph.holmer@sjk.de

M. E. Kreis und P. Asbach (Hrsg.), *MRT-basierte Chirurgie des Rektumkarzinoms*, https://doi.org/10.1007/978-3-662-58159-9_10

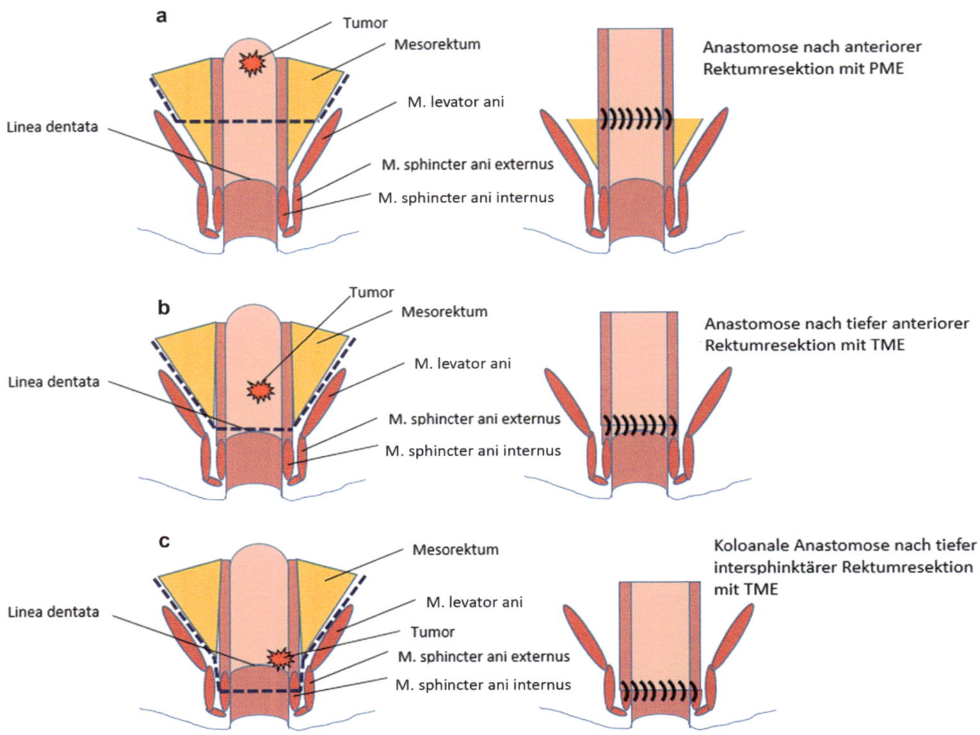

Abb. 10.1 **a** Anteriore Rektumresektion mit partieller mesorektaler Exzision (PME). **b** Tiefe anteriore Rektumresektion mit totaler mesorektaler Exzision (TME). **c** Tiefe intersphinktäre Rektumresektion mit TME und koloanaler Anastomose

Rektoskop 6 cm oder weniger von der Anokutanlinie entfernt liegen. Folgende onkologischen Anforderungen müssen für eine sphinktererhaltende Operation erfüllt sein.

- Aboraler Sicherheitsabstand 1–2 cm von der Linea dentata
- Keine Infiltration des Beckenbodens oder Sphinkters (M. sphincter ani externus)

Neben einem korrekten Staging, der exakten Bestimmung der Tumorhöhe und -ausdehnung ist im Hinblick auf die Indikation auch die präoperative Beurteilung der Sphinkterfunktion unerlässlich. Bei manifester Stuhlinkontinenz ist eine sphinktererhaltende Resektion kontraindiziert.

Nach neoadjuvanter Radiochemotherapie kann zur Abwendung einer ansonsten notwendigen Exstirpation auch ein aboraler Sicherheitsabstand von 0,5 cm akzeptiert werden (Pox et al. 2013). Die Tumorfreiheit des aboralen Resektionsrandes sollte durch intraoperativen Schnellschnitt gesichert werden.

10.1 Mesorektale Exzision

Integraler Bestandteil jeder Rektumresektion ist die totale mesorektale Exzision (TME) bis zum Beckenboden für Tumoren des mittleren und unteren Rektumdrittels. Die TME hat zum Prinzip, das Rektum mitsamt dem umgebenden und durch eine Hüllfaszie eingescheideten Weichgewebe und damit das gesamte regionäre Lymphabflussgebiet in toto zu entfernen (Abb. 10.2). Hierbei erfolgt die Präparation in der avaskulären Schicht durch scharfe Dissektion entlang anatomischer Strukturen zwischen der Fascia pelvis visceralis und der Fascia pelvis parietalis. Aus onkologischer Sicht ist es entscheidend, die komplette Integrität des Mesorektums bis zum Beckenboden zu gewährleisten. Neben dem onkologischen Vorteil ist eine schichtgerechte Präparation auch mit einem geringeren intraoperativen Blutungsrisiko und einer höheren Protektion der autonomen pelvinen Nervenstrukturen assoziiert. Die Notwendigkeit der vollständigen Exzision des Mesorektums beruht auf der Existenz mesorektaler Satellitenmetastasen auch distal des Tumors (Lopez-Kostner et al. 1998). Allein durch die Operation mit einer adäquaten TME konnte die Lokalrezidivrate von 30 % auf unter 8 % gesenkt werden (Wibe et al. 2003).

Bei Tumoren des oberen Rektumdrittels ist dagegen eine partielle mesorektale Exzision onkologisch ausreichend mit einer Durchtrennung des Rektums und Mesorektums 5 cm aboral des makroskopischen Tumorrandes. Hierbei sollte das Mesorektum horizontal ohne proximalwärtige Ausdünnung durchtrennt werden (kein Coning). Die Möglichkeit einer PME für Tumoren des oberen Rektum-

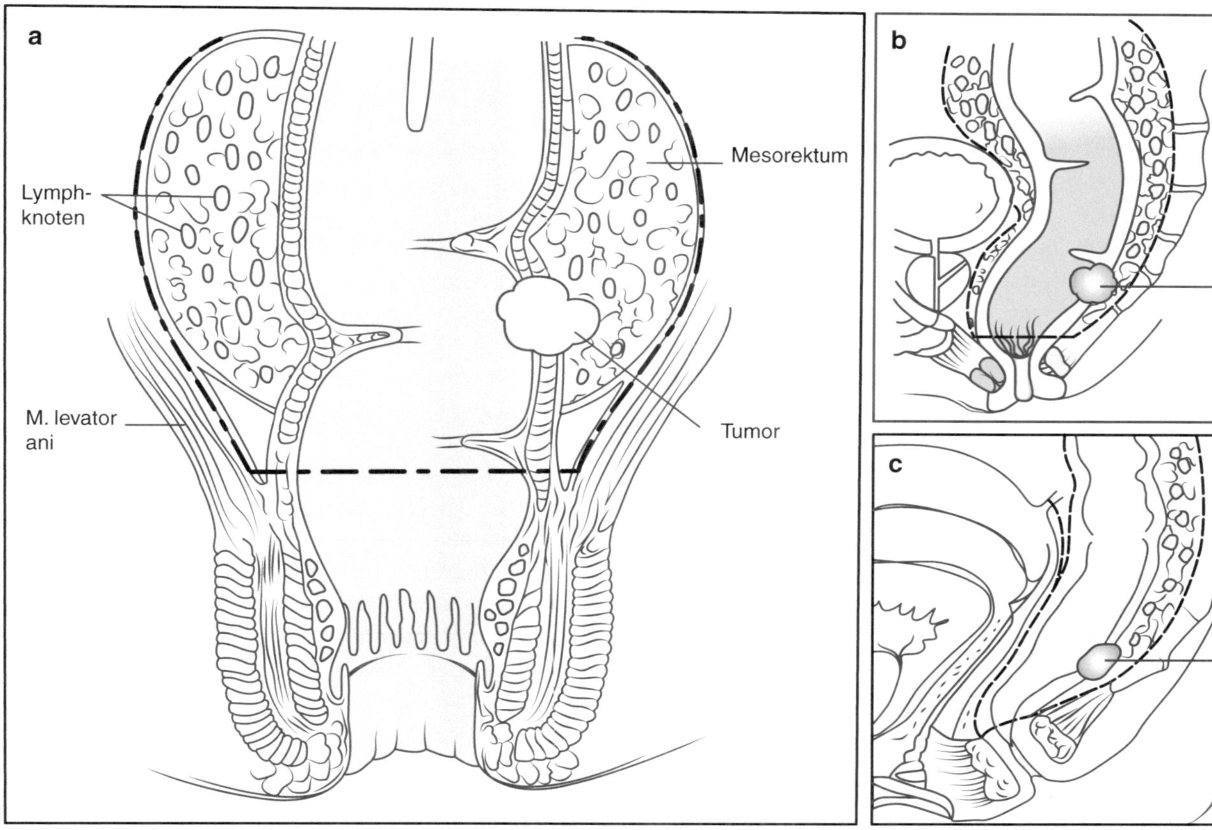

Abb. 10.2 **a** Koronare Ebene mit der Dissektionsschicht zwischen der Fascia pelvis visceralis und der Fascia pelvis parietalis. **b** Sagittale Ebene beim Mann. **c** Sagittale Ebene bei der Frau

drittels basiert auf der Erkenntnis, dass mesorektale Satellitenmetastasen meist nur bis zu 2 cm, maximal jedoch nur bis zu 4 cm distal des Tumorunterrandes auftreten (Lopez-Kostner et al. 1998).

10.2 Aboraler Sicherheitsabstand/Intersphinktärer Raum

Nach der totalen TME orientiert sich der notwendige aborale Sicherheitsabstand allein an der intramuralen Ausbreitung. Da eine distale intramurale Ausbreitung jedoch nur in den allerwenigsten Fällen weiter als 1 cm vom Primärtumor auftritt (Shirouzu et al. 1995), ist ein distaler Sicherheitsabstand von 1–2 cm an der nativ gestreckten Rektumwand onkologisch ausreichend, ohne dass hiermit eine höhere Lokalrezidivrate oder geringere Überlebensrate assoziiert wäre (Vernava und Moran 1992). Bei sehr tiefer Tumorlokalisation und auf die Darmwand beschränktem Tumorwachstum (T1/2) ist daher eine sphinktererhaltende Operation unter Einhaltung des genannten Sicherheitsabstands als eine tiefe intersphinktäre Resektion mit koloanaler Anastomose möglich. Tief sitzende T3-Karzinome können nur dann sphinkterhaltend reseziert werden, wenn benachbarte Strukturen (M. puborectalis, M. pubococcygeus, M. sphincer ani externus) nicht infiltriert sind.

Hinsichtlich der zu treffenden Therapieentscheidungen ist die Region des intersphinkteren Raumes eine Zone von größter Bedeutung. Hier hat ein besseres pelvines Imaging mittels MRT zur Beurteilung des intersphinktären Raumes dazu beigetragen, MR-basierte Risikofaktoren zu identifizieren, um das Lokalrezidivrisiko abzuschätzen und zu entscheiden, ob eine sphinktererhaltende Operation noch sinnvoll möglich oder aber eine Rektumexstirpation erforderlich ist. Zu diesem Themenkomplex wird auf das Kap. 3 „MRT des Rektumkarzinoms" verwiesen.

10.3 Operatives Vorgehen

Unabhängig vom gewählten Zugangsweg (laparoskopisch oder offen) erfolgt nach Eingehen in das Abdomen zunächst eine orientierende Inspektion der Peritonealhöhle und der Leber zum Ausschluss einer Peritonealkarzinose bzw. von Lebermetastasen. Ergänzend kann eine intraoperative Sonographie der Leber durchgeführt werden.

Ferner wird die lokale Operabilität geprüft. Im eigenen Vorgehen wird die Präparation von medial nach lateral präferiert. Zunächst wird unter Schonung des präaortalen Nervengeflechtes das Mesosigma sowie das Mesocolon descendens von der Aorta abgetrennt und der Abgang der A. mesenterica inferior dargestellt und zentral ligiert. Wir führen regelhaft eine High-tie-Ligatur der A. mesenterica inferior durch, um neben einer maximalen Lymphknotenausbeute insbesondere bei einer tiefen Resektion eine spannungsfreie, gut durchblutete Anastomose zu gewährleisten. Ferner erfolgt ein zentrales Absetzen der V. mesenterica inferior am Unterrand des Pankreas. Ausgehend vom Gefäßstamm der A. mesenterica inferior erfolgt die Lymphadenektomie nach distal als aortoileopelvine Ausräumung, die sich als mesorektale Exzision in das kleine Becken fortsetzt. Sodann erfolgt die vollständige Mobilisation des Sigmas und Colon descendens unter Sichtschonung des linken Ureters, der unter der Fascie praerenalis (Gerota) verbleibt. Die Mobilisation der linken Flexur ist insbesondere bei tiefen Resektionen für eine spannungsfreie Anastomose nahezu obligat. Die eigentliche Mobilisation des Rektums beginnt mit einer U-förmigen Umschneidung des Beckenbodenperitoneums ca. 0,5–1 cm oberhalb der peritonealen Umschlagfalte im Douglas-Raum bzw. der Excavatio vesicorectalis. Anschließend wird das Rektum nach ventral gezogen, wodurch der Zugang zu Spatium retrorectale möglich wird. Die weitere Präparation erfolgt in diesem Spatium ventral der Fascia pelvis parietalis (Waldeyer), wodurch Verletzungen der hier liegenden Nn. hypogastrici sowie der Sacralis-mediana-Gefäße vermieden werden. Diese Präparationsschicht erlaubt die Mobilisation und vollständige Exzision des Mesorektums nach aboral als totale mesorektale Exzision.

Die ventrale Präparation erfolgt zwischen Rektumvorderwand und Harnblasenhinterwand bis auf Höhe der Samenbläschen bzw. der Vaginalhinterwand. Die weitere Präparation erfolgt dann im mit Fettgewebe ausgefüllten Spatium fibrosum praerectale dorsal der Fascia pelvis parietalis. Nach Abschluss der Mobilisation wird unterhalb des aboralen Tumorrands nach Kontrolle des distalen Sicherheitsabstandes zum Sphinkterapparat das Rektum abgesetzt. Entscheidend ist, dass die Absetzung des Rektums unterhalb des Mesorektums erfolgt. Bei unzureichendem distalen Sicherheitsabstand kann das Rektum über den Beckenboden hinaus intersphinktär bis auf die Höhe der Linea dentata mobilisiert werden. Das Rektum wird in der Regel mit einem linearen Klammernahtgerät abgesetzt. Die Reanastomosierung erfolgt dann durch transanales Einführen eines zirkulären Klammernahtgerätes. Dieses Vorgehen wird als Double-Stapling-Technik bezeichnet. Bei einer koloanalen Handanastomose wird dagegen das Rektum offen abgesetzt.

10.4 Minimal-invasive Chirurgie

Mehre Studien belegen, dass die laparoskopische Technik in der Rektumchirurgie bei entsprechender Expertise des Operateurs gleichwertig im Vergleich zu den konventionell offenen Verfahren sowohl in Hinblick auf die chirurgisch-onkologische Qualität (RO-Resektion, Lymphknotenausbeute) als auch auf das onkologische Outcome (Tumorrezidivrate, Überleben) ist (Green et al. 2013; Vennix et al. 2014). Entsprechend kann nach Leitlinie die laparoskopische Technik bei entsprechender Expertise und geeigneter Selektion im Rahmen der operativen Behandlung des Rektumkarzinoms durchgeführt werden (Pox et al. 2013).

Ferner gibt es neuere minimal-invasive Techniken wie die roboterassistierte TME oderdie transanale, minimal-invasive TME (TAMIS-TME). Während bei der roboterassistierten TME eine bessere Präzision der Instrumentenführung im Vordergrund steht, bei einer ansonsten identischen Präparation von abdominal her im Vergleich zur konventionellen, laparoskopischen Technik, wird bei der TAMIS-TME der aborale Resektionsrand zunächst von peranal festgelegt und dann die TME retrograd von anal nach abdominal unter Verwendung spezieller Single-Port-Systeme durchgeführt. Das Absetzen der zentralen Gefäße erfolgt aber auch bei der TAMIS-TME konventionell laparoskopisch von abdominal her. Ob diese neueren minimal-invasiven Verfahren den Anteil der sphinktererhaltender Operationen weiter erhöhen, bei gleichen funktionellen und onkologischen Ergebnissen, kann derzeit aufgrund noch unzureichender Daten nicht abschließend beurteilt werden.

10.5 Rekonstruktion

Die Wiederherstellung der Darmkontinuität erfolgt durch eine manuelle oder maschinelle Deszendorektostomie oder als koloanale Anastomose. Nach Rektumresektionen, insbesondere nach tiefen Resektionen, sind neben den onkologischen auch die funktionellen Ergebnisse für die Lebensqualität der Patienten entscheidend. Es ist bekannt, dass bei bis zu 76 % der Patienten nach sphinktererhaltenden Rektumresektionen Stuhlentleerungsstörungen im Sinne von unwillkürlichem Stuhlabgang, Stuhlschmieren und imperativem Stuhldrang auftreten können. Diese Funktionsstörungen werden auch unter dem Begriff „Low Anterior Resection Syndrome" (LARS) zusammengefasst. Das LARS hat einen signifikanten Einfluss auf die Lebensqualität der Patienten (Hughes et al. 2017). Verantwortlich hierfür sind kapazitive und sensorische Veränderungen, die durch das verminderte Reservoirvolumen des Neorektums nur zum Teil kompensiert werden

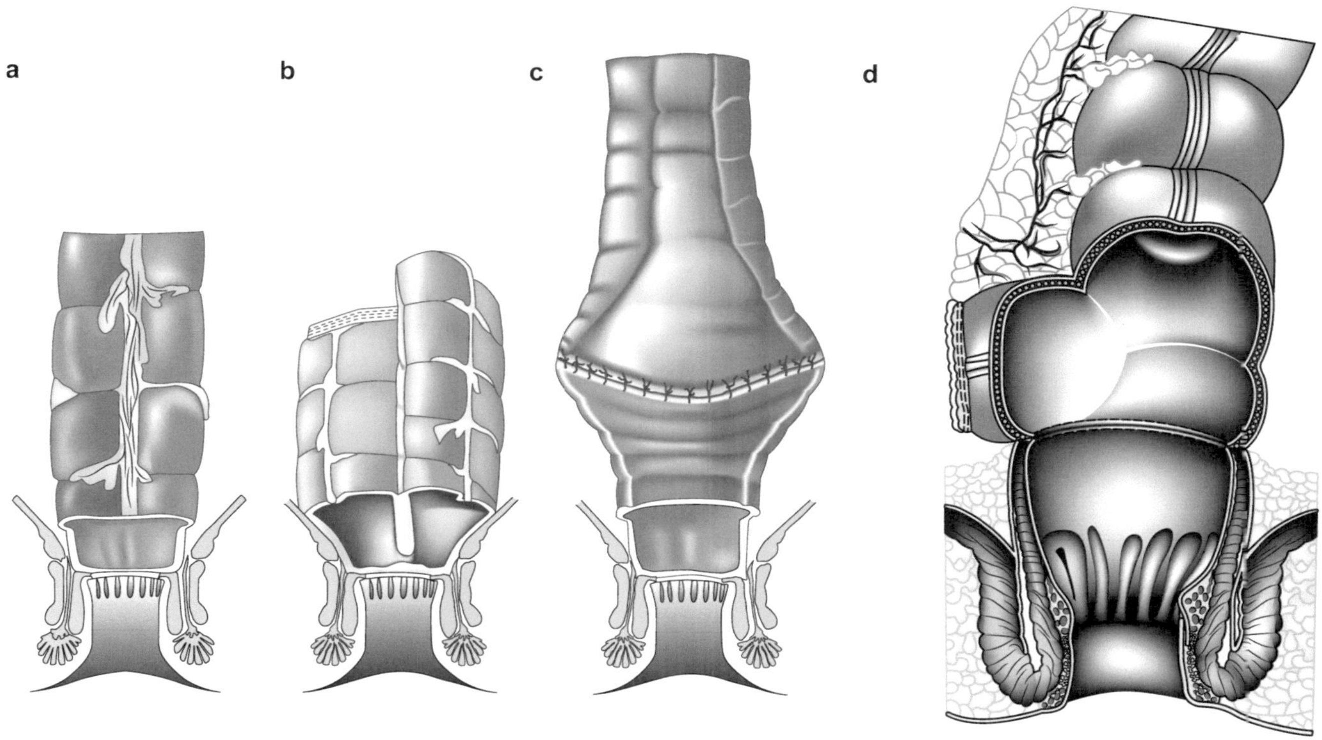

Abb. 10.3 Rekonstruktionsmöglichkeiten nach Rektumresektion. **a** End-zu-End-Deszendorektostomie. **b** Kolon-J-Pouch. **c** Transverser Koloplastiepouch. **d** Seit-zu-End-Deszendorektostomie

können. Ferner korreliert die Anastomosenhöhe direkt mit der postoperativen Kontinenzleistung (Wexner und Rotholtz 2000). Gerade die tiefe, intersphinktäre Rektumresektion, bei der die Sphinkterleistung um 30–50 % gemindert wird, ist mit funktionellen Einschränkungen assoziiert. Es gibt verschiedene Rekonstruktionsmöglichkeiten, welche im Vergleich zur End-zu-End kolorektalen bzw. -analen Anastomose (Abb. 10.3a) bessere funktionelle Ergebnisse ergeben (Fazio et al. 2007; Brown et al. 2008). Zu den häufigsten Rekonstruktionsverfahren zählen:

- Kolon-J-Pouch (Abb. 10.3b)
- Transverser Koloplastiepouch (Abb. 10.3c)
- Seit-zu-End-Kolorektostomie (Abb. 10.3d)

Von den verschiedenen Rekonstruktionsmöglichkeiten sind die Vorteile für den Kolon-J-Pouches am besten belegt (Fazio et al. 2007; Brown et al. 2008). Bei Anlage eines Kolon-J-Pouches sollte zur Vermeidung von Entleerungsproblemen die Schenkellänge nicht über 6 cm liegen (Hida 1996). Die End-zu-End-Kolorektostomie ist den anderen Rekonstruktionsverfahren unterlegen und sollte, insofern anatomisch möglich, vermieden werden. Auch die transverse Koloplastie ist unter funktionellen Gesichtspunkten dem Kolon-J-Pouch unterlegen. Der Vorteil einer Seit-zu-End-Kolorektostomie gegenüber einem Kolon-J-Pouch ist die einfachere technische Durchführbarkeit.

In der Regel erfolgt nach tiefen Rektumresektionen im eigenen Vorgehen die Anlage der Anastomose, unabhängig vom Rekonstruktionsverfahren, mit einem protektiven Ileostoma für die Dauer von etwa 8–12 Wochen.

Fazit

Erkenntnisse über das Ausbreitungsmuster der Rektumkarzinome, das Konzept der totalen mesorektalen Exzision sowie die Verbesserung des pelvinen Imaging, insbesondere unter Berücksichtigung des intersphinktären Raumes, haben dazu geführt, dass heute über 90 % aller Rektumkarzinome ohne Kompromisse in der onkologischen Radikalität und mit akzeptablen funktionellen Ergebnissen hinsichtlich der Kontinenzleistung sphinktererhaltend operiert werden können. Die Kombination aus totaler mesorektaler Exzision und neoadjuvanten/adjuvanten Therapiekonzepten lassen eine Lokalrezidivrate unter 10 % als Standard gelten. Die laparoskopische Resektion des Rektumkarzinoms kann bei entsprechender Expertise des Operateurs und geeigneter Selektion mit gleichen onkologischen als auch funktionellen Ergebnissen im Vergleich zur konventionell offenen Technik durchgeführt werden. Neuere minimal-invasive Verfahren wie die roboterassistierten TME oder die TAMIS-TME können derzeit aufgrund unzureichender Daten nicht abschließend beurteilt werden. Unter funktionellen Aspekten sollte als Rekonstruktionsverfahren nach tiefer Rektumresektion dem Kolon-J-Pouch nach Möglichkeit der Vorzug gegeben werden.

Literatur

Brown CJ, Fenech DS, McLeod RS (2008) Reconstructive techniques after rectal resection for rectal cancer. Cochrane Database Syst Rev 2:CD006040

Fazio VW, Zutshi M, Remzi FH et al (2007) A randomized multicenter trial to compare long-term functional outcome, quality of life, and complications of surgical procedures for low rectal cancers. Ann Surg 246:481–488

Green BL, Marshall HC, Collinson F et al (2013) Long-term follow-up of the Medical Research Council CLASICC trial of conventional versus laparoscopically assisted resection in colorectal cancer. Br J Surg 100:75–82

Hida J et al (1996) Functional outcome after low anterior resection with low anastomosis for rectal cancer using the colonic J -pouch. Prospective randomized study for determination of optimum pouch size. Dis Colon Rectum 39(9):986–991

Hughes DL, Cornish J, Morris C (2017) LARRIS Trial Management Group. Functional outcome following rectal surgery-predisposing factors for low anterior resection syndrome. Int J Colorectal Dis 32(5):691–697

Lopez-Kostner F, Lavery IC, Hool GR, Rybicki LA, Fazio VW (1998) Total mesorectal excision is not necessary for cancers of the upper rectum. Surgery 124:612

Pox C, Aretz S, Bischoff SC et al (2013) S3-guideline colorectal cancer version 1.0. Z Gastroenterol 51:753–854

Shirouzu K, Isomoto H, Kakegawa T (1995) Distal spread of rectal cancer and optimal distal margin of resection for sphincter-preserving surgery. Cancer 76:388–392

Vennix S, Pelzers L, Bouvy N, Beets GL, Pierie JP, Wiggers T, Breukink S (2014) Laparoscopic versus open total mesorectal excision for rectal cancer. Cochrane Database Syst Rev 15(4):CD005200. https://doi.org/10.1002/14651858.cd005200.pub3

Vernava AM, Moran M (1992) A prospective evaluation of distal margins in carcinoma of the rectum. Surg Gynecol Obstet 175:333–336

Wexner SD, Rotholtz NA (2000) Surgeon infuenced variables in resectional cancer surgery. Dis Colon Rectum 43:1606–1627

Wibe A, Eriksen MT, Syse A, Myrvold HE, Søreide O (2003) Norwegian Rectal Cancer Group. Total mesorectal excision for rectal cancer–what can be achieved by a national audit? Colorectal Dis 5(5):471–477

Abdominoperineale Rektumexstirpationen

11

Sigmar Stelzner

Inhaltsverzeichnis

▶ Die abdominoperineale Rektumexstirpation gehört seit mehr als 140 Jahren zum Armamentarium der Rektumkarzinomchirurgie. Zunächst etablierte sie sich als Standardeingriff, wurde dann wegen funktionell und onkologisch schlechterer Ergebnisse deutlich zurückgedrängt und stellt heute einen hochspezialisierten Eingriff für lokal weit fortgeschrittene Tumoren dar. Neben den technischen Verbesserungen gibt die moderne Bildgebung, insbesondere die MRT, dem Chirurgen das Rüstzeug an die Hand, den Tumor in Bezug auf die umgebenden Strukturen genau zu lokalisieren, eine sichere Differenzialindikation zwischen Sphinktererhalt oder notwendiger Exstirpation zu stellen und den Eingriff im Sinne der „MRI-guided surgery" durchzuführen. Das folgende Kapitel erörtert diese Stichpunkte und stellt die chirurgische Technik dar.

S. Stelzner (✉)
Städtisches Klinikum Dresden, Dresden, Deutschland
E-Mail: stelzner-si@khdf.de

11.1 Einleitung

Über Jahrzehnte galt die abdominoperineale Rektumexstirpation (APE) als Standard in der Chirurgie des Rektumkarzinoms. Historisch ist diese Entwicklung absolut verständlich: der tumortragende Darmabschnitt konnte von perineal bzw. sakral entfernt werden, und eine Anastomose mit ihren potenziell lebensbedrohlichen Komplikationen wurde durch die Anlage eines Stomas vermieden. Die Entwicklung dieser Operationstechnik ist verknüpft mit den Namen von Theodor Kocher, Edouard Quénu und Ernest Miles (Kronberger 1994).

Erst nach dem zweiten Weltkrieg etablierte sich die Möglichkeit, Rektumkarzinome von anterior zu resezieren und die Kontinuität des Darmes durch eine Anastomose zu erhalten (Wangensteen 1945; Dixon 1948). Zunächst musste sich die kontinenzerhaltende Operation onkologisch an den Ergebnissen der Exstirpation, welche häufig als „Amputation" bezeichnet wurde, messen lassen. Noch 1995 zeigten McCall et al. in einer großen Übersicht, dass die Lokalrezidivraten von anteriorer Rektumresektion und abdominoperinealer Rektumexstirpation praktisch identisch waren (McCall et al. 1995). Diese Daten spiegeln

M. E. Kreis und P. Asbach (Hrsg.), *MRT-basierte Chirurgie des Rektumkarzinoms*, https://doi.org/10.1007/978-3-662-58159-9_11

die Ergebnisse einer ganzen Ära wider, da sich etwa um diese Zeit die sogenannte totale mesorektale Exzision (TME) flächendeckend etablierte und eine Zäsur in der Behandlung des Rektumkarzinoms setzte. Die TME stellt *den* qualitativen Quantensprung in der modernen Chirurgie des Rektumkarzinoms dar (Heald et al. 1982). Sie ist ein embryonal basiertes Operationskonzept, welches das Rektum mit seinem Meso, dem Mesorektum, in gut definier- und separierbaren Schichten entlang der mesorektalen Faszie mobilisiert. Diese auch als mesorektale Hüllfaszie bezeichnete Struktur umfasst den embryonalen Lymphabfluss des Rektums und wirkt in seitlicher Richtung aufgrund fehlender überschreitender Gefäßverbindungen als Tumorbarriere (Stelzner F et al. 2009). Da der Lymphabfluss des Rektums ganz überwiegend zentripetal entlang der A. rectalis superior erfolgt, konnten durch die TME der Tumor und das potenziell befallene Lymphabflussgebiet komplett entfernt werden. Diese Technik wurde ganz wesentlich von Richard Heald aus Basingstoke entwickelt und durch ihn mit missionarischer Beharrlichkeit auf der ganzen Welt verbreitet. Die Lokalrezidivraten für die anteriore Resektion sanken konstant auf unter 10 %, in einigen Serien konnten Raten von lediglich etwa 5 % angegeben werden (Heald et al. 1998; Enker et al. 1999; Merkel et al. 2009; Stelzner et al. 2010).

Im Kontrast dazu blieben die Lokalrezidivraten für die APE konstant bei etwa 15 %, wozu allerdings mehrere Faktoren beitrugen. Auf der einen Seite profitierte die APE von dem Konzept der TME, da auch für die Exstirpation die exakte Entfernung des embryonalen Kompartimentes eine wesentliche Komponente darstellt. Auf der anderen Seite verband sich mit der TME das erklärte Ziel, möglichst viele Resektionen sphinktererhaltend durchzuführen, wodurch der APE nur eine Negativauswahl an sehr tief sitzenden und lokal deutlich fortgeschrittenen Tumoren vorbehalten blieb. Weitere wichtige Entwicklungen in der Behandlung des Rektumkarzinoms, namentlich die prätherapeutische Beurteilung des Tumors in der MRT, insbesondere seine Beziehung zur mesorektalen Faszie, und die pathologische Präparatebeurteilung, waren jedoch vor allem auf Tumoren des mittleren Rektumdrittels zentriert. Vor diesem Hintergrund konstatierten den Dulk et al. unter Auswertung von 5 großen europäischen Neoadjuvansstudien, dass die APE per se ein negativer Prognosefaktor für das Auftreten eines Lokalrezidivs ist (den Dulk et al. 2009).

Dieser Fehleinschätzung wurde durch Torbjörn Holm ein Konzept entgegengestellt, welches die Besonderheiten der ganz tief gelegenen Tumoren berücksichtigt (Holm et al. 2007). Im Bereich des anorektalen Überganges fehlt die Ummantelung des Rektums durch das Mesorektum, welches sich nach dem Schließmuskel zu verjüngt und am Oberrand der Puborektalisschlinge endet. In diesem Bereich gelegene Tumoren dringen viel früher in umgebende Gewebestrukturen ein als Tumoren des mittleren Rektumdrittels, die bis zu mehreren Zentimetern mesorektales Fett als „Pufferzone" aufweisen. Andererseits endet die exakt ausgeführte TME auf dem rektalen Muskelschlauch, was für viele Karzinome des unteren Drittels eine Touchierung des Tumors vom zirkumferenziellen Resektionsrand aus bedeutet. Das von Holm entwickelte Konzept vermeidet dieses Risiko der zirkumferenziellen Tumoreröffnung durch Belassen von umgebenden Gewebe, insbesondere des Levators, auf dem tumortragenden Darmabschnitt. Mit dieser als extralevatorische APE bezeichneten Technik (ELAPE) konnten auch für die Exstirpation Lokalrezidivraten von 6 % erzielt werden (Palmer et al. 2014; Stelzner et al. 2016).

11.2 Überblick über Operationsstrategien

11.2.1 Intersphinktäre APE

Das chirurgische Bemühen um die optimale Technik der Exstirpation resultiert aktuell in mehreren operativen Strategien, die jeweils unterschiedliche Indikationen besitzen und sich im Ausmaß der Radikalität unterscheiden. Die intersphinktäre Exstirpation wird bei Patienten mit Kontinenzstörung alternativ zur Diskontinuitätsresektion nach Hartmann angewandt, um die Komplikation eines belassenen Rektumstumpfes zu vermeiden. Diese sind zum einen die Stumpfinsuffizienz mit Ausbildung eines häufig nur langwierig zu behandelnden Abszesses im kleinen Becken, zum anderen die problematische Überwachung bezüglich eines erneuten Tumorwachstums.

11.2.2 Standard-APE

Die Standard- oder konventionelle APE sei hier nur der Vollständigkeit halber erwähnt. In Gebrauch kam dieser Begriff erst als Kontrast zur ELAPE und meint in diesem Zusammenhang das häufig technisch minderwertige Vorgehen durch zwei Teams, welche sich eher an Geschwindigkeit als an operativer Sorgfalt zu übertreffen suchten. Letztlich aber umfasst dieser Begriff ein großes Spektrum an Vorgehensweisen, die der jeweiligen Schule geschuldet sind und ganz unbestritten auch exzellente Ergebnisse zeitigen konnten (Dehni et al. 2003; Nissan et al. 2001; De Campos-Lobato et al. 2011).

11.2.3 Extralevatorische APE

Das Bewusstsein der chirurgischen Community bezüglich der technischen Tücken der APE wurde jedoch wie bereits erläutert durch die Einführung der ELAPE geweckt. Sie trug zunächst nur den Zusatz „extended", erhielt dann das Attribut „zylindrisch", um eine Abgrenzung zur großzügigen ischioanalen Fettresektion und der schmalen, aber letztlich onkologisch so kompromittierenden Taille am anorektalen Übergang zu demonstrieren, und wird heute allgemein wegen der richtungsweisenden Präparationsschicht außen am Levator als „extralevatorisch" bezeichnet. Ihr Hauptmerkmal ist die Vermeidung der Taille im Bereich des anorektalen Überganges durch die Mitresektion von großen Teilen des M. levator ani und des zu diesem Muskelkomplex gehörenden M. puborectalis. In der Weiterentwicklung dieser Technik wird heute von verschiedenen Arbeitsgruppen die „befundorientierte" Vorgehensweise favorisiert, bei der der M. levator ani auf der dem Tumor entgegengesetzten Seite zu großen Teilen erhalten werden kann, um den Defekt des Beckenbodens gering zu halten. Auf der anderen Seite des Spektrums ergibt sich bei entsprechender Tumorausdehnung in die benachbarten Kompartimente die Notwendigkeit, eine „erweiterte ELAPE" unter Mitnahme des Gewebes bis zum Tuber ischiadicum durchzuführen. Auch bei einer multiviszeralen Resektion mit Schließmuskelentfernung stellt die ELAPE das Grundgerüst des operativen Vorgehens dar.

11.3 Indikationsstellung

11.3.1 Klinische Beurteilung

Die klinische Beurteilung des Tumors ist für die Rektumkarzinome ein unabdingbarer Bestandteil der Indikationsstellung. Einerseits gilt es, die Frage zu beantworten, ob der Abstand des Tumors zum Analrand und seine Beziehung zum Sphinkterapparat eine sphinktererhaltende Operation überhaupt erlauben oder ob aus onkologischen Gründen eine Exstirpation unumgänglich ist. Andererseits muss die Funktion, genauer die Kontinenzleistung beurteilt werden, wofür eine sorgfältige Anamneseerhebung und die digitale Beurteilung des Ruhe- und Kneifdruckes ausschlaggebend sind. Dies geschieht in Hinblick darauf, ob eine onkologisch mögliche tiefe anteriore Resektion bzw. intersphinktäre Resektion für den Patienten auch in eine vertretbare Lebensqualität mündet. In diese Entscheidung fließen eine Vielzahl von Informationen ein, die in der Summe nur unzureichend objektivierbar sind und in ihrer Wertung vor allem der Erfahrung des Koloproktologen bedürfen. Der Umstand, dass eine vorliegende komplette anale Inkontinenz nur die Indikation zur Exstirpation zulässt, ist im klinischen Alltag eher selten. Häufig bestehen Vorboten eines funktionellen Defizits mit verminderter Verzögerungszeit („urge") oder Inkontinenz für Winde. Aggraviert werden diese Symptome durch den tiefsitzenden Tumor selbst, der mit einem verminderten Diskriminationsvermögen („amici falsi") oder Überlaufstühlen auf sich aufmerksam macht. Letztere Symptome können sich nach erfolgreicher Vorbehandlung durchaus komplett zurückbilden! Am anderen Ende des Spektrums steht der über achtzigjährige, aber rüstige Patient ohne wesentliche Symptome, dessen Tumor durch eine intersphinktäre Resektion onkologisch adäquat therapiert werden kann, dessen Risiko, von einer ultratiefen Resektion funktionell nicht zu profitieren, aber sehr hoch ist. Es überschreitet die Möglichkeiten dieses Kapitels, alle Erwägungen bezüglich der zu erwartenden Funktion und die daran geknüpfte Indikation gegen einen Sphinktererhalt abzuhandeln. Die Entscheidung muss im Aufklärungsprozess mit dem Patienten unter Berücksichtigung seiner Wünsche und seiner Bereitschaft, ggf. funktionelle Einschränkungen in Kauf zu nehmen, getroffen werden. Eine wissenschaftliche Differenzierung unter Erarbeitung von Scores ist derzeit in Etablierung begriffen (Emmertsen und Laurberg 2012; Battersby et al. 2017).

Ein wesentlicher Bestandteil der Differenzialindikation zwischen Sphinktererhalt und Exstirpation stellt die Tumorhöhe dar. Laut Definition der UICC wird die Tumorhöhe mit dem starren Rektoskop ab Analrand gemessen (Wittekind et al. 2012). Obwohl diese Definition eindeutig erscheint, besteht kein genereller Konsens über die Bezugslinie und darüber, welche Struktur den Analrand darstellt. Pragmatischerweise wird als Analrand die Bezugslinie genommen, die sich an das Rektoskop beim Untersuchungsgang anlegt. Letztlich ist eine solche Festlegung für die Vergleichbarkeit von Ergebnissen unabdingbar. Viele Chirurgen beurteilen jedoch noch zusätzlich den Abstand der Linea dentata zum Tumor. Da die L. dentata jedoch in aller Regel durch das Rektoskop hindurch nicht sichtbar ist, muss diese Messung entweder indirekt durch Subtraktion von einem Bezugspunkt oder durch Untersuchung in Narkose ausgeführt werden. Der Abstand der L. dentata zum Analrand kann variieren, da es z. T. große interindividuelle und zusätzlich noch geschlechtsbezogene Unterschiede gibt. Des Weiteren kann die L. dentata durch pathologische Prozesse wie einen Hämorrhoidal- oder Analprolaps verlagert sein. Wichtig in diesem Kontext ist noch die klinische Beurteilung einer Infiltration des M. sphincter ani internus. Im eigenen Vorgehen wird Letztere gemeinsam mit der Rektoskopie unter Ausmessung des Abstandes vom Analrand für die Entscheidung zugrunde gelegt.

Um die Unsicherheit in der Messung zu objektivieren, wurde die Abstandsbeurteilung anhand der MRT vorgeschlagen. Hier wiederum ist es einfacher, die L. dentata zu erkennen als den Analrand, da die in der Regel in der MRT aufeinanderliegenden Gesäßwangen eine sichere Identifikation des Analrandes erschweren.

Die Indikation zur Exstirpation wiederum ist nicht an eine starre Abstandszahl von Tumor und Analrand gebunden. Das einzige klare Kriterium ist das Ziel, den

Tumor ohne positiven Absetzungsrand mit einem ausreichenden Sicherheitsabstand zu entfernen. Auch der letztere Aspekt ist nicht abschließend definiert. Fakt ist, dass in den zurückliegenden Jahrzehnten der als sicher erachtete aborale Abstand zwischen makroskopisch sicht- und tastbaren Tumor von 5 cm auf eine deutlich geringere Distanz verkürzt wurde (Rullier et al. 2005; Nash et al. 2010). Laut aktueller deutscher Leitlinie werden 1–2 cm empfohlen, allerdings darf dieser Wert nach einer Radiochemotherapie (RCT) unterschritten werden (0,5 cm), wenn der Schnellschnitt einen tumorfreien Resektionsrand zeigt. Ins Kalkül gezogen werden sollte noch das Vorliegen einer G3/4-Situation, bei der ein knapper Resektionsrand aufgrund der Aggressivität des Tumors möglicherweise nicht ausreichend ist. (http://www.leitlinienprogramm-onkologie.de/leitlinien/kolorektales-karzinom/).

11.3.2 MRT – zirkumferenzielle Beurteilung

Eine ebenso große Relevanz wie der freie aborale Resektionsrand besitzt der zirkumferenzielle Resektionsrand in der pathohistologischen Aufarbeitung („pathologic circumferential resection margin" (pCRM)), der bei Dimensionen unter 1 mm mit einer deutlich erhöhten Lokalrezidivrate einhergeht (Quirke et al. 1986; Nagtegaal und Quirke 2008). Letztlich sind die onkologisch schlechteren Ergebnisse der APE durch die hohe Rate an positiven pCRM bedingt (Marr et al. 2005; Nagtegaal et al. 2005). Die MERCURY-Studie konnte mit einer Accuracy von 94 % die Vorhersage einer Freiheit des pCRM durch die MRT nach TME begründen, allerdings nur in dem Bereich, in dem ein Mesorektum vorhanden und eine mesorektale Faszie erkennbar sind. In einer Subgruppenanalyse von Tumoren des unteren Drittels, entfielen 30/153 Patienten mit positivem pCRM auf diesen Rektumabschnitt (20 %), während nur 24/255 Patienten mit Tumoren des mittleren und oberen Rektumdrittels einen positiven pCRM aufwiesen (9 %) (MERCURY Study Group 2006). Bei Tumoren, die einer Exstirpation bedurften, war die Rate positiver pCRM mit 32 % deutlich erhöht gegenüber Tumoren, die noch mit einer tiefen anterioren Resektion behandelt werden konnten (12 %) (Shihab et al. 2010). Aus dieser Diskrepanz wurde die Hypothese abgeleitet, dass mit einer verbesserten MRT-Diagnostik die Rate an positiven pCRM auch im unteren Rektumdrittel gesenkt werden kann (Salerno et al. 2009; Shihab et al. 2009).

Dieses MRT-Staging-System zur Beurteilung des potenziellen CRM unterteilt das untere Rektumdrittel in zwei Etagen. Die obere Etage reicht von der Ebene des Levatorursprunges bis zum Oberrand des M. puborectalis. Die untere Etage umfasst den sich nach kaudal anschließenden Analkanal. Die obere Etage enthält noch den unteren Abschnitt des sich verjüngenden Mesorektums, welches direkt dem Levator ani aufliegt. In diesem Abschnitt werden die Beziehung zur mesorektalen Faszie, eine eventuelle Infiltration des Levator ani und eine Infiltration des Triangels zwischen Rektumwand im anorektalen Übergangsbereich und Levator ani beschrieben, dessen Fasern sich hier mit der Längsmuskulatur des Rektums zum M. corrugator ani (auf Englisch treffend „conjoint longitudinal muscle") vereinigen (Abb. 11.1). Bei Tumorausdehnung

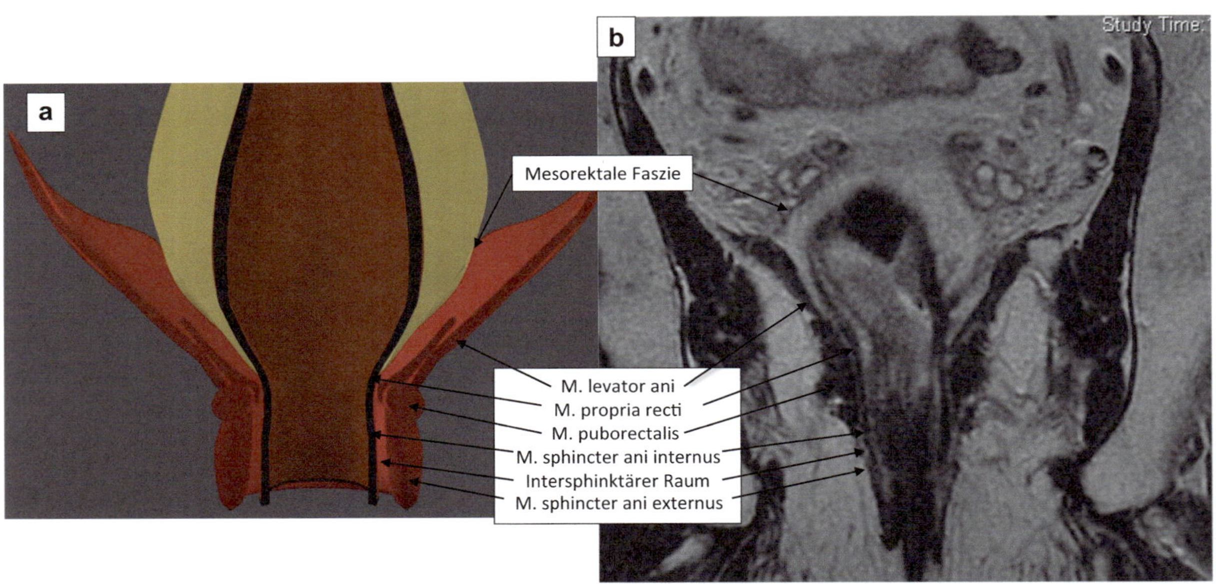

Abb. 11.1 MRT-Anatomie des anorektalen Überganges. In der koronaren High-resolution-T2-Wichtung (**b**) sind die Muscularis propria des Rektums mit Übergang in den M. sphincter ani internus als hypointense Konturen klar erkennbar. Auf den anorektalen Übergang läuft der M. levator ani trichterförmig zu und geht nahtlos in den M. puborectalis und den M. sphincter ani externus über (ebenfalls als hypointense Konturen gut erkennbar). Zwischen der Muscularis propria des Rektums und M. levator ani verjüngt sich das Mesorektum und ist nur als schmale hyperintense Linie erkennbar. Der intersphinktäre Spalt wird ebenfalls als hyperintense Linie zwischen den beiden Sphinkteren sichtbar

von >= 1 mm bis zur mesorektalen Faszie kann von der Möglichkeit einer sicheren TME ausgegangen werden („mr-safe margin“, Abb. 11.2 und 11.3), bei Infiltration der mesorektalen Faszie (MRF), des M. levator ani oder des Levator-Rektum-Triangels muss eine ELAPE durchgeführt werden („mr-unsafe margin“, Abb. 11.4).

In der unteren Etage ist insbesondere der in der MRT hyperintens erscheinende intersphinktäre Raum von Bedeutung. Bei nur partieller Infiltration der Muscularis propria bzw. des zirkulären Sphincter ani internus mit Tumorfreiheit des intersphinktären Raumes ist eine intersphinktäre Resektion mit oder ohne Anastomose möglich (mr-safe margin). Bei Infiltration des intersphinktären Raumes, des Sphincter ani externus oder darüber hinaus muss die Indikation zur Exstirpation gestellt werden (mr-unsafe margin).

Die Beurteilung des Tumors in beiden Etagen in Bezug auf die mesorektale Faszie und den intersphinktären Raum wird kombiniert zur MRT-„low rectal cancer plane“ (mrLRP). Entsprechend kann, wenn die mrLRP nicht infiltriert („safe“) ist, eine TME oder intersphinktäre Resektion mit oder ohne Anastomose durchgeführt werden. Bei Infiltration des Tumors in die mrLRP muss die therapeutische Strategie angepasst werden, zunächst mittels Vorbehandlung, bei Persistenz durch eine ggf. befundadaptierte ELAPE.

Die Low Rectal Cancer (MERCURY II) Study setzte sich das Ziel, diese MRT-Beurteilung von Rektumkarzinomen des unteren Drittels insbesondere in Bezug auf die mrLRP multizentrisch zu validieren. Bei 279 Patienten konnte eine Rate an positiven pCRM von 9 % und eine Lokalrezidivrate von 6 % erzielt und der Beweis

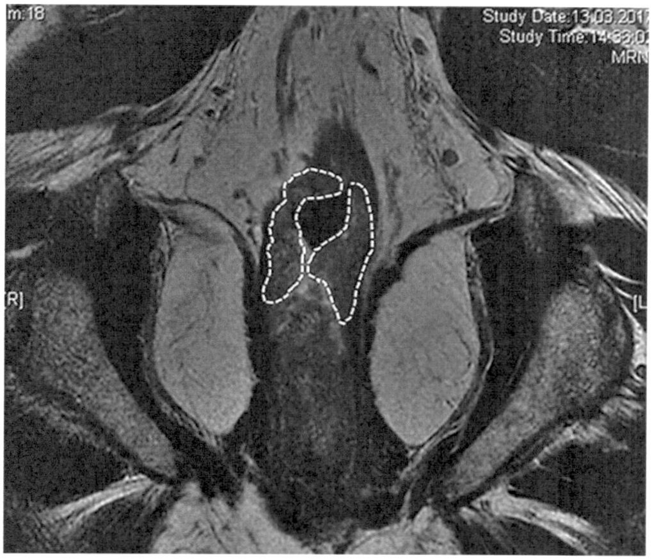

Abb. 11.2 High-resolution-T2-gewichtete koronare Abbildung eines Tumors des anorektalen Überganges. Die hyperintense Schicht zwischen M. propria des Rektums und dem M. levator ani ist nicht infiltriert („mrLRP safe“, s. Text)

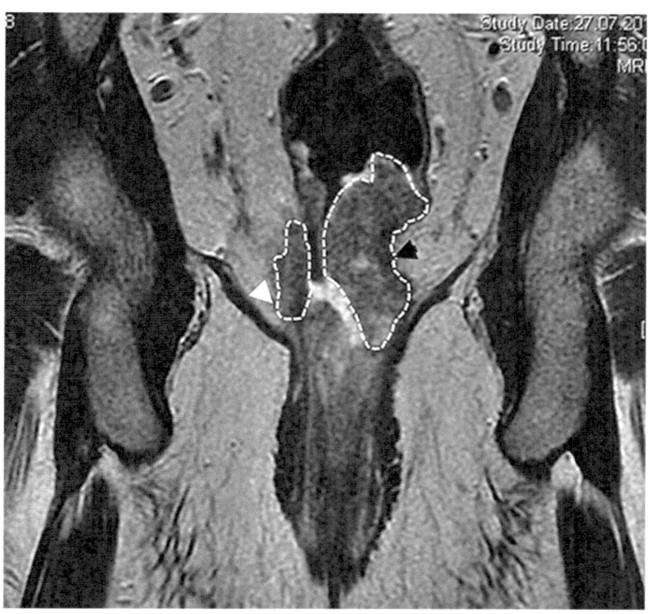

Abb. 11.3 High-resolution-T2-gewichtete koronare Abbildung eines Karzinoms. Auf der rechten Seite transmurales Wachstum oberhalb des M. levator ani *(weißer Pfeilkopf)*. Auf der *linken Seite* Durchbruch durch die Muscularis propria nur oberhalb des M. levator ani *(schwarzer Pfeilkopf)*, weiter aboral keine Überschreitung der Muscularis propria des Rektums („mrLRP safe“, s. Text)

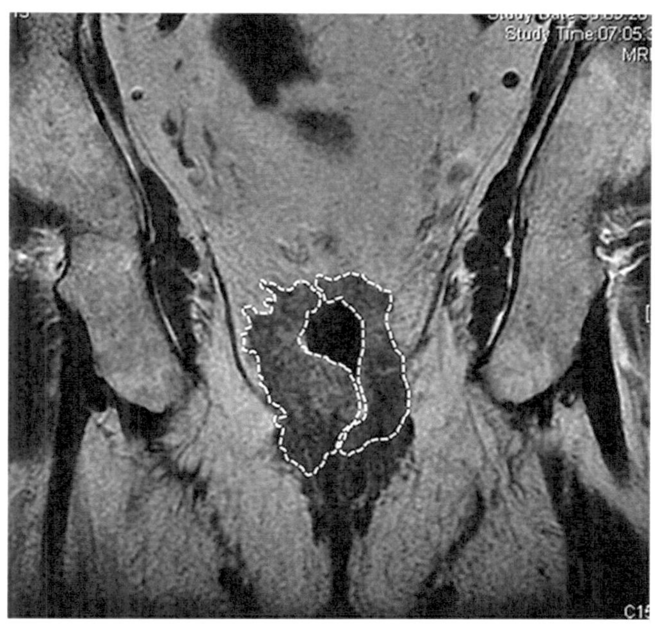

Abb. 11.4 High-resolution-T2-gewichtete koronare Abbildung eines Karzinoms mit Infiltration des Triangels zwischen M. levator ani und Muscularis propria des Rektums sowie des intersphinktären Raumes („mrLRP unsafe“, s. Text)

erbracht werden, dass mit dezidierter MRT-Diagnostik und einem umfassenden Management die Tumoren des unteren Rektumdrittels keine schlechtere Prognose aufweisen als die höher gelegenen. Bei „safe" mrLRP betrug die pCRM Rate 4,2 % (191/279 Patienten), wohingegen bei den verbleibenden 88 Patienten mit „unsafe" mrLRP die Rate an pCRM auf 19,3 % anstieg. Für die Gruppe der APE (inklusive ELAPE) konnte eine Gesamtrate an positiven pCRM von 14,8 % erzielt werden. Ein erhöhtes Risiko für einen positiven pCRM war in der multivariaten Analyse mit vier Faktoren assoziiert: eine „unsafe" mrLRP (Odds-Ratio, OR = 3,5), ein anterior gelegener Tumorsitz (OR = 2,8), eine Tumorhöhe von weniger als 4 cm (OR = 3,4) und eine vorliegende extramurale vaskuläre Invasion (OR = 3,8) (Battersby et al. 2016).

Im eigenen Vorgehen wird abgesehen von den funktionellen Überlegungen bei breiter Infiltration des Sphincter ani internus bzw. bei Verbleiben von wahrscheinlich weniger als 2 cm Internusrest oder bei Infiltration des M. levator ani bzw. des intersphinktären Raumes (also der mrLRP) die Indikation zur Exstirpation gestellt. Die abschließende Entscheidung fällt ggf. nach Abschluss und entsprechendem Zeitintervall einer RCT, wobei ein deutliches Ansprechen des Tumors auf die Vorbehandlung durchaus einen vorher zweifelhaften Sphinktererhalt ermöglichen kann. Eine sphinktererhaltende Operation kommt in aller Regel bei Tumoren <= 3 cm vom Analrand nicht infrage, obwohl bereits Einzelfallberichte von partiell kompletter Sphinkterentfernung und Sphinkterrekonstruktion existieren (Shirouzu et al. 2003; Cong et al. 2012).

11.4 Operationstechnik

Die abdominoperineale Rektumexstirpation hat wie jede andere Rektumkarzinomoperation zum Ziel, das Rektum ohne Tumor- oder Rektumperforation, mit negativem zirkumferenziellen Resektionsrand und einer guten Präparatequalität zu entfernen. Die komplexe Anatomie des Anorektums und seiner Verankerung im Beckenboden, die Nähe von essenziellen anatomischen Strukturen wie Harnröhre, Vagina, Nerven und knöchernen Strukturen sowie die schlechte Zugänglichkeit insbesondere des für die Tumorresektion entscheidenden anorektalen Überganges bedingen die Schwierigkeit des Eingriffes.

11.4.1 Extralevatorische APE (ELAPE)

Um dieser Situation gerecht zu werden und den Eingriff übersichtlich, nachvollziehbar und damit als Lehreingriff zu gestalten, wurde das Konzept der ELAPE mit intraoperativer Drehung des Patienten in Klappmesserposition entwickelt (Holm et al. 2007; Abb. 11.5). Bei dieser Technik werden zunächst von abdominal aus das obere und mittlere Rektumdrittel wie bei der TME mobilisiert. Die Mobilisation endet dorsal in Höhe des sacrococcygealen Überganges, lateral unterhalb des Plexus pelvicus und ventral am Oberrand der Prostata bzw. unterhalb der Cervix uteri.

Klappmesserposition
Nach Anlage des Stomas, modernerweise unter Einbringen eines prophylaktischen peristomalen Kunststoffnetzes (Jänes et al. 2004), wird der Patient gedreht. Die Gesäßwangen sollten mit Pflasterzügeln gespreizt werden. Der Anus wird mittels Tabaksbeutelnaht verschlossen, manche Experten empfehlen vorher eine transanale Spülung und einen doppelten Verschluss des Anus mit zwischengeschalteter erneuter Desinfektion.

Extralevatorische Präparation und Durchtrennung des sacrococcygealen Gelenkes
Die perianale Inzision kann knapp gehalten werden und zieht sich wetzsteinförmig vom Perineum bis zum unteren Kreuzbein. Dann wird die Schicht zwischen ischioanalem

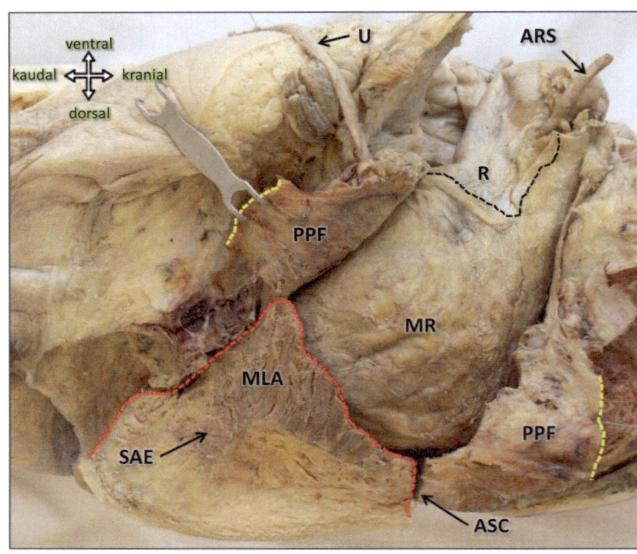

Abb. 11.5 Resektionsausmaß der extralevatorischen abdominoperinealen Rektumexstirpation (ELAPE). Formalinfixiertes anatomisches Präparat eines männlichen Beckens nach Entfernung der linken Beckenhälfte. Die linke parietale pelvine Faszie *(PPF)* ist entlang der gelben Markierung durchtrennt und beiseite geklappt. Das ELAPE-Präparat ist im Zentrum erkennbar mit Rektum *(R)*, Mesorektum *(MR)*, M. levator ani *(MLA)* und M. sphincter ani externus *(SAE)*. Die *rote gestrichelte Linie* markiert die Exzisionslinie des M. levator ani, die Durchtrennung in der Articulatio sacrococcygeale *(ASC)* und anterior zu den urogenitalen Organen (nicht sichtbar, vergl. Abb. 11.10). *Schwarze gestrichelte Linie*: peritoneale Umschlagfalte, *U* linker Ureter, nach ventral geklappt, *ARS*, A. rectalis superior. (Aus Stelzner et al. 2011a, mit freundlicher Genehmigung, Wolters Kluwer Health, Inc.)

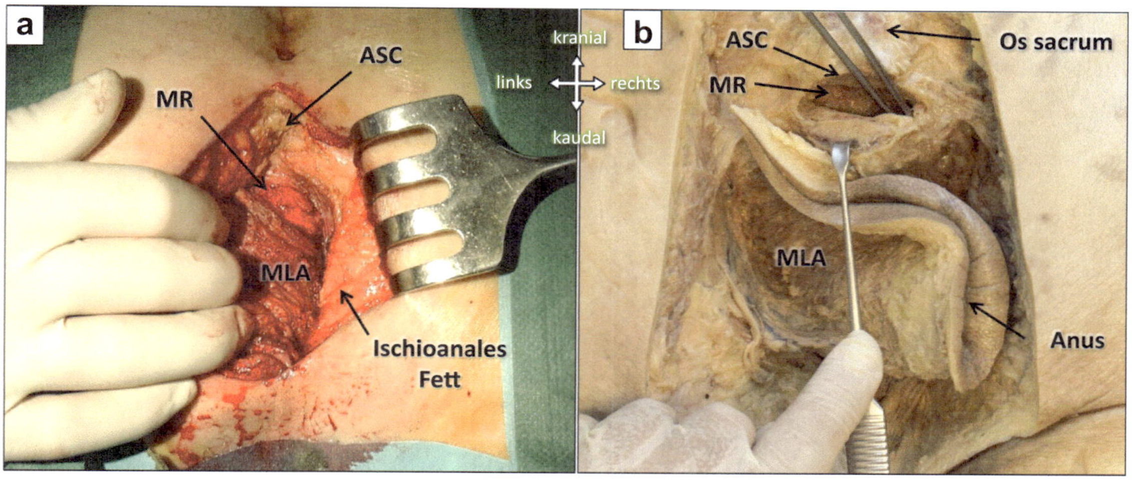

Abb. 11.6 Beginn der perinealen Dissektion entlang der Außenfläche des M. levator ani *(MLA)* mit Durchtrennung der Articulatio sacrococcygeale *(ASC)*, in der Tiefe ist die mesorektale Faszie *(MR)* als Vereinigungspunkt der abdominalen und perinealen Präparation erkennbar. Die Pinzette im *rechten Bild* (**b**) deutet die Richtung an, in der sich die Abtrennung des MLA nach lateral fortsetzt, *links* (**a**) bereits ca. ein Drittel der Anheftung abgesetzt; **a** intraoperativer männlicher Situs, **b** formalinfixiertes männliches Präparat nach Entfernung des Fettes der Fossae ischioanales und des korrespondierenden Hautareals. Beide Ansichten in Klappmesserposition

Fett und dem Sphincter ani externus lateral zu beiden Seiten dargestellt. Diese Schicht setzt sich übergangslos auf der Außenseite des M. levator ani fort und war für die Namensgebung des Eingriffes ausschlaggebend. Der Levator wird zu beiden Seiten großflächig freigelegt, wodurch sich auch das Os coccygis im Operationsfeld abzeichnet (Abb. 11.6). Generell ist zu empfehlen, das Os coccygis oder zumindest die unteren Anteile zu entfernen, da insbesondere bei Männern die Präparatebergung ohne Verletzung des Präparates und damit Eröffnung des embryonalen Kompartiments und potenzieller Tumorzelldissemination in der Regel nicht möglich ist. Von median aus wird der Anschluss an die innere Präparationsebene hergestellt. Dabei werden die dorsal häufig etwas kräftiger ausgebildete Fascia pelvis parietalis durchtrennt und die mesorektale Faszie aufgesucht. Es ist in der Regel unkompliziert möglich, auf der mesorektalen Fazie nach kranial zu präparieren, sollte die abdominale Präparationsebene höher stehen als erwartet. Bei ausgedehnten Befunden mit eventueller Infiltration des Os sacrum muss entsprechend höher inzidiert und präpariert werden, um dann im tumorfreien Bereich eine Sakrotomie durchzuführen. Zur Festlegung der exakten Osteotomiehöhe ist dabei ein von abdominal eingebrachter Kirschner-Draht als Leitschiene hilfreich.

Hervorluxierung des Präparates

Nach Anschluss der abdominalen Präparationsebene wird der Levator rechts und links eingetrennt. Dieser OP-Schritt kann den Erfordernissen des Tumors angepasst werden, d. h. eine weite Entfernung des Levators ist onkologisch nur auf der tumorbefallenen Seite erforderlich (sog. befundadaptierte ELAPE). Allerdings ist wiederum der

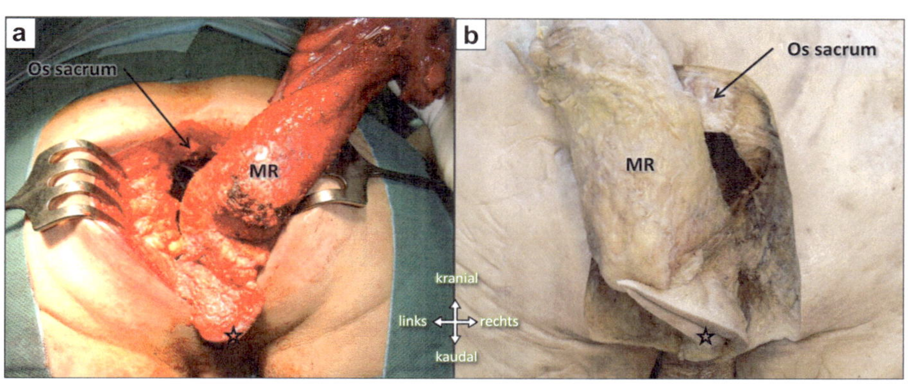

Abb. 11.7 Aus dem kleinen Becken hervorluxiertes Präparat nach Durchtrennung des M. levator ani zu beiden Seiten bis nach ventral in Höhe der Prostatahinterwand. Die spiegelnde Oberfläche des Mesorektums (**MR**) ist gut erkennbar. **a** Intraoperativer männlicher Situs, **b** formalinfixiertes männliches Präparat (vergl. Abb. 11.6). Beide Ansichten in Klappmesserposition. *Stern* perianale Hautspindel

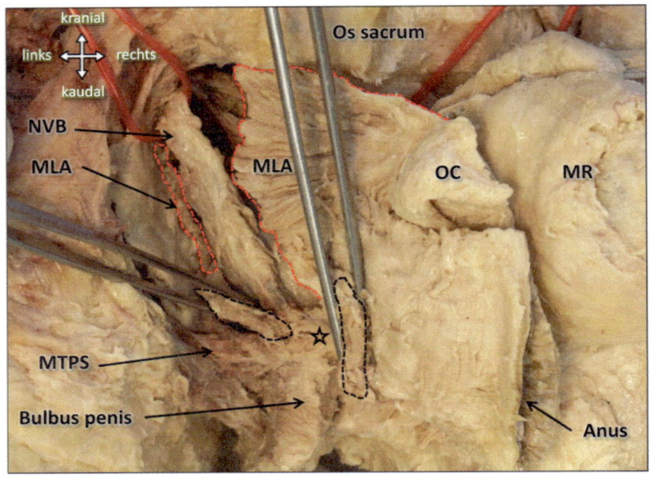

Abb. 11.8 Anterolaterale Präparation: Der M. levator ani *(MLA)* ist durchtrennt *(rot gestrichelte Linien)*, ebenso der M. puborectalis, dessen Schnittränder von den Pinzetten gehalten werden *(schwarz gestrichelte Linie)*. Das Mesorektum *(MR)* ist weiterhin aus dem Becken hervorluxiert, der Anus ist etwas nach lateral geschlagen. Formalinfixiertes männliches Präparat in Klappmesserposition; *NVB* neurovaskuläres Bündel, mit „vessel loops" markiert, *OC* Os coccygeum, *MTPS* M. transversus perinei superficialis, *Stern* Corpus perineale

verletzungsfreien Luxierung des Präparates aus dem kleinen Becken Rechnung zu tragen. Diese erfolgt nach ausreichender lateraler Mobilisierung durch vorsichtigen Zug am Rektum oberhalb seiner noch verbliebenen anterioren Fixation (Abb. 11.7). Dadurch ergibt sich ein übersichtlicher Zugang zur Achillesferse des Eingriffes, nämlich zur Präparation des anterioren Aspektes des Anorektums (Abb. 11.8).

Anteriore Präparation und Schonung der neurovaskulären Bündel

Hier besteht eine Verankerung praktisch aller Organe und Muskelfaserzüge an einer zentralen fibromuskulären Struktur, welche keine exakt definierbare Form aufweist, aber das Bindestück zwischen den unbedingt intakt zu belassenen Kompartimenten des Anorektums dorsal und des Urogenitalsystems, beim Mann insbesondere die Harnröhre, bei der Frau die Vagina ventral, bildet. Hinzu kommt, dass glattmuskuläre Fasern der Rektumlängsmuskulatur direkt in diese als Corpus perineale oder „perineal body" bezeichnete Struktur einstrahlen (Aigner et al. 2004). Es hat sich bewährt, zunächst die Hinterwand der Prostata bzw. der Vagina soweit wie möglich nach kaudal zu verfolgen. Dabei muss beim männlichen Situs die Denonvilliers-Faszie u-förmig eingetrennt werden, um nicht versehentlich in die Prostata zu präparieren. Gleichzeitig ist der Verlauf der neurovaskulären Bündel rechts und links der Genitalorgane zu beachten, welche im Bereich der Faszien- und Muskelfusion von M. levator ani (M. pubococcygeus) und Rektum in der 2- und 10-Uhr-Position mit dem anterolateralen Rektum fusionieren und in diesem Bereich Fasern zum Sphincter ani internus abgeben (Stelzner et al. 2018; Abb. 11.9). Diese Nervenfaserm müssen letztlich auf der Rektumoberfläche scharf durchtrennt werden. Um diese Region weiter einzugrenzen, wird nun von perineal der ventrale Aspekt des Sphicter ani externus dargestellt und vom quer verlaufenden M. transversus perinei superficialis separiert. Von lateral erfolgt beidseits die Durchtrennung der Puborektalisschlinge, welche kranial dem M. transversus perinei aufliegt, in diesem Niveau. Das Corpus perineale wird nun in koronarer Ebene durchtrennt, um das Präparat endgültig vom vorderen bzw. mittleren Kompartiment des Beckenbodens zu lösen (Abb. 11.10). Beim männlichen Situs muss dabei auf die Urethra (durch Katheter tastbar) geachtet werden, die sich unmittelbar dem Apex der Prostata nach kaudal anschließt und bei zu weit anterior gelegener Durchtrennung des Corpus perineale gefährdet ist. (Stelzner et al. 2011a; Shihab et al. 2012; Abb. 11.11).

Defektverschluss

Für den Verschluss des Defektes stehen verschiedene Techniken zur Verfügung, auf deren Möglichkeiten hier nur kurz eingegangen werden soll. Im eigenen Vorgehen wird wenn immer möglich das kleine Becken mit einer Netzplombe gefüllt. Der kaudal davon verbleibende Defekt wird befundadaptiert versorgt, bei ELAPE ohne multiviszerale Resektion mit beidseitigem fasziokutanem V-Y-Lappen, bei weitergehendem Defekt oder Notwendigkeit einer Vaginahinterwandrekonstruktion mit vertikalem Rektus-abdominis-muskulokutanem(VRAM)-Lappen. Dadurch können die von vielen Autoren beklagten höheren Raten an Wundheilungsstörung sicher vermieden werden (Stelzner et al. 2016).

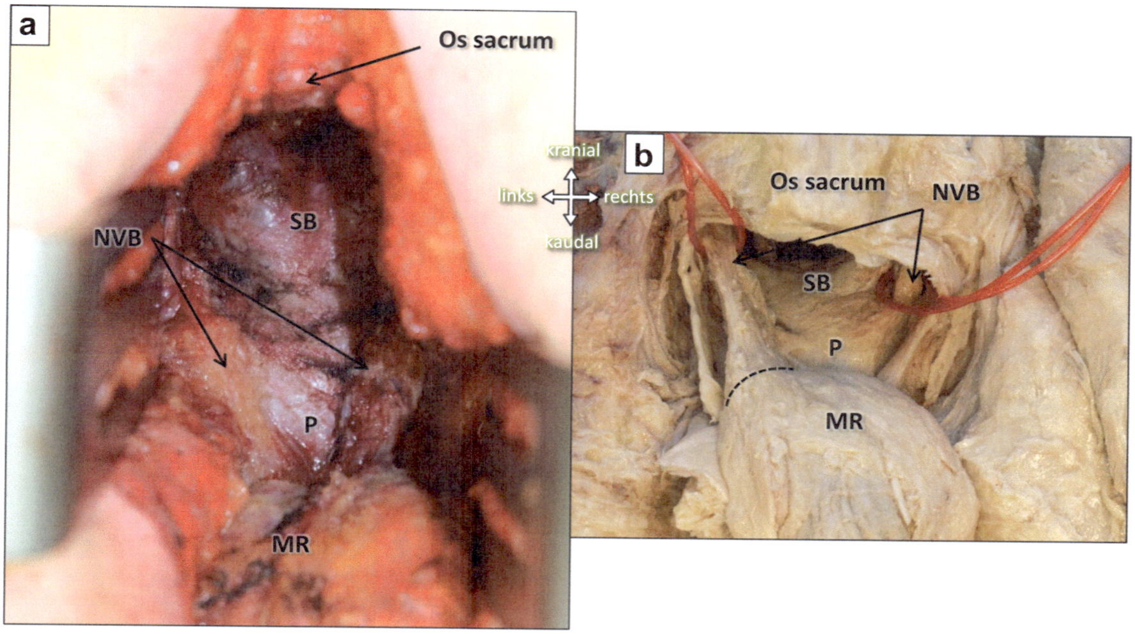

Abb. 11.9 Anteriore Präparation: Das Rektum mit Mesorektum *(MR)* wird unter direkter Sicht von den kaudalen Anteilen der Samenbläschen *(SB)* und der Hinterfläche der Prostata *(P)* abpräpariert, die rechts und links gelegenen neurovaskulären Bündel (*NVB*, im anatomischen Präparat mit „vessel loops“ markiert) werden soweit wie möglich geschont, müssen aber scharf von der Oberfläche des *MR* abgetrennt werden (*gestrichelte Linie* in **b**); **a** intraoperativer männlicher Situs, **b** formalinfixiertes männliches Präparat, jeweils in Klappmesserposition

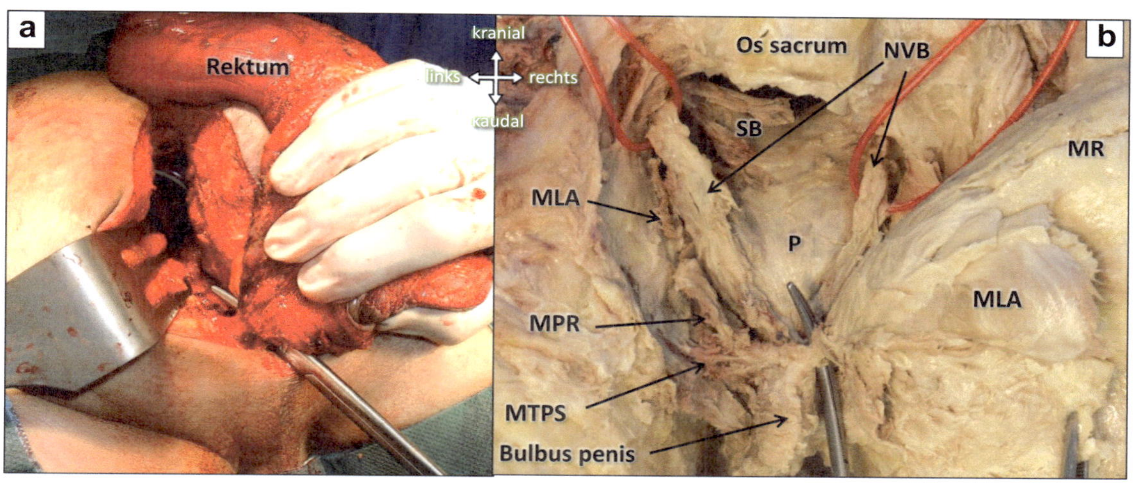

Abb. 11.10 Abschließend lediglich Fixierung des Präparates am Corpus perineale (jeweils durch die *Schere* angezeigt). Der Analkanal ist vom Bulbus penis abgetrennt, der M. transversus perinei superficialis *(MTPS)* dient als anatomische Landmarke; *NVB* neurovaskuläres Bündel, *SB* Samenbläschen, *P* Prostata, *MR* Mesorektum, *MLA* M. levator ani, *MPR* M. puborectalis; **a** intraoperativer männlicher Situs, **b** formalinfixiertes männliches Präparat. Beide Ansichten in Klappmesserposition. (**a** aus Stelzner et al. 2011a, mit freundl. Genehmigung Wolters Kluwer Health, Inc.)

Darüber hinaus wird der Einsatz von Biomaterialien zur Versorgung des Beckenbodens empfohlen, hier ist ein erhöhter Kostenaspekt zu berücksichtigen (Christensen et al. 2011).

Präparatequalität
Die Beurteilung des TME-Präparates ist nicht nur ein etablierter Bestandteil der pathologischen Aufarbeitung, sondern sowohl Prognosefaktor hinsichtlich eines Lokalrezidives (Quirke et al. 2009) als auch Qualitätsmerkmal der chirurgischen Versorgung. Da die alleinige Beurteilung des Mesorektums im anorektalen Übergangsbereich zu kurz greift, wurde im Rahmen der CORE-Studie eine Erweiterung vorgeschlagen, die den Besonderheiten der APE Rechnung trägt. Dabei beschreibt die höchste Qualitätsstufe (3) ein

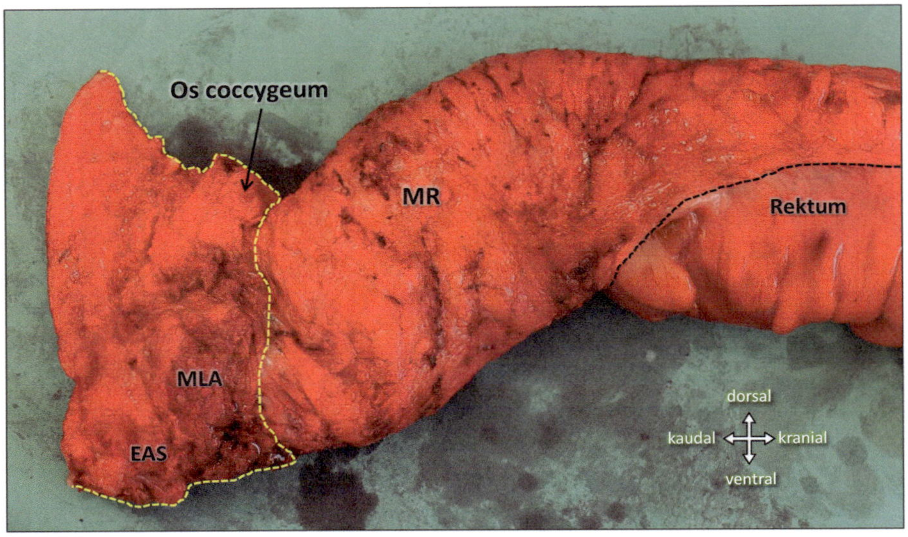

Abb. 11.11 Präparatebeurteilung: der anorektale Übergang ist von M. levator ani *(MLA)* bedeckt. Die *gelbe gestrichelte Linie* zeigt den Schnittrand des *MLA* und der kaudal davon gelegenen Gewebeanteile (Os coccygeum, M. sphincter ani exteruns *(EAS)*) an. Dorsal ist der „Negativabdruck" des in situ verbliebenen Os sacrum deutlich zu erkennen. *Schwarze gestrichelte Linie*: peritoneale Umschlagfalte, *MR* Mesorektum

Präparat, dessen anorektaler Übergang von M. levator ani bedeckt ist („outside levator plane", Abb. 11.11), die mittlere Qualitätsstufe (2) die Bedeckung lediglich durch die anale Schließmuskulatur („sphincteric plane"), wohingegen die unterste Qualitätsstufe (1) durch Verletzung der Muscularis propria beschrieben wird („intramuscular/submucosal plane") (Nagtegaal et al. 2005).

11.4.2 Intersphinktäre Exstirpation

Die intersphinktäre Exstirpation vermeidet den ausgedehnten Beckenbodendefekt, wie er durch die ELAPE hervorgerufen wird. Sie folgt letztlich den Prinzipien der intersphinktären Resektion mit dem Unterschied, dass der Sphincter ani internus komplett dem intersphinktären Raum folgend entfernt wird. Der Verschluss wird durch Einzelknopfnähte des Sphincter ani externus realisiert.

11.4.3 Standard-APE

Unter einer Standard-abdominoperinealen-Rektumexstirpation wird im Allgemeinen ein „two-team-approach" mit dem Patienten in Steinschnittlage verstanden. Da viele chirurgische Schulen ihre etablierte Technik von der ELAPE abgrenzen möchten, bestehen viele Varianten und operationstaktische Differenzen, die heute unter diesem Begriff subsummiert werden. John Nicholls vom St. Marks' Hospital in London weist in seiner Beschreibung explizit auf die Schwierigkeiten und Herausforderungen dieses Vorgehens hin und lässt letztlich keinen Zweifel, dass einige Schritte dieser Technik stumpf unter Sondierung mit einer Schere und Führung durch den abdominalen Operateur ausgeführt werden müssen (Nicholls und Dozois 1997). Im Wesentlichen folgt bei der Standard-APE der abdominale Teil der Operation dem Mesorektum bis zum Beckenboden. Die perineale Inzision erfolgt nach Verschluss des Anus ovalär, anschließend wird in der Fossa ischioanalis nach kranial präpariert. Die Vereinigung mit der abdominalen Präparationsebene wird dorsal unter Schonung des Os coccygis durch Sondierung mit einer Schere empfohlen. Von hier aus wird der Levator nah am Rektumschlauch durchtrennt. Anterior dient der M. transversus perinei superficialis dem perinealen Operateur wiederum als anatomische Leitschiene. In diesem Bereich ist die Perforationsgefahr für das Rektum am höchsten. Die Distanz von dem dorsalen Aspekt des Diaphragma urogenitale bis zur abdominalen Präparationseben muss nun durch sorgfältige Präparation nach kranial überwunden werden. Von der durch Nicholls vorgeschlagenen erneuten Sondierung mit einer Schere und Präparation des Gewebes rechts und links des entstehenden Kanales ist wegen Verletzungsgefahr von Präparat oder Urogenitalsystem dringend abzuraten. Die Präparatentnahme wird üblicherweise von abdominal vorgenommen, ist aber auch nach perineal, insbesondere bei abdominal laparoskopischem Vorgehen möglich. Postulierter Vorteil dieses Vorgehens ist die meist gegebene Möglichkeit des direkten Beckenbodenverschlusses. Mit einer hohen Rate an Wundheilungsstörungen und pelvinen Abszessen muss dennoch gerechnet werden.

11.5 Wertung und Ausblick

Die APE ist ein Operationsverfahren, welches einerseits für bestimmte Tumoren des Anorektums alternativlos ist, andererseits aber einen gravierenden Einschnitt in die Körperintegrität darstellt. Zusätzlich war der Eingriff in der Vergangenheit mit dem Makel schlechterer onkologischer Ergebnisse behaftet.

Das große Verdienst von Holm et al. besteht darin, die Diskussion um die Technik der APE in den chirurgischen kolorektalen Fachkreisen angestoßen zu haben (Holm et al. 2007). Neben dem Umstand, dass eine Reihe von Zentren bereits exzellente Ergebnisse vorweisen konnten, wurde in der Breite die Vorgehensweise bei der APE subtiler, ohne dass zwangsläufig von ELAPE gesprochen wurde. Dies ist gut an einer spanischen Multicenterstudie abzulesen, in der das Vorgehen von ELAPE und Standard-APE mittels propensity score matching verglichen wurde. Die Ergebnisse waren für beide Vorgehensweisen gleich gut mit einer Lokalrezidivrate von 5,6 bzw. 2,7 % nach zwei Jahren, was für ein und dieselbe Operationstechnik in zwei unterschiedlichen Lagerungspositionen spricht (Ortiz et al. 2014). Mittlerweile sind mehrere Metaanalysen und Registerstudien veröffentlicht, die sich des Vergleichs zwischen Standard-APE und ELAPE annehmen (Tab. 11.1 und 11.2). Nachdem sich anfänglich ein Trend abzeichnete, der den Vorteil der ELAPE klar belegte (Stelzner et al. 2011b; Yu et al. 2014; Huang et al. 2014), haben vor allem die großen Registerstudien aus Skandinavien (Klein et al. 2015; Prytz et al. 2016) den erwarteten Effekt auf die Vermeidung eines positiven pCRM nicht erfüllt. Allerdings weisen diese Studien methodische Schwächen auf, die vor allem den Vergleich unterschiedlich weit vom Analrand gelegener Tumorlokalisationen und die fehlende Dokumentation des exakten operativen Vorgehens betreffen. Obwohl die Autoren nicht zu dieser Schlussfolgerung gelangen, kann aus den Daten klar abgelesen werden, dass die ELAPE für ganz tief gelegene Befunde (median 3 cm vom Analrand in der schwedischen Registerstudie) zum Einsatz kommt und in dieser schwierigen onkologischen und anatomischen Situation eine wichtige Lösung bietet. Ein randomisierter Vergleich zwischen den Verfahren wurde von einer chinesischen Arbeitsgruppe vorgenommen, bei sehr kleiner Fallzahl ergab sich eine signifikant bessere Lokalrezidivrate für die ELAPE (Han et al. 2012). Eine randomisierte Studie mit ausreichender Power ist ähnlich wie bei der Einführung der TME nicht zu erwarten, allerdings steht bei der abnehmenden Häufigkeit des Eingriffes und der Anzahl

Tab. 11.1 Ergebnisse der Standard-APE zur extralevatorischen (EL)APE im Vergleich (Fallserien und Registerstudien)

Autor/Jahr	N APE/ELAPE	Abstand ab Analrand (cm) APE/ELAPE	T3 + T4- Kategorie (%) APE/ELAPE	Positiver CRM (%) APE/ELAPE	Rektum-perforation (%) APE/ELAPE	5-Jahres Lokal-rezidiv-rate (%) APE/ELAPE
Messenger et al. 2011	115/0	3[a]/–	51,4/–	15,7/–	6,1/–	10,6/–
De Campos-Lobato et al. 2011	87/81[b]	3/3	84.6/74,2[c]	14,6/9	2,4/4,6	5,7/14,4
Han et al. 2012	32/35	3/3	100/96,8	28,1/5,7	15,6/5,7	18,8/2,8[d]
Martijnse et al. 2012	112/134	k.A.	95[e]	29,5/14,2	9,8/0,7	11,5/1,7[f]
Kennelly et al. 2013 Registerstudie	302/0	k.A.	62,9/–	13,9/–	k.A	6,0/–[d]
Welsch et al. 2013	0/30	k.A.	–/63,3	–/6,7	–/0	–/0
Han et al. 2014	0/102	–/3	–/100	–/5,9	–/3,9	–/5,1
Ortiz et al. 2014 Registerstudie[g]	457/457	3/3	52,3/53,4	13,1/13,6	7,9/7,7	2,7/5,6[h]
Palmer et al. 2014	0/193	–/3	–/64,2	–/20,2	–/9,8	–/6
Klein et al. 2015 Registerstudie	253/301	64 %/90 %[j]	49/58	7/16	3/2	k.A.
Shen et al. 2015	33/36	4/3	84,9/66,7	12/4	21,2/5,6	15,1/0[d]
Prytz et al. 2016 Registerstudie	209/519	6,6/3,4	64/66	6,2/10,2	11,0/7,7	k.A.[i]
Stelzner et al. 2016	36/36	4/2	T4 83/89	2,9/2,8	16,7/0	18,2/5,9

[a]Ab Linea dentata; [b]Steinschnittlage vs. Klappmesserposition; [c]nicht für alle Patienten angeben; [d]rohe Rate; [e]gesamte Gruppe; [f]kumulative Rate nach 3 Jahren; [g]Propensity-score-matched-Studie, u. a. CRM+-matching-Kriterium; [h]kumulative Rate nach 2 Jahren; [i]relatives Risiko höher für ELAPE (4,91 nach 3 Jahren), aber kein signifikanter Unterschied für Tumoren ≤4 cm vom Analrand; [j]Anteil Tumoren 0–5 cm vom Analrand; *k.A.* keine Angabe

Tab. 11.2 Ergebnisse der Standard-APE zur extralevatorischen (EL)APE im Vergleich (systematische Reviews)

Autor/Jahr	N	APE/ELAPE	Positiver CRM[a]	Rektum-perforation[a]	Lokalrezidive[a]
Stelzner et al./2011b	5254	4147/1097[b]	RR 0,38 p=0,022	RR 0,61 p=0,004	RR 0,44 p<0,001
Yu et al./2014[c]	949	453/496	RR 0,44 p<0,001	RR 0,34 p<0,001	RR 0,32 p=0,008
Huang et al./2014[c]	881	413/468	OR 0,36 p<0,0001	OR 0,31 p=0,02	OR 0,27 p=0,04
Zhou et al. 2014	2672	1531/1140	RR 0,79 p=0,5	RR 0,61 p=0,05	k.A.
Negoi et al. 2016	3056	1736/1320	OR 0,58 p=0,09	OR 0,39 p<0,01	OR 0,43 p=0,17

[a]Werte für ELAPE im Vergleich zur APE; [b]„Extended-APE" mit Kriterien, die der ELAPE entsprechen; [c]nahezu identische Studien zugrunde gelegt; *RR* relatives Risiko, *OR* Odds-Ratio, *k.A.* keine Angabe

schwer objektivierbarer Faktoren auch in Kürze keine alternative wissenschaftliche Validierung in Aussicht.

Fazit

Rektumkarzinome des unteren Drittels verlangen ein differenziertes Vorgehen, bei dem im Rahmen einer subtilen Diagnostik inklusvie detaillierter Bewertung in der MRT sowie daraus abgeleiteten befundadaptierten Vorbehandlung eine exakte Indikationsstellung zum operativen Vorgehen erfolgt. Dabei ist es unumgänglich, dass sich die beteiligten interdisziplinären Partner fachübergreifende Expertise aneignen, um die Befunde richtig werten zu können. Bei der Notwendigkeit einer Exstirpation ist das Erreichen einer kompletten Resektion mit negativen pathologischen Resektionsrändern und einem intakten, qualitativ hochwertigen Präparat das oberste Ziel der Operation. Hierfür stehen moderne Operationstechniken zur Verfügung, die anatomisch basiert sind und dem Operateur für die dorsale und laterale Dissektion Schichten als Leitschiene für das Vorgehen bieten. Der anteriore Part der Operation erfordert hingegen die scharfe Durchtrennung solider Strukturen und sollte daher unter optimalen Zugangsbedingungen erfolgen. Unter diesen Voraussetzungen sind mit der abdominoperineale Exstirpation eine Rate an positiven pCRM von unter 15 % und eine kumulative Lokalrezidivrate nach 5 Jahren von lediglich 6 % möglich.

Danksagung Mein ausdrücklicher Dank gilt Herrn Professor Thilo Wedel, Zentrum für Klinische Anatomie, Anatomisches Institut der Christian-Albrechts-Universität zu Kiel, für die gemeinsame Erstellung der anatomischen Präparate, welche im Rahmen des Körperspendeprogrammes der Universität Kiel zur Verfügung gestellt wurden. Der Autor bedankt sich weiterhin bei Herrn Professor Thomas Kittner, Radiologische Klinik des Städtischen Klinikums Dresden, für die freundliche Überlassung der MRT-Bilder und bei Herrn Florian Keller für die Erstellung der Abb. 11.1a.

Literatur

Aigner F, Zbar AP, Ludwikowski B, Kreczy A, Kovacs P, Fritsch H (2004) The rectogenital septum: morphology, function, and clinical relevance. Dis Colon Rectum 47:131–140

Battersby NJ, How P, Moran B, Stelzner S, West NP, Branagan G, Strassburg J, Quirke P, Tekkis P, Pedersen BG, Gudgeon M, Heald B, Brown G, MERCURY II Study Group (2016) Prospective validation of a low rectal cancer magnetic resonance imaging staging system and development of a local recurrence risk stratification model: The MERCURY II study. Ann Surg 263:751–760

Battersby NJ, Bouliotis G, Emmertsen KJ, Juul T, Glynne-Jones R, Branagan G, Christensen P, Laurberg S, Moran BJ (2017) Development and external validation of a nomogram and online tool to predict bowel dysfunction following restorative rectal cancer resection: the POLARS score. Gut. https://doi.org/10.1136/gutjnl-2016-312695

Christensen HK, Nerstrøm P, Tei T, Laurberg S (2011) Repair after extralevator abdominoperineal excision for low rectal cancer. Dis Colon Rectum 54:711–717

Cong JC, Chen CS, Zhang H, Qiao L, Liu EQ (2012) Partial longitudinal resection of the anorectum and sphincter for very low rectal adenocarcinoma: a surgical approach to avoid permanent colostomy. Colorectal Dis 14:697–704

De Campos-Lobato LF, Stocchi L, Dietz DW, Lavery IC, Fazio VW, Kalady MF (2011) Prone or lithotomy positioning during an abdominoperineal resection for rectal cancer results in comparable oncologic outcomes. Dis Colon Rectum 54:939–946

Dehni N, McFadden N, McNamara DA, Guiguet M, Tiret E, Parc R (2003) Oncologic results following abdominoperineal resection for adenocarcinoma of the low rectum. Dis Colon Rectum 46:867–874

den Dulk M, Putter H, Collette L, Marijnen CA, Folkesson J, Bosset JF, Rödel C, Bujko K, Påhlman L, van de Velde CJ (2009) The abdominoperineal resection itself is associated with an adverse outcome: the European experience based on a pooled analysis of five European randomized clinical trials on rectal cancer. Eur J Cancer 45:1175–1183

Dixon CF (1948) Anterior resection for malignant lesions of the upper part of the rectum and the lower part of sigmoid. Trans Am Surg Ass 66:175–192

Emmertsen KJ, Laurberg S (2012) Low anterior resection syndrome score: development and validation of a symptom-based scoring system for bowel dysfunction after low anterior resection for rectal cancer. Ann Surg 255:922–928

Enker WE, Merchant N, Cohen AM et al (1999) Safety and efficacy of low anterior resection for rectal cancer: 681 consecutive cases from a specially service. Ann Surg 230:544–552

Han JG, Wang ZJ, Wei GH, Gao ZG, Yang Y, Zhao BC (2012) Randomized clinical trial of conventional versus cylindrical abdominoperineal resection for locally advanced lower rectal cancer. Am J Surg 204:274–282

Han JG, Wang ZJ, Qian Q, Dai Y, Zhang ZQ, Yang JS, Li F, Li XB (2014) A prospective multicenter clinical study of extralevator abdominoperineal resection for locally advanced rectal cancer. Dis Colon Rectum 57:1333–1340

Heald RJ, Husband EM, Ryall RDH (1982) The mesorectum in rectal cancer surgery – the clue to pelvic recurrence? Br J Surg 69:613–616

Heald RJ, Moran BJ, Ryall RDH, Sexton R, MacFarlane JK (1998) The Basingstoke experience of total mesorectal excision, 1978–1997. Arch Surg 133:894–899

Holm T, Ljung A, Häggmark T, Jurell G, Lagergren J (2007) Extended abdominoperineal resection with gluteus maximus flap reconstruction of the pelvic floor for rectal cancer. Br J Surg 94:232–238

Huang A, Zhao H, Ling T, Quan Y, Zheng M, Feng B (2014) Oncological superiority of extralevator abdominoperineal resection over conventional abdominoperineal resection: a meta-analysis. Int J Colorectal Dis 29:321–327

Jänes A, Cengiz Y, Israelsson LA (2004) Randomized clinical trial of the use of a prosthetic mesh to prevent parastomal hernia. Br J Surg 91:280–282

Kennelly RP, Rogers AC, Winter DC, Abdominoperineal Excision Study Group (2013) Multicentre study of circumferential margin positivity and outcomes following abdominoperineal excision for rectal cancer. Br J Surg 100:160–166

Klein M, Fischer A, Rosenberg J, Gögenur I, Danish Colorectal Cancer Group (DCCG) (2015) Extralevatory abdominoperineal excision (ELAPE) does not result in reduced rate of tumor perforation or rate of positive circumferential resection margin: a nationwide database study. Ann Surg 261:933–938

Kronberger L (1994) Die geschichtliche Entwicklung der Sphinktererhaltung beim Rektumkarzinom. Acta Chir Austriaca 26:124–126

Leitlinienprogramm Onkologie (Deutsche Krebsgesellschaft, Deutsche Krebshilfe, AWMF): S3-Leitlinie Kolorektales Karzinom, Langversion 2.1, 2019, AWMF Registrierungsnummer: 021/007OL. http://www.leitlinienprogramm-onkologie.de/leitlinien/kolorektales-karzinom/. Zugegriffen: 12. Febr. 2019

Marr R, Birbeck K, Garvican J, Macklin CP, Tiffin NJ, Parsons WJ, Dixon MF, Mapstone NP, Sebag-Montefiore D, Scott N, Johnston D, Sagar P, Finan P, Quirke P (2005) The modern abdominoperineal excision: the next challenge after total mesorectal excision. Ann Surg 242:74–82

Martijnse IS, Dudink RL, West NP, Wasowicz D, Nieuwenhuijzen GA, van Lijnschoten I, Martijn H, Lemmens VE, van de Velde CJ, Nagtegaal ID, Quirke P, Rutten HJ (2012) Focus on extralevator perineal dissection in supine position for low rectal cancer has led to better quality of surgery and oncologic outcome. Ann Surg Oncol 19:786–793

McCall LJ, Cox MR, Wattchow DA (1995) Analysis of local recurrence rates after surgery alone for rectal cancer. Int J Colorectal Dis 10:126–132

MERCURY Study Group (2006) Diagnostic accuracy of preoperative magnetic resonance imaging in predicting curative resection of rectal adenocarcinoma: prospective observational study. BMJ 333:749–782

Merkel S, Klossek D, Göhl J, Papadopoulos T, Hohenberger W, Hermanek P (2009) Quality management in rectal carcinoma: what is feasible ? Int J Colorectal Dis 24:931–942

Messenger DE, Cohen Z, Kirsch R, O'Connor BI, Victor JC, Huang H, McLeod RS (2011) Favorable pathologic and long-term outcomes from the conventional approach to abdominoperineal resection. Dis Colon Rectum 54:793–802

Nagtegaal ID, Quirke P (2008) What is the role for the circumferential margin in the modern treatment of rectal cancer? J Clin Oncol 26:303–312

Nagtegaal ID, van de Velde CJ, Marijnen GC, van Krieken JHJM, Quirke P (2005) Low rectal cancer: a call for a change of approach in abdominoperineal resection. J Clin Oncol 23:9257–9264

Nash GM, Weiss A, Dasgupta R, Gonen M, Guillem JG, Wong WD (2010) Close distal margin and rectal cancer recurrence after sphincter-preserving rectal resection. Dis Colon Rectum 53:1365–1373

Negoi I, Hostiuc S, Paun S, Negoi RI, Beuran M (2016) Extralevator vs. conventional abdominoperineal resection for rectal cancer – a systematic review and meta-analysis. Am J Surg 212:511–526

Nicholls RJ, Dozois RR (Hrsg) (1997) Surgery of the colon and rectum. Churchill Livingstone, New York, S 458–459

Nissan A, Guillem JG, Paty PB, Douglas Wong W, Minsky B, Saltz L, Cohen AM (2001) Abdominoperineal resection for rectal cancer at a specialty center. Dis Colon Rectum 44:27–36

Ortiz H, Ciga MA, Armendariz P, Kreisler E, Codina-Cazador A, Gomez-Barbadillo J, Garcia-Granero E, Roig JV, Biondo S, Spanish Rectal Cancer Project (2014) Multicentre propensity score-matched analysis of conventional versus extended abdominoperineal excision for low rectal cancer. Br J Surg 101:874–882

Palmer G, Anderin C, Martling A, Holm T (2014) Local control and survival after extralevator abdominoperineal excision for locally advanced or low rectal cancer. Colorectal Dis 16:527–532

Prytz M, Angenete E, Bock D, Haglind E (2016) Extralevator abdominoperineal excision for low rectal cancer – extensive surgery to be used with discretion based on 3-year local recurrence results: a registry based oberservational national cohort study. Ann Surg 263:516–521

Quirke P, Durdey P, Dixon MF, Williams NS (1986) Local recurrence of rectal adenocarcinoma due to inadequate surgical resection. Histopathological study of lateral tumour spread and surgical excision. Lancet 2:996–999

Quirke P, Steele R, Monson J, Grieve R, Khanna S, Couture J, O'Callaghan C, Myint AS, Bessell E, Thompson LC, Parmar M, Stephens RJ, Sebag-Montefiore D (2009) Effect of the plane of surgery achieved on local recurrence in patients with operable rectal cancer: a prospective study using data from the MRC CR39 and NCIC-CTG CO16 randomised clinical trial. Lancet 373:821–828

Rullier E, Laurent C, Bretagnol F, Rullier A, Vendrely V, Zerbib F (2005) Sphincter-saving resection for all rectal carcinomas: the end of the 2-cm distal rule. Ann Surg 241:465–469

Salerno GV, Daniels IR, Moran BJ, Heald RJ, Thomas K, Brown G (2009) Magnetic resonance imaging prediction of an involved surgical resection margin in low rectal cancer. Dis Colon Rectum 52:632–639

Shen Z, Ye Y, Zhang X, Xie Q, Yin M, Yang X, Jiang K, Liang B, Wang S (2015) Prospective controlled study of the safety and oncological outcomes of ELAPE procure with definitive anatomic landmarks versus conventional APE for lower rectal cancer. Eur J Surg Oncol 41:472–477

Shihab OC, Moran BJ, Heald RJ, Quirke P, Brown G (2009) MRI staging of low rectal cancer. Eur Radiol 19:643–650

Shihab OC, Brown G, Daniels IR, Heald RJ, Quirke P, Moran BJ (2010) Patients with low rectal cancer treated by abdominoperineal excision have worse tumors and higher involved margin rates compared with patients treated by anterior resection. Dis Colon Rectum 53:53–56

Shihab OC, Heald RJ, Holm T, How PD, Brown G, Quirke P, Moran BJ (2012) A pictorial description of extralevator abdominoperineal excision for low rectal cancer. Colorectal Dis 14:e655–e660

Shirouzu K, Ogata Y, Araki Y, Kishimoto Y, Sato Y (2003) A new ultimate anus-preserving operation for extremely low rectal cancer and for anal canal cancer. Tech Coloproctol 7:203–206

Stelzner F, Friedrichs N, von Mallek D (2009) Hüllfaszien, Homingareal und Lymphgefäße sind krebsarretierend. Neue MRT-, PET-CT- und klinische Untersuchungen zum kolorektalen Karzinom. Chirurg 80:216–222

Stelzner S, Hellmich G, Haroske G, Puffer E, Jackisch T, Witzigmann H (2010) Practicability of quality goals for the treatment of rectal cancer. Int J Colorectal Dis 25:1093–1102

Stelzner S, Holm T, Moran BJ, Heald RJ, Witzigmann H, Zorenko D, Wedel T (2011a) Deep pelvic anatomy revisited for a description of crucial steps in extra-levator abdominoperineal excision for rectal cancer. Dis Colon Rectum 54:947–957

Stelzner S, Koehler C, Stelzer J, Sims A, Witzigmann H (2011b) Extended abdominoperineal excision vs. standard abdominoperineal excision in rectal cancer – a systematic overview. Int J Colorectal Dis 26:1227–1240

Stelzner S, Hellmich G, Sims A, Kittner T, Puffer E, Zimmer J, Bleyl D, Witzigmann H (2016) Long-term outcome of extralevator abdominoperineal excision (ELAPE) for low rectal cancer. Int J Colorectal Dis 31:1729–1737

Stelzner S, Böttner M, Kneist W, Quirke P, West N, Witzigmann H, Wedel T (2018) Internal anal sphincter nerves – a macroanatomical and microscopic description of the extrinsic autonomic nerve supply of the internal anal sphincter. Colorectal Dis 20:O7–O16

Wangensteen OH (1945) Primary resection (closed anastomosis) of rectal ampulla for malignancy with preservation of sphincteric function. Surg Gynecol Obstet 81:1

Welsch T, Mategakis V, Contin P, Kulu Y, Büchler MW, Ulrich A (2013) Results of extralevator abdominoperineal resection for low rectal cancer including quality of life and long-term wound complications. Int J Colorectal Dis 28:503–510

Wittekind C, Compton CC, Brierley J, Sobin LH (2012) TNM supplement. A commentary on uniform use, 4. Aufl. Wiley, Chichester

Yu HC, Peng H, He XS, Zhao RS (2014) Comparison of short- and long-term outcomes after extralevator abdominoperineal excision and standard abdominoperineal excision for rectal cancer: a systematic review and meta-analysis. Int J Colorectal Dis 29:183–191

Zhou X, Sun T, Xie T, Zhang Y, Zheng H, Fu W (2014) Extralevator abdominoperineal excision for low rectal cancer: a systematic review and meta-analysis of the short-term outcome. Colorectal Dis 17:474–481

Teil VI

Vorgehen beim Rezidiv

Normale postoperative MRT-Anatomie des Rektums

12

Matthias Haas

Inhaltsverzeichnis

> Die MRT-Bildgebung des Rektums gewinnt auch in der postoperativen Situation zunehmend an Bedeutung. Hier ist ein Verständnis der normalen postoperativen MRT-Anatomie des Rektums hilfreich. Mit dezidierten MRT-Protokollen für das postoperative Becken kann eine Unterscheidung zwischen physiologischen Veränderungen und Komplikationen wie Insuffizienzen oder einem Tumorrezidiv gelingen. Fokus der Bildbeurteilung sind dabei zum einen die verbliebenen Darmanteile im Becken, zum anderen die umgebenden anatomischen Strukturen.

Postoperativ zeigt sich eine deutlich veränderte Anatomie des Rektums und des kleinen Beckens überhaupt. Diese ist charakterisiert durch die verbliebenen Dickdarmteile sowie die Strukturen des kleinen Beckens einschließlich möglicherweise ins kleine Becken verlagerter Strukturen des übrigen Abdominalraumes.

Technisch ist bei der postoperativen MRT-Diagnostik nach Therapie eines Rektumkarzinoms ebenso wie in der Primärbildgebung eine hoch aufgelöste T2-gewichtete Sequenz die wichtigste Sequenz. Diese wird idealerweise in sagittaler und paraxialer, auf die Anastomose gewinkelter Schichtung angefertigt (Abb. 12.1a, b). Zur Übersichtsbeurteilung des gesamten Beckens einschließlich der umgebenden Lymphknotenstationen können eine T1-gewichtete Sequenz oder eine T2-gewichtete Sequenz, diese möglicherweise auch mit Fettsuppression, mit entsprechend großem „field of view" herangezogen werden. Die entscheidende Herausforderung für den Radiologen, auf die auch die Sequenzwahl abzielt, ist in der posttherapeutischen Situation die Unterscheidung zwischen therapieassoziierten Veränderungen und Residual- bzw. Rezidivtumor. Hier ist als funktionelle Sequenz die diffusionsgewichtete Bildgebung eine hilfreiche Methode (Grosu 2016; Abb. 12.1c). Eine kontrastmittelverstärkte Sequenz mit intravenöser Gabe eines gadoliniumhaltigen Kontrastmittels kann wichtige Zusatzinformationen liefern und kann erwogen werden (Abb. 12.1d). Während der Vorteil einer Kontrastmittelgabe zur Beurteilung des Downstagings nach neoadjuvanter Radiochemotherapie gezeigt werden konnte (Oberholzer et al. 2013; Intven et al. 2014), gibt es zur postoperativen Situation keine einheitliche Empfehlung (Sinaei 2013). Festzustellen bleibt, dass in der postoperativen Situation eine Kontrastmittelgabe eher erwogen werden kann als in der präoperativen Situation, in der auf eine solche verzichtet werden sollte.

> Das MRT-Protokoll nach operiertem Rektumkarzinom sollte hoch aufgelöste T2-gewichtete Sequenzen eine Übersichtssequenz über das gesamte Becken und im Idealfall eine diffusionsgewichtete Sequenz enthalten. Eine Kontrastmittelgabe kann erfolgen.

Die postoperative Anatomie ist abhängig von der Art der vorangegangenen Operation. Es muss unterschieden werden, ob eine sphinktererhaltende anteriore bzw. tiefe anteriore Rektumresektion oder eine Rektumexstirpation durchgeführt wurde. Beachtenswert ist auch, dass jeweils zusätzlich die Anlage eines Stomas, entweder als doppelläufiges, das heißt protektives Stoma oder als endständiges Stoma erfolgt. Somit sind Informationen zu den stattgehabten Operationen wichtig für den befundenden Radiologen, um die Bildbefunde einer MRT-Untersuchung korrekt einordnen zu können.

M. Haas (✉)
CharitéCentrum für Diagnostische und Interventionelle Radiologie und Nuklearmedizin Klinik für Radiologie, Charité – Universitätsmedizin Berlin, Berlin, Deutschland
E-Mail: matthias.haas@charite.de

M. E. Kreis und P. Asbach (Hrsg.), *MRT-basierte Chirurgie des Rektumkarzinoms*, https://doi.org/10.1007/978-3-662-58159-9_12

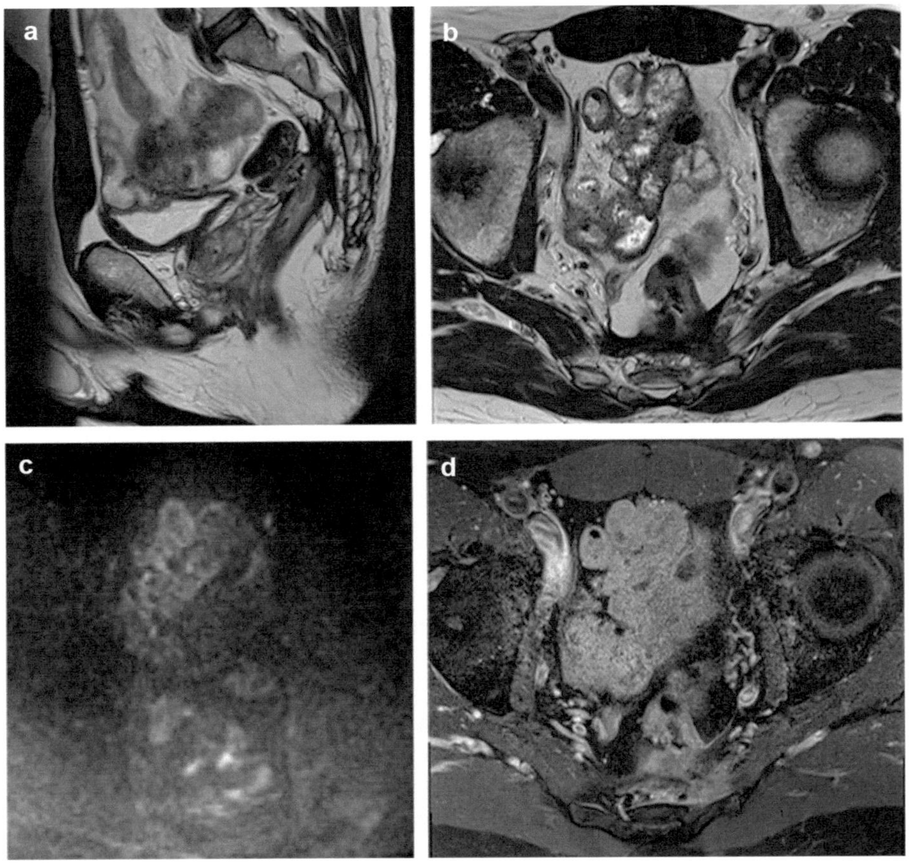

Abb. 12.1 MRT-Bildgebung bei Zustand nach Rektumkarzinom mit tiefer anteriorer Rektumresektion mit Desezendorektostomie. (**a**) Sagittale T2-gewichtete Sequenz mit Darstellung der Anastomose und einer präsakralen, hypodensen Narbenplatte. (**b**) paraaxiale T2-gewichtete Sequenz mit Darstellung eines hyperintensen, nodulären Substrates an der Anastomose bei 5 Uhr in Steinschnittlage (SSL) und Darstellung der Narbenplatte präsakral. (**c**) Diffusionswichtung mit b-800-Wert in axialer Schichtung: Das noduläre Substrat zeigt im Gegensatz zu dem Narbengewebe eine deutliche Diffusionsrestriktion mit hyperintensem Signal und ist somit hochgradig rezidivsuspekt. (**d**) Axiale kontrastmittelverstärkte T1-gewichtete Sequenz mit vermehrter Signalsteigerung des Substrates, passend zu einem Karzinomrezidiv

Die anteriore Rektumresektion umfasst eine Resektion des Sigmas und des Rektums. Hier liegt postoperativ eine kolorektale Anastomose vor. Bei vollständiger Resektion des Rektums im Sinne einer tiefen anterioren Rektumresektion liegt postoperativ eine koloanale Anastomose vor. In beiden Fällen ist der Sphinkterkomplex erhalten. Das jeweils damit einhergehend angelegte, temporäre protektive Stoma als doppelläufige Ileostomie oder doppelläufige Kolotransversostomie wird meist 6–8 Wochen postoperativ rückverlegt (Brittenden 2012). Beachtenswert ist in diesem Zusammenhang, dass durch die entlastete Anastomose Anastomoseninsuffizienzen subklinisch verlaufen können. Insuffizienzen treten dabei häufiger bei tiefen Anastomosen auf.

Dem gegenüber umfasst die Rektumexstirpation die Resektion von distalem Sigma, Rektum und Anus. Der Sphinkterkomplex wird ebenfalls reseziert. Das verbliebene Sigma bildet die linksseitige, terminale Kolostomie. Der durch die Sphinkterresektion entstandene perineale Defekt wird entweder durch primäre Adaptation der Resektionsränder oder durch eine myokutane Lappenplastik gedeckt.

▶ Zur Bildbeurteilung bei operativ versorgtem Rektumkarzinom ist die Kenntnis der vorangegangenen Operation wichtig. Informationen zu Umfang der Resektion, Erhalt des Sphinkterkomplexes, Art der Anastomose und Vorhandensein eines Stomas sind hierbei hilfreich.

Hinsichtlich der postoperativen Anatomie stellen bei einer anterioren Rektumresektion die Anastomosenregion und die verbliebenen Rektumanteile einschließlich des Sphinkterkomplexes den Hauptfokus bei Verlaufskontrollen dar (Abb. 12.2). Es kann dabei auf Höhe der Anastomose zu einem Kalibersprung kommen (Abb. 12.3). Hinsichtlich der Signalintensität können sich Suszeptibilitäten durch OP-Clips bei Stapleranastomose zeigen (Abb. 12.4). Deswegen ist eine Information, ob eine Stapleranastomose

Abb. 12.2 Typische Darstellung der Anastomose bei Zustand nach Rektumkarzinom mit transanaler Rektumresektion ohne Rezidivhinweis in (**a**) sagittaler T2-gewichteter Sequenz, (**b**) axialer kontrastmittelverstärkter T1-gewichteter Sequenz

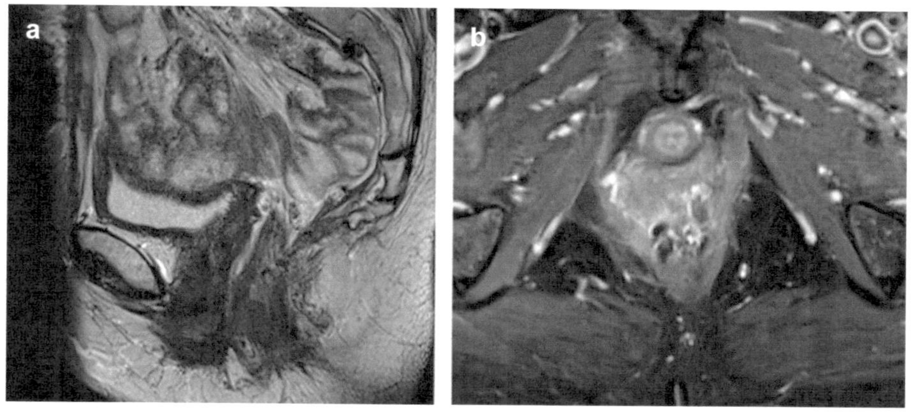

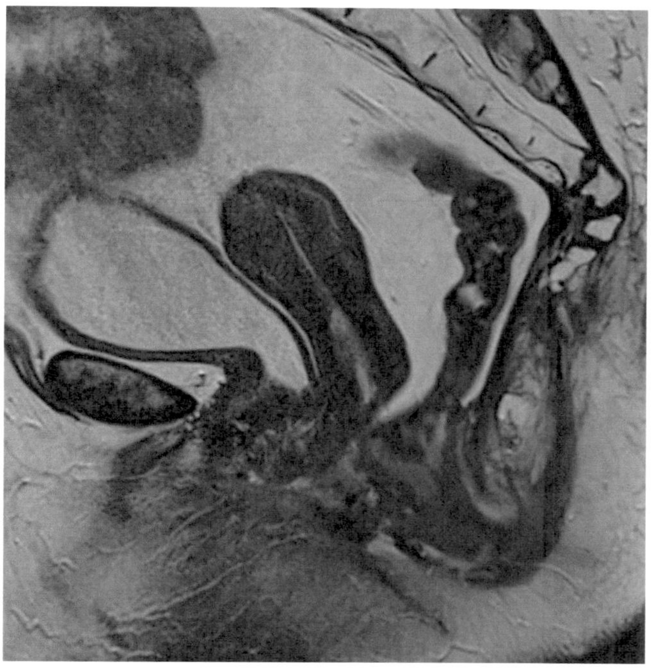

Abb. 12.3 Sagittale T2-gewichtete Sequenz. Deszendorektostomie nach Rektumresektion mit physiologischem Kalibersprung auf Höhe der Anastomose

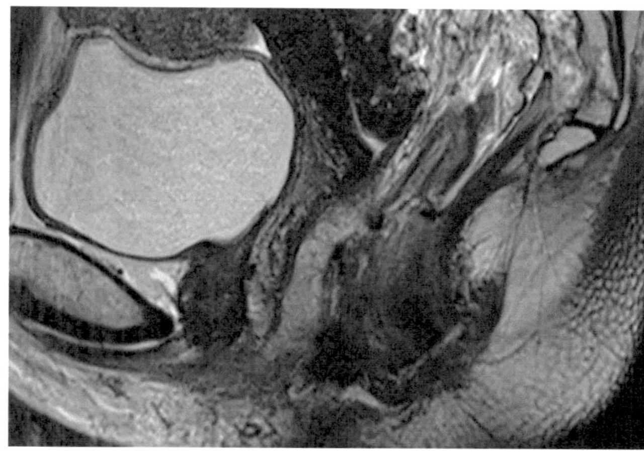

Abb. 12.4 Sagittale T2-gewichtete Sequenz bei Zustand nach Rektumkarzinom mit Stapleranastomose. Es zeigen sich auf Anastomosenhöhe rundlich konfigurierte, starke Hypointensitäten (Suszeptibilitätsartefakte) durch die metallischen OP-Clips

oder eine Handnaht erfolgt ist, hilfreich für die Bildinterpretation. Meist erfolgt eine End-zu-End-Anastomose, seltener liegt eine Seit-zu-End-Anastomose vor.

Betrachtet man nun die umgebenden Strukturen im kleinen Becken, fehlt durch die Mitnahme des mesorektalen Kompartiments postoperativ die mesorektale Faszie als Landmarke (Kulaylat 2015) (Abb. 12.5). Es entsteht Platz im kleinen Becken (Abb. 12.6), wodurch es zu einer Verschiebung der anatomischen Strukturen kommt. Zudem kann es zu einer Posteroposition von Prostata und Samenbläschen bzw. Uterus im kleinen Becken kommen (Abb. 12.7). Meist erfolgt deswegen bei der Operation eine Verlagerung des Omentum majus in das kleine Becken im Sinne einer Omentumplombe. Diese liegt meist am Eingang des kleinen Beckens (Abb. 12.8). Bildmorphologisch lässt sich

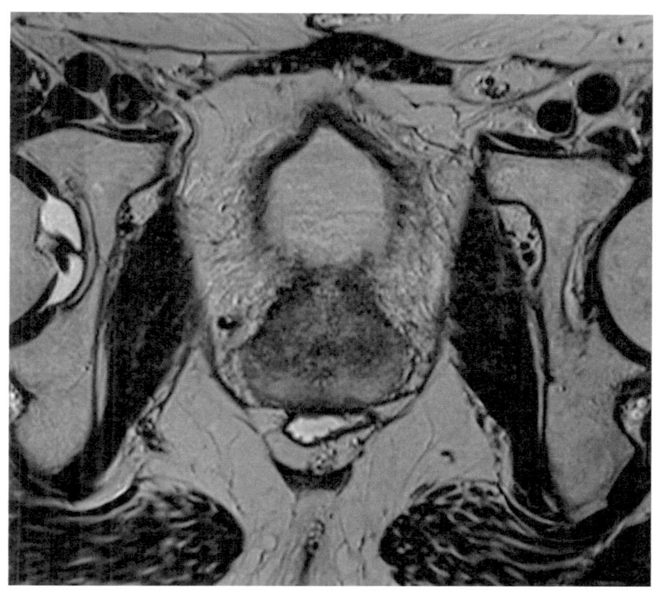

Abb. 12.5 Fehlende mesorektale Faszie und mesorektales Fettgewebe nach tiefer anteriorer Rektumresektion. In den paraaxialen, T2-gewichteten Sequenzen fehlt eine trennende Fettlamelle zwischen Prostata und verlagertem Colon descendens

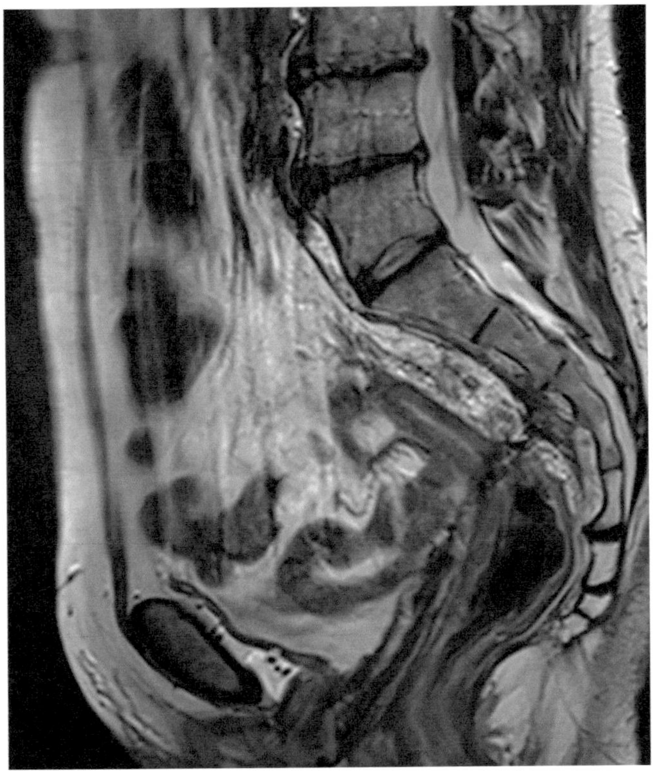

Abb. 12.6 Sagittale T2-gewichtete Sequenz bei Zustand nach Rektumresektion mit fehlendem mesorektalem Fettgewebe. Hierdurch erschwerte Beurteilbarkeit. Es zeigen sich narbige Ausziehungen nach präsakral bei typischer präsakraler Narbenplatte

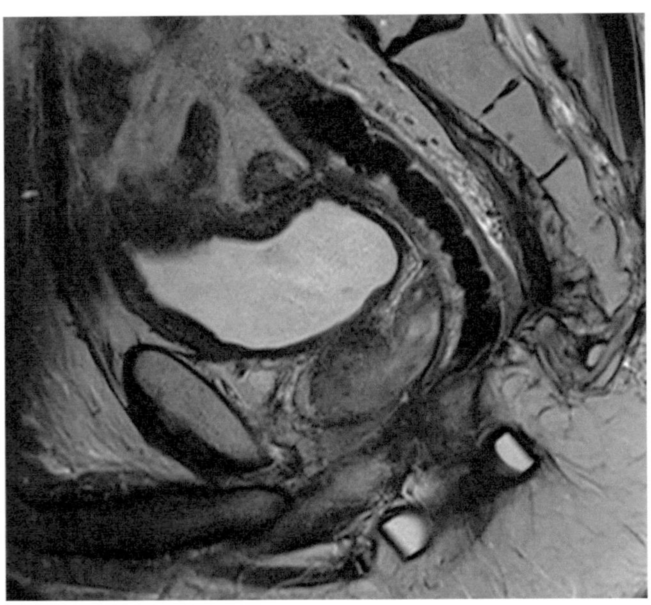

Abb. 12.7 Sagittale T2-gewichtete Sequenz mit Posteroposition der Samenbläschen nach Rektumresektion. Nebenbefundlich Spinkterprothese

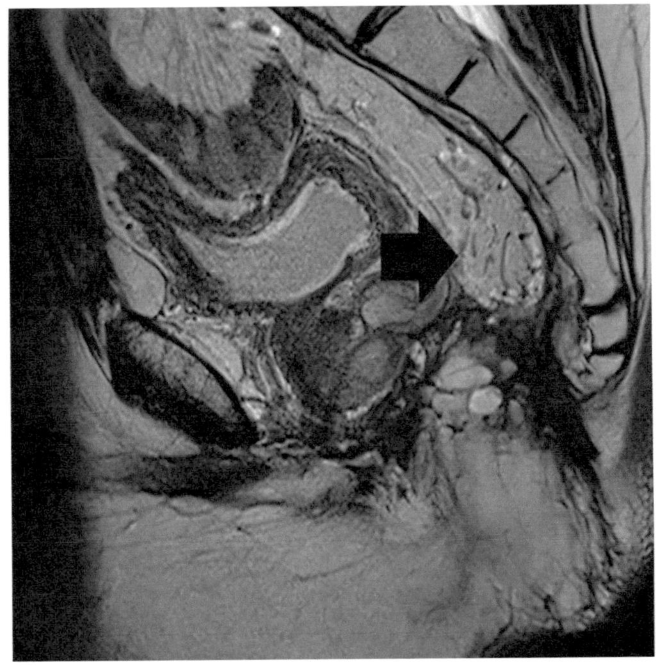

Abb. 12.8 Sagittale T2-gewichtete Sequenz mit reizloser Omentumplombe (Pfeil) bei Zustand nach Rektumexstirpation

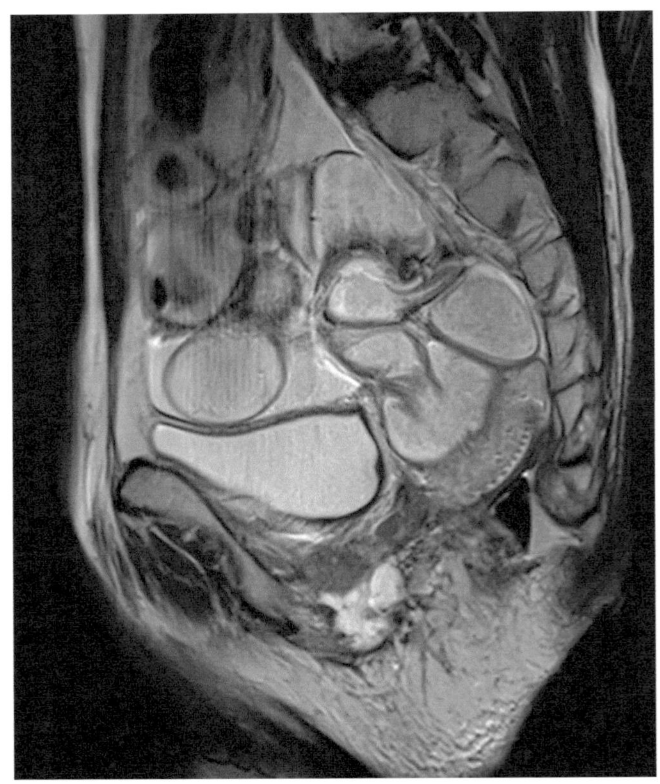

Abb. 12.9 Sagittale T2-gewichtete Sequenz mit Verlagerung von Dünndarmschlingen in das kleine Becken bei Zustand nach Rektumexstirpation. Bild einer Passagestörung mit distendierten Dünndarmschlingen

das Omentum jedoch nicht immer vom übrigen mesenterialen Fettgewebe unterscheiden. Eine Ausnahme stellen umschriebene Pathologien des Omentums wie Ischämien, Entzündungen oder eine Karzinose dar; hierdurch demarkiert sich das veränderte Omentum zum übrigen, unauffälligen abdominellen Fettgewebe eindeutig. Unabhängig davon, ob eine Omentumplombe erfolgt ist oder nicht, können dicht gepackte Darmschlingen des mittleren und distalen Dünndarms im kleinen Becken zu liegen kommen und eine Beurteilung unter Umständen erschweren (Abb. 12.9).

Auch das knöcherne Becken kann sich posttherapeutisch verändert darstellen. Eine vorangegangene Strahlentherapie kann das Knochenmarksignal des im Strahlenfeld befindlichen Beckenskeletts alterieren, da es durch die Strahleneinwirkung zu einer fettigen Transformation des Knochenmarks kommt. Entsprechend stellt sich das Knochenmark in der MRT flächig homogen fettisointens dar (Abb. 12.10). Zudem können als Strahlenfolge neben den knöchernen Veränderungen Muskelatrophien auftreten.

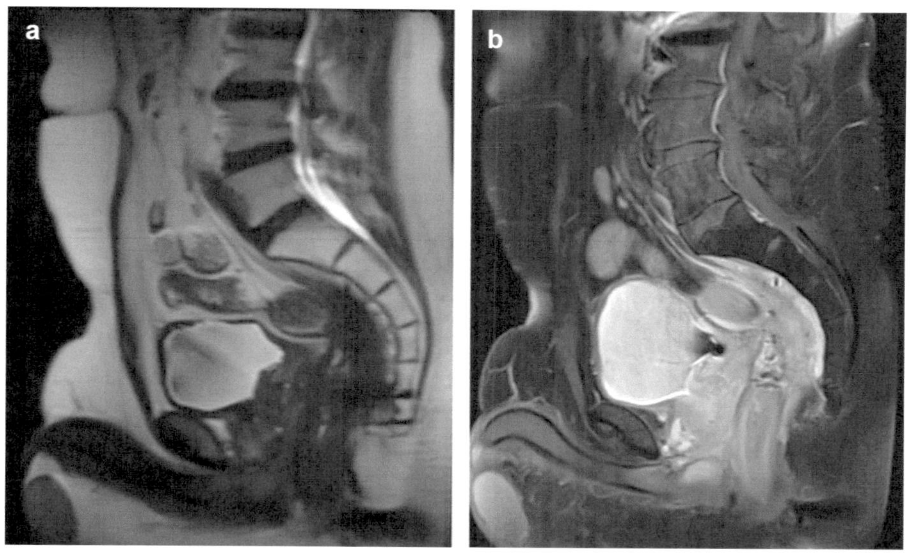

Abb. 12.10 Fettmarktransformation bei Zustand nach Radiochemotherapie eines Rektumkarzinoms. Das Beckenskelett stellt sich beginnend ab SWK 1 (**a**) in der sagittalen T2-gewichteten Sequenz hyperintens und (**b**) in der fettgesättigten kontrastmittelverstärkten T1-gewichteten Sequenz hypointens dar

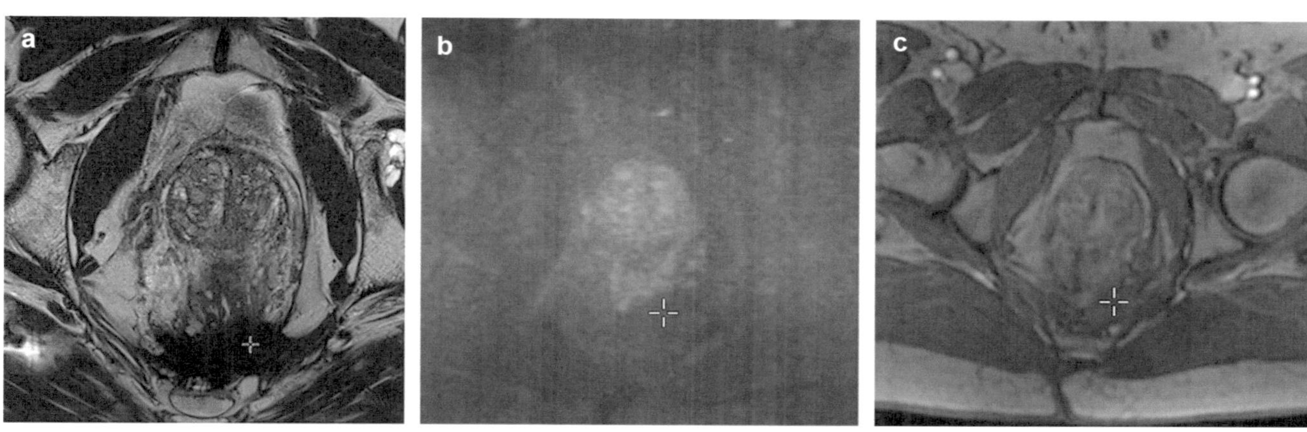

Abb. 12.11 Ausgeprägte präsakrale Narbenplatte bei Zustand nach Rektumexstirpation. Diese stellt sich (**a**) in der paraaxialen T2-gewichteten Sequenz stark hypointens mit streifigen Ausläufern dar und zeigt (**b**) in der diffusionsgewichteten Bildgebung (b 400 s/mm^2) keine Restriktion mit hypointensem Signal sowie (**c**) in der kontrastmittelverstärkten T1-gewichteten Sequenz nur eine geringes, flächiges Enhancement

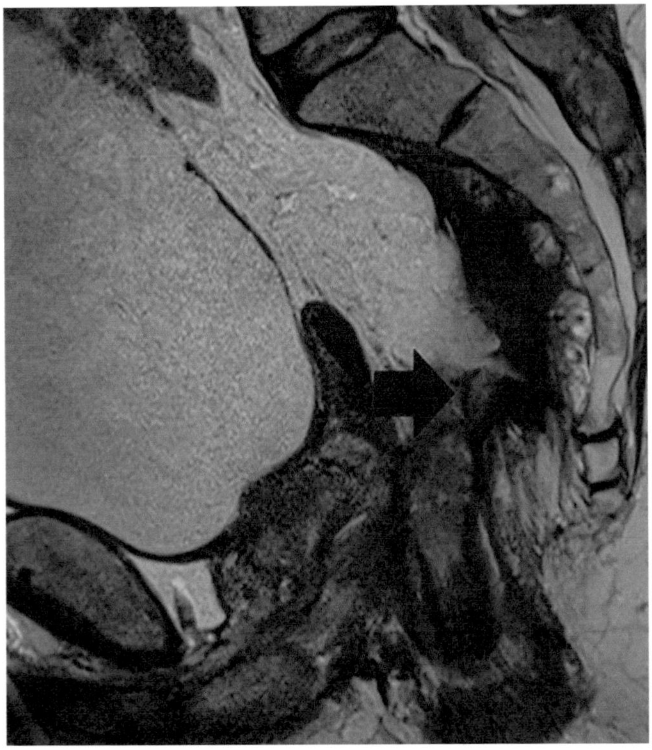

Abb. 12.12 Sagittale T2-gewichtete Sequenz mit Lokalrezidiv (Pfeil) auf Höhe der Sigmoidorektostomie ventral der präsakralen Narbenplatte angrenzend

▶ Neben den verbliebenen Darmstrukturen stellen die umgebenden Strukturen den zweiten Fokus der MRT-Bildgebung dar. Hier ist es wichtig, das verbliebene umgebende Fettgewebe einschließlich einer möglichen Omentumplombe, das innere Genitale, die Harnblase und den Beckenknochen zu beurteilen.

Nicht selten zeigen sich posttherapeutisch präsakrale Substratvermehrungen. Diese können postoperativ-narbigen Veränderungen entsprechen oder auch Manifestation einer bestehenden oder abgeheilten Insuffizienz sein. Nichtmaligne Substratvermehrungen können sich MR-morphologisch unterschiedlich intens darstellen. Klassisch ist ein in T2-Wichtung hypointenses Signal. So stellen sich posttherapeutische Fibrosen und Narben typischerweise signalarm und in der Konfiguration eher streifig-szirrhös dar (Abb. 12.11). Es unterscheidet sich damit vom mäßig hyperdensen Rezidivsubstrat (Abb. 12.12). Es lohnt

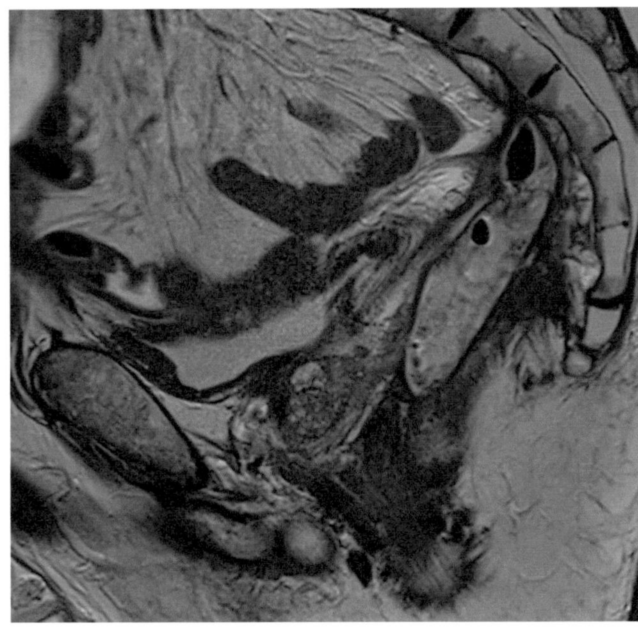

Abb. 12.14 Sagittale T2-gewichtete Sequenz. Anastomoseninsuffizienz bei präsakraler Insuffizienzhöhle mit Lufteinschlüssen bei Zustand nach Rektumresektion

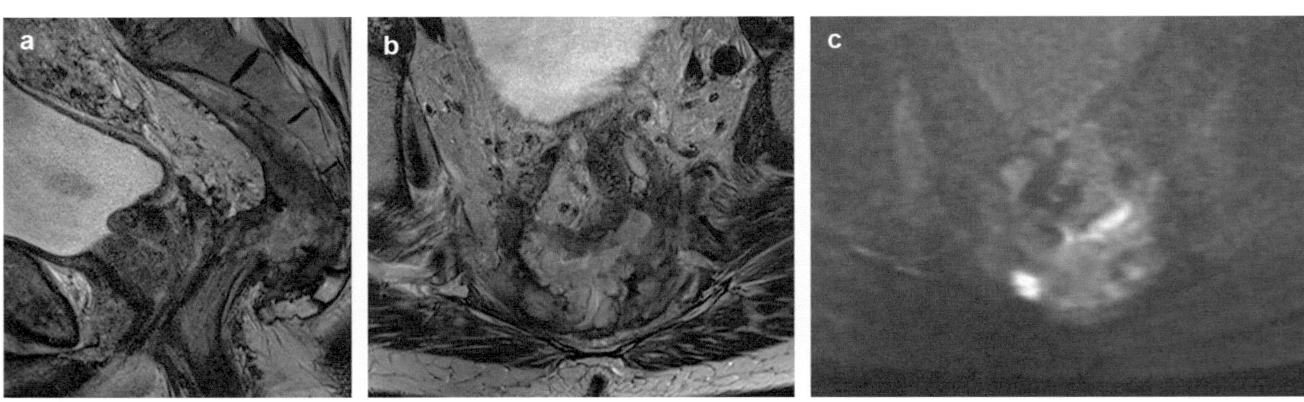

Abb. 12.13 Sagittale (**a**) und axiale (**b**) T2-gewichtete Sequenz, axiale diffusionsgewichtete Bildgebung (**c**). Rezidiv eines Rektumkarzinoms bei chronischer Insuffizienz der Deszendorektostomie mit präsakraler Insuffizienzhöhle (**a**). Neben der flüssigkeitsgefüllten Insuffizienzhöhle zeigt sich ein mäßig T2-hyperintenses noduläres Substrat (**b**) mit deutlicher Diffusionsrestriktion bei stark hyperintenser Darstellung auf der diffusionsgewichteten Bildgebung (**c**), einem präsakralen Rezidiv entsprechend

zudem eine genaue Betrachtung der Diffusionsbildgebung. Während Narbengewebe einhergehend mit der Zellarmut keine signifikante Diffusionsrestriktion zeigt, führt zelldichtes Rezidivgewebe zu einer, möglicherweise auch mäßig ausgeprägten, Diffusionsrestriktion (Abb. 12.13). Eine Insuffizienz kann dem Patienten unter Umständen wie oben erwähnt durch das Vorliegen eines protektiven Stomas überhaupt keine Beschwerden verursachen. Eine typische Insuffizienz zeigt sich in der anatomischen Bildgebung mit Darstellung einer Insuffizienzhöhle mit flüssigkeitsisointensen Binnenwerten und möglicherweise auch Lufteinschlüssen, welche sich als Signalauslöschungen darstellen (Abb. 12.14).

▶ Eine wichtige Herausforderung stellt die Abgrenzung der postoperativ häufig nachweisbaren narbig-fibrotischen, präsakralen Substratvermehrungen von zusätzlich vorhandenen, möglicherweise subklinischen Insuffizienzhöhlen und einem Tumorrezidiv dar.

Fazit

Die normale postoperative Anatomie des Rektumkarzinoms in der MRT hängt von der vorangegangenen Therapie ab. Beurteilt werden zum einen die verbliebenen Darmstrukturen mit Fokus auf eine möglichweise vorhandene Anastomose, zum anderen die umgebenden Strukturen des Beckens. Es empfiehlt sich die Etablierung eines standardisierten MRT-Protokolls. Dieses sollte neben einer Übersichtssequenz des Beckens hoch aufgelöste T2-gewichtete Sequenzen und eine diffusionsgewichtete Sequenz sowie optional eine kontrastverstärkte Sequenz enthalten. Zur Würdigung des Bildbefundes ist ein interdisziplinärer Austausch zwischen Chirurg und Radiologen hilfreich.

Literatur

Brittenden J (2012) Radiology of the post surgical abdomen. Springer, London

Grosu S (2016) Differentiating locally recurrent rectal cancer from scar tissue: value of diffusion-weighted MRI. Elsevier, New York

Intven M, Reerink O, Philippens ME (2014) Dynamic contrast enhanced MR imaging for rectal cancer response assessment after neo-adjuvant chemoradiation. J Magn Reson Imaging 14(8)

Kulaylat M (2015) Mesorectal excision: surgical anatomy of the rectum, mesorectum, and pelvic fascia and nerves and clinical relevance. World j surg proced 5(1):27–40

Leitlinienprogramm Onkologie (Deutsche Krebsgesellschaft, Deutsche Krebshilfe, AWMF) S3-Leitlinie Kolorektales Karzinom, Langversion 2.0, 2017, AWMF Registrierungsnummer: 021/007OL. http://www.leitlinienprogrammonkologie.de/leitlinien/kolorektales-karzinom/. Zugegriffen: 20. Juli 2018

Oberholzer K, Menig M, Pohlmann A et al (2013) Rectal cancer: assessment of response to neoadjuvant chemoradiation by dynamic contrast-enhanced MRI. J Magn Reson Imaging 38:119–126

Sinaei M (2013) Patterns and Signal Intensity Characteristics of Pelvic Recurrence of Rectal Cancer at MR Imaging. Radiographics 33:E171–E187

Key Points im MRT für die Resektabilität beim Rezidiv des Rektumkarzinoms

13

Matthias Haas

Inhaltsverzeichnis

▶ Beim Lokalrezidiv des Rektumkarzinoms ist die Becken-MRT eine hilfreiche Modalität zur Beurteilung der Resektabilität. Die MRT bietet hierbei die Möglichkeit, die Ausdehnung des Rezidivs abzuschätzen und eine für eine mögliche Resektion wichtige Aussage zur Beziehung des Tumors zu den Nachbarstrukturen des kleinen Beckens zu treffen. Leitstrukturen sind dabei das umgebende Fettgewebe, die Gefäß-Nerven-Bahnen, das Urogenitalsystem sowie die muskulären und knöchernen Beckenanteile.

Lokalrezidive sind beim Rektumkarzinom häufiger als beim Kolonkarzinom, sodass eine präsymptomatische Rezidiverfassung günstig für das Gesamtüberleben ist (Siewert 2010; Jeffery et al. 2003). Dabei wird die Häufigkeit eines lokalen oder lokoregionären Rezidivs eines Rektumkarzinoms nach kurativer, operativer Therapie in den ersten 5 Jahren mit 3–25 % beziffert. Deswegen wird in der programmierten Nachsorge entsprechend der S3-Leitlinien für 2 Jahre halbjährlich eine Sigmoidoskopie bzw. Rektoskopie durchgeführt. Bei hierdurch oder anderweitig aufgekommenem Verdacht auf ein Lokalrezidiv stellt die Becken-MRT inzwischen eine entscheidende Bildgebungsmodalität dar. Ziel ist hierbei die weitere Abklärung des Verdachts und gleichzeitig die Evaluation hinsichtlich einer Resektion, möglicherweise in kurativer Intention

Risikofaktoren für ein Lokalrezidiv umfassen eine Invasion des CRM (zirkumferenziellen Resektionsrandes) im OP-Präparat, eine Tumorperforation während der OP, hohes Tumorstadium und hoher Tumorgrad, ein kurzer Tumorabstand zum Analrand, das Vorhandensein einer lymphovaskulären Infiltration oder einer mesorektalen Gefäßinfiltration und eine Anastomoseninsuffizienz (Ho et al. 2008). Anastomosenrezidive können endoskopisch entdeckt und gleichzeitig histologisch gesichert werden. Die Schnittbildgebung hat dabei bei der Evaluation der genauen Rezdivausdehnung sowie daneben auch bei extraluminalen Rezidiven einen deutlichen Stellenwert.

In der Rezidivsituation ist dann eine kurative Resektion nicht mehr möglich, wenn das Rezidiv lokal zu weit fortschritten ist oder eine fortgeschrittene Fernmetastasierung vorliegt. Über die Resektabiliät eines Rezidivs entscheidet vornehmlich die Infiltration von Nachbarstrukturen, sodass dies bei der MRT-Bildgebung die Hauptfragestellung ist. Im metastasierten Stadium kann eine Komplettresektion des Lokalrezidivs das Überleben verlängern, insbesondere bei limitierter und dadurch resektabler pulmonaler und hepatischer Metastasierung.

▶ Beim Rezidiv eines Rektumkarzinoms ist die MRT hilfreich zur Evaluation der Resektabilität, möglicherweise im Rahmen eines kurativen Therapiekonzeptes. Für die Resektabilität entscheidend ist eine mögliche Infiltration von Nachbarstrukturen. Dies stellt die Hauptfragestellung an die MRT dar.

Nach Lokalisation kann beim Rezidiv zwischen lokalem und lokoregionärem Rezidiv unterschieden werden. Ein Lokalrezidiv entsteht typischerweise an den Resektionsrändern, das heißt an der Anastomose. Bei reinen Anastomosenrezidiven werden die gleichen Kriterien wie bei einem primären Tumor angewandt (Abb. 13.1). Die Anastomose kann entsprechend der Voroperation

M. Haas (✉)
CharitéCentrum für Diagnostische und Interventionelle Radiologie und Nuklearmedizin Klinik für Radiologie, Charité – Universitätsmedizin Berlin, Berlin, Deutschland
E-Mail: matthias.haas@charite.de

M. E. Kreis und P. Asbach (Hrsg.), *MRT-basierte Chirurgie des Rektumkarzinoms*, https://doi.org/10.1007/978-3-662-58159-9_13

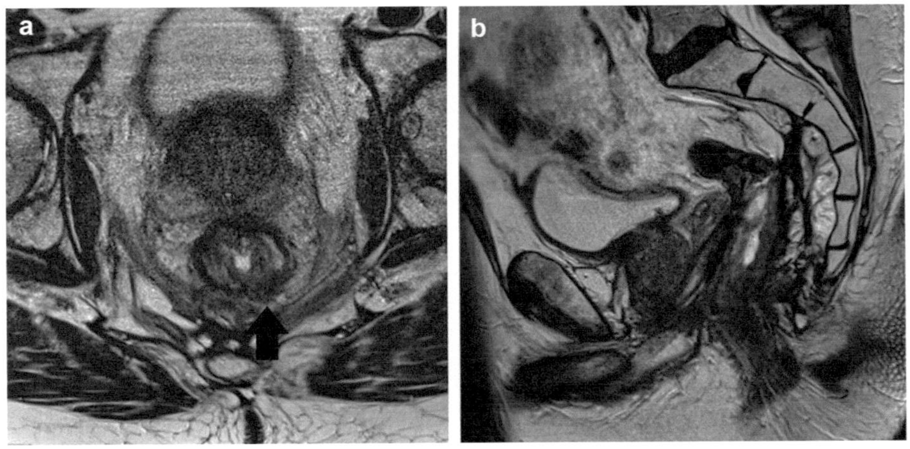

Abb. 13.1 Axiale T2 gewichtete Sequenz mit Lokalrezidiv eines Rektumkarzinoms bei 2–8 Uhr SSL mit nodulärem, T2-hyperintensem Substrat mit Infiltration des angrenzenden Fettgewebes (**a**), MR-morphologisch entsprechend T3 (Pfeil). Zusätzlich zeigt sich eine in der sagittalen T2 gewichteten Sequenz eine präsakrale Narbenplatte (**b**)

verschieden lokalisiert sein. Das Rezdivsubstrat kann dabei an der Rektumwand extra- oder intraluminal enstehen, wobei eine intraluminale Lokalisation eher selten ist. Ein lokoregionäres Rezidiv im Becken wird nach seiner Lokalisation klassifiziert in zentral, Beckenseitenwand und sakral. Dabei ist die zentrale Lokalisation die häufigste und die mit der besten Prognose. Selten entsteht ein Rezidiv im Bereich des Sakrums. Die Beckenseitenwandrezidive haben die schlechteste Prognose.

Die Beurteilung der Rezidivausdehnung ins umgebende Weichgewebe kann eine Herausforderung darstellen. Posttherapeutisch sind die anatomischen Fetträume unter Umständen stark verändert, zumal die mesorektale Faszie als präoperative Leitstruktur durch die vorangegangene Operation entfernt wurde.

Betroffene Nachbarstrukturen beim Lokalrezidiv eines Rektumkarzinoms können das Urogenitalsystem mit Ureteren, Harnblase, Samenbläschen, Prostata bzw. Uterus und Vagina und Urethra oder auch das Gastrointestinalsystem mit dem Dünndarm oder seltener auch Dickdarm sein. Weiterhin kann eine Gefäßinfiltration vorliegen, vornehmlich der internen Iliakalgefäße, also Arteria und Vena ilica interna.

Rezidivtumoren zeigen sich typischerweise in der T2-Wichtung mäßig bis deutlich hyperintens und zeigen ein Kontrastmittelenhancement. Abhängig von der histologischen Zusammensetzung der Tumoren kann bei den selteneren, vornehmlich fibrotischen Tumoren ein niedrigeres T2-Signal und ein weniger ausgeprägtes Kontrastmittelenhancement auftreten. Typisch für ein Rezidiv ist hierbei ein randständiges Kontrastmittelenhancement.

Erschwerende Faktoren bei der Rezidivdiagnostik sind postoperative und posttherapeutische Veränderungen sowie postoperative und posttherapeutische Komplikationen. In der Konfiguration sprechen unregelmäßig noduläre Raumforderungen eher für ein Rezidiv. Postoperativ-narbige Veränderungen zeigen eher einen streifigen, angulären Aspekt. Trotzdem können posttherapeutische Gewebeveränderungen wie Granulationsgewebe, Fibrosen, Hämatome und strahleninduzierte Entzündungen möglicherweise nicht von einem Rezidiv unterschieden werden. Fibrosen zum Beispiel stellen sich typischerweise in T1- und T2-Wichtung hypointens dar. Trotzdem mag sich bei diesen Veränderungen auch ein zum Rezidiv ähnliches Signalverhalten in T1- und T2-Wichtung zeigen. Ebenso können diese Veränderungen ein Kontrastmittelenhancement aufweisen. Dies imponiert dabei eher flächig-protrahiert und nicht randständig wie beim Rezidiv (Abb. 13.2 und 13.3). Hilfreich bei der Differenzierung kann zusätzlich zu der MRT auch die funktionelle Bildgebung mit einem Fluordesoxyglukose-Positronenemissionstomographie (FDG-PET) sein.

Einen Sonderfall stellen Abszessformationen dar: Hier liegt typischerweise ein Randenhancement vor. Im zeitlichen Verlauf nehmen postoperative Veränderungen eher ab, was von einem Rezidiv nicht zu erwarten ist. Direkt postoperativ und postradiogen kann sich, ähnlich wie beim Rezidiv, eine Fettgewebsimbibierung zeigen. Hier ist im zeitlichen Verlauf jedoch eine Abnahme zu erwarten. Ähnlich verhält es sich mit postoperativen Hämatomen, welche eine Rezidivdiagnostik zwar erschweren, aber ebenfalls im Verlauf abnehmen. Bis 12 Monate postoperativ sollten differenzialdiagnostisch bei bildmorphologisch suspekten Läsionen benigne Veränderungen in Betracht gezogen werden.

Bei existenten chronischen Insuffizienzen der Rektumanastomose mit Insuffizienzhöhle stellt die Rezidivdiagnostik eine Herausforderung dar. Hilfreich sind hier Verlaufsuntersuchungen, um eine mögliche Dynamik mit rezidivsuspekter Substratzunahme beurteilen zu können.

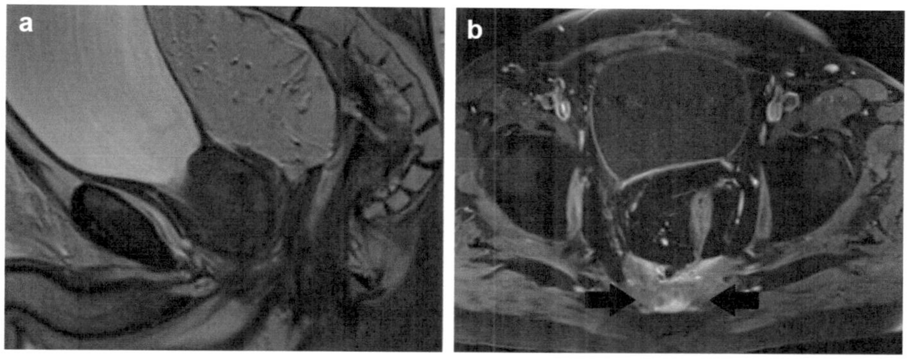

Abb. 13.2 Präsakrales Rezdiv eines Rektumkarzinoms nach tiefer anteriorer Rektumresektion mit (**a**) in der sagittalen T2 gewichteten Sequenz hyperintensem präsakralem Rezidivsubstrat mit (**b**) in der paraaxialen fettgesättigten kontrastmittelverstärkten T1 gewichteten Sequenz peripher betontem Enhancement. Es liegt eine Ummauerung der beiderseitigen Sakralnerven ab S2 vor (Pfeil)

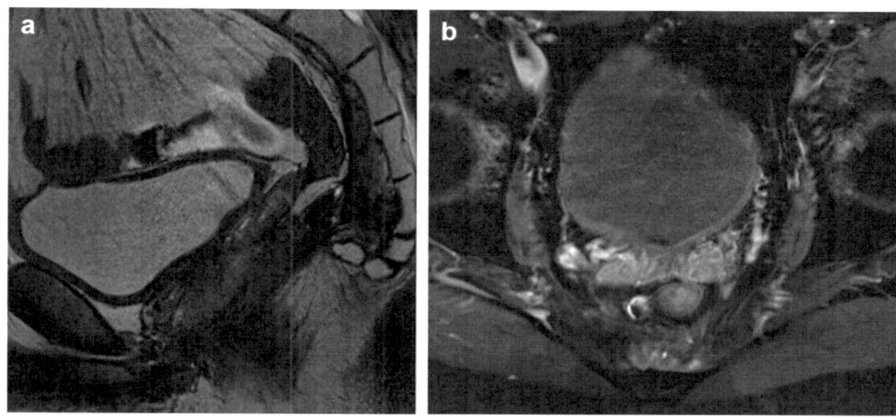

Abb. 13.3 Präsakrale Narbenplatte mit (**a**) in der sagittalen T2 gewichteten Sequenz hypointensem Signal und (**b**) in der paraaxialen fettgesättigten kontrastmittelverstärkten T1 gewichteten Sequenz flächig-protrahiertem Enhancement

▶ Bei der Rezidivdiagnostik ist die Abgrenzung zu benignen Veränderungen eine Herausforderung. Hilfreich hierbei sind zum einen klinische Angaben zu Komplikationen wie Insuffizienzen, zum anderen kann eine Kontrastmittelgabe helfen, ein Rezidiv von Narben oder Fibrosen zu unterscheiden.

Limitierte Lokalrezidive werden mit ausreichendem Sicherheitsabstand reseziert. OP-Techniken bei fortgeschrittenen Lokalrezidiven umfassen partielle Sakrektomie und pelvine Exenteration.

Die radikale pelvine Exenteration mit Sakrumteilresektion kommt nur in wenigen ausgewählten Fällen mit Tumorlokalisation unterhalb der zweiten Sakralnervenwurzel (S2) und gutem Allgemeinzustand der Patienten infrage (Siewert 2010). Absolute Kontraindikationen für eine Resektion stellen die Beteiligung der Nervenwurzeln S1 und S2 dar, eine Sakruminfiltration kranial von S2/3, eine ausgedehnte Beteiligung der Beckenseitenwand mit Umscheidung der Iliakalgefäße sowie eine Ausdehnung durch das Foramen ischiadicum majus (Sinaei 2013, Abb. 13.4).

Wichtig dabei ist auch zu bedenken, dass auch in der metastasierten Situation eine Lokalrezidivresektion möglich sein kann. So ist sowohl eine limitierte pulmonale als auch hepatische Metastasierung unter Umständen resektabel.

Fazit

Beim Rezidiv eines Rektumkarzinoms hilft die MRT bei der Ausdehnungsbeurteilung zur Planung einer möglichen Resektion. Die typische Bildmorphologie des Rezidivs umfasst noduläres, in der T2-gewichteten Sequenz hyperintenses und in der kontrastmittelverstärkten T1-gewichteten Sequenz hyperintenses Substrat mit Diffusionsrestriktion. Bei Anastomosenrezidiven erfolgt die Klassifikation analog zu einem primären Rektumkarzinom. Kontraindikationen für eine Resektion stellen eine Nervenwurzelbeteiligung von S1 und S2, eine Knochenbeteiligung kranial von S2/3, eine Gefäß-Nerven-Beteiligung mit Umscheidung der Iliakalgefäße und eine Ausdehnung durch das Foramen ischiadicum majus dar.

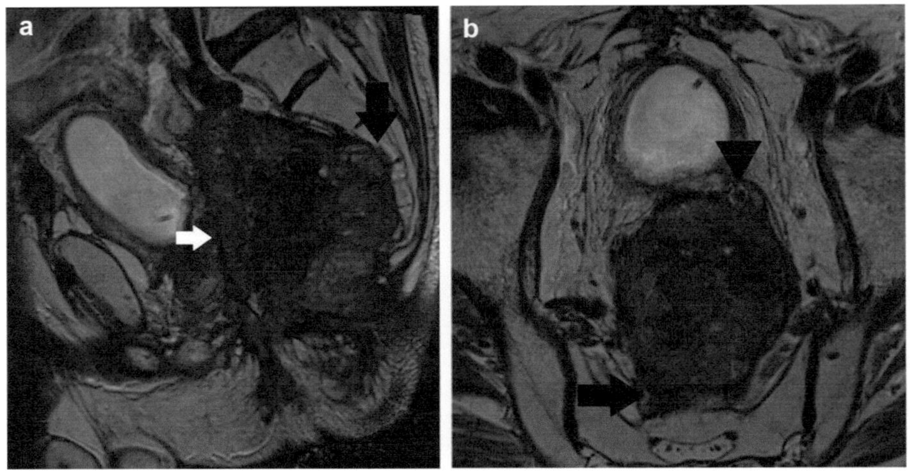

Abb. 13.4 Ausgedehntes Rezidiv eines Rektumkarzinoms mit Sakruminfiltration (schwarzer Pfeil), Ummauerung des stentversorgten linken Ureters (schwarze Pfeilspitze) sowie Infiltration von Samenbläschen und Prostata (weisser Pfeil) in der T2 gewichteten Sequenz in (**a**) sagittaler und (**b**) paraaxialer Schichtung

Literatur

Ho ML et al (2008) Magnetic resonance imaging of rectal cancer. Clin Colon Rectal Surg 205(1): 42–55

Jeffery GM et al (2003) Follow-up strategies for patients treated for non-metastatic colorectal cancer. Chochrane library

Siewert JR (2010) Praxis der Viszeralchirurgie: Onkologische Chirurgie. Springer, Berlin

Sinaei M (2013) Patterns and signal intensity characteristics of pelvic recurrence of rectal cancer at MR imaging. Radiographics 33(5):1435

Chirurgische Therapiestrategien beim Rezidiv des Rektumkarzinoms

14

Jakob Christian Dobroschke und Jürgen Weitz

Inhaltsverzeichnis

▶ Die chirurgische Therapie des Rektumkarzinomrezidivs orientiert sich maßgeblich daran, welches Ausmaß die Tumorinfiltration hat und ob eine komplette Resektion erreicht werden kann. Denn nur durch Erreichen einer R0-Situation kann die Prognose im Rahmen der Operation verbessert werden. Die zu erwartenden Einschränkungen der Körperfunktionen und die damit verbundene Einschränkung der Lebensqualität müssen präoperativ abgeschätzt werden und offen mit dem Patienten besprochen werden. Dafür ist es für den Chirurgen enorm wichtig, eine Bildgebung an der Hand zu haben, die möglichst genau abbildet, wie weit die Tumorinfiltration reicht und welche Strukturen im Rahmen der Resektion entfernt oder durchtrennt werden müssen. Zudem ist es essenziell, dass solche Operationen an Zentren vorgenommen werden, an denen ein interdisziplinäres Team existiert, welches in der Lage ist, komplexe multiviszerale Eingriffe durchzuführen.

14.1 präoperatives Management

▶ Die sicherste Vermeidung eines Lokalrezidivs ist die optimale Primäroperation.

Als Rezidiv eines Rektumkarzinoms wird ein erneutes Auftreten von Tumorzellen des Primärtumors bezeichnet, nachdem bei der initialen Operation eine R0-Situation erreicht werden konnte (Berger 1998). Es handelt sich dabei um Wachstum von im OP-Gebiet belassenen oder versprengten Tumorzellen, zumal ein Rezidiv dem Primärtumor biologisch mehr gleicht als Fernmetastasen (Heriot et al. 2006).

Die Wahrscheinlichkeit des Auftretens eines Lokalrezidivs ist innerhalb der ersten 2–3 Jahre nach Primäroperation am höchsten (Gall und Scheele 1986; Heriot et al. 2006; Bhangu et al. 2012). Dies sollte bei der Durchführung der Tumornachsorge bedacht werden. Durch Optimierung der operativen Techniken und Etablierung multimodaler Therapieformen konnte die Lokalrezidivrate innerhalb der vergangenen Jahre gesenkt werden. Infolgedessen hat

J. C. Dobroschke (✉) · J. Weitz
Klinik und Poliklinik für Viszeral-, Thorax- und Gefäßchirurgie, Universitätsklinikum Carl Gustav Carus an der Technischen Universität Dresden, Dresden, Deutschland
E-Mail: jakob.dobroschke@uniklinikum-dresden.de

J. Weitz
E-Mail: juergen.weitz@uniklinikum-dresden.de

M. E. Kreis und P. Asbach (Hrsg.), *MRT-basierte Chirurgie des Rektumkarzinoms*, https://doi.org/10.1007/978-3-662-58159-9_14

sich auch das Verteilungsmuster der Rezidive geändert. So ist die Häufigkeit der posterioren und lateralen Rezidive im Gegensatz zu den zentralen und anterioren Rezidiven gestiegen (Enriques et al. 2011). Besteht nun der Verdacht auf ein Lokalrezidiv, sollten vor einer Operation alle therapierelevanten Befunde erhoben werden und anschließend eine individuelle Therapieplanung erfolgen. Neben der histologischen Sicherung des Rezidivs und der Beurteilung der Resektabilität sollte geprüft werden, ob eine neoadjuvante Therapie sinnvoll ist. Des Weiteren muss der Patient dem Ausmaß der geplanten Operation entsprechend vorbereitet werden.

14.1.1 Sicherung und Klassifikation des Rezidivs

Um das Vorliegen eines Rezidivs nachzuweisen, werden die sogenannten Major- und Minorkriterien herangezogen (s. Übersicht) (Enriques et al. 2011). Zu den Majorkriterien, die für sich alleine bereits als beweisend für ein Rezidiv angesehen werden, zählen die histopathologische Sicherung, ein größenprogredienter palpabler oder sichtbarer Tumor, klare Hinweise für eine Knochendestruktion oder eine positive Positronenemissionstomographie (PET), wobei es hier zu falsch-positiven Befunden bei Abszessen bzw. Anastomoseninsuffizienzen kommen kann.

Die histopathologische Sicherung gilt als wichtigstes Majorkriterium, weshalb diese bei Verdacht auf ein Lokalrezidiv immer angestrebt werden sollte. Nicht selten gestaltet sich dies allerdings schwierig, sodass auf den histologischen Nachweis des Rezidivs verzichtet werden muss. In diesem Fall muss auf die Verwendung klinischer Untersuchungsmethoden sowie auf bildgebende Verfahren zum Nachweis eines palpablen Tumors und zur Beurteilung der Größenprogredienz zurückgegriffen werden. Zwar kann bei Verwendung moderner MRT-Techniken relativ sicher zwischen Narbengewebe und Tumorgewebe unterschieden werden (Sensitivität: 93 %, Spezifität: 91 %) (Grosu et al. 2016), allerdings scheint dies nicht für kleine Befunde oder intraluminale Herde zu gelten (Lambregts et al. 2011). Im eigenen Vorgehen wird zunehmend das PET-MRT zur genauen Diagnostik und auch zur Biopsieplanung eingesetzt. Bei Durchführung einer PET-MRT, ist es wichtig, eine diagnostische MRT-Komponente anstelle einer reinen Schwächungs-MRT durchzuführen. So lassen sich eine Sensitivität von 94 % und eine Spezifität von ebenfalls 94 % erreichen (Plodeck et al. 2019).

Neben den oben genannten Majorkriterien gilt ein Rezidiv als sicher, wenn mindestens drei Minorkriterien erfüllt sind. Diese sind Nachweis einer Größenprogredienz in CT oder MRT, die Infiltration angrenzender Organe, der Anstieg von Tumormarkern oder andere tumortypische Zeichen in Endosonographie, CT oder MRT (Höcht et al. 2002; Huebner et al. 2000). Wichtig ist, dass bei Vorliegen der entsprechenden Kriterien keine zusätzliche histologische Sicherung erzwungen werden muss, um eine Verzögerung der weiteren Therapie zu vermeiden.

Major- und Minorkriterien zur Diagnosesicherung

Majorkriterien:
- Histopathologische Sicherung
- Palpabler oder sichtbarer größenprogredienter Tumor
- Knochendestruktion
- Positiver PET-Befund (Einschränkung siehe Text)

Minorkriterien (mindestens drei)
- Größenprogrediente Gewebsvermehrung
- Infiltration von Nachbarorganen
- Tumormarkeranstieg
- Tumortypische Zeichen in Endosonographie, CT oder MRT

Um Patienten mit einem Rezidiv eines Rektumkarzinoms für klinische Auswertungen im Rahmen von Studien vergleichen zu können, wurden von verschiedenen Arbeitsgruppen entsprechende Klassifikationen erarbeitet. Die Kollegen der Mayo Clinic beschreiben Ort und Anzahl der Tumorfixierungen im Becken (Suzuki et al. 1995). Eine Gruppe aus Providence, Rhode Island um Dr. Wanebo empfiehlt eine an die TNM-Klassifikation angelehnte Einteilung. Dabei wird die Ausdehnung des Rezidivs vom endoluminalen Rezidiv bis hin zum ausgedehnten Befall des umgebenden Gewebes mit Infiltration des Os sacrums oder der lateralen Beckenwand in fünf Stadien unterteilt (Wanebo et al. 1999). Vom Memorial Sloan Kettering Cancer Center wurde eine Klassifikation empfohlen, welche sich nur an der Lokalisation des Rezidivs orientiert. Dabei wurde zwischen einer zentralen bzw. axialen, einer anterioren, einer posterioren und lateralen Infiltration unterschieden (Jimenez et al. 2003). Im Rahmen der holländischen TME(totale mesorektale Exzision)-Studie aus dem Jahr 2010 wurde diese Klassifikation leicht modifiziert, sodass nun die zentrale perineale Infiltration und das Anastomosenrezidiv nicht mehr in dieselbe Gruppe fallen (Kusters et al. 2010). Insbesondere im Rahmen von Studien sollte auf die Verwendung einer der genannten Klassifikationen geachtet werden, um eine Auswertung im Rahmen einer Metaanalyse zu einem späteren Zeitpunkt zu ermöglichen.

14.1.2 Beurteilung der Resektabilität

Alle Überlegungen bezüglich der Resektabilität und des möglichen Operationsausmaßes müssen vor dem Hintergrund der unbedingt zu erreichenden R0-Situation erfolgen, denn diese ist die wichtigste Voraussetzung für einen kurativen Therapieansatz (Westberg et al. 2018; Pawlik et al. 2006; The PelvEX Collaborative 2018). Neben dem R-Status sind die perioperative Morbidität und das Vorhandensein von Tumormanifestationen außerhalb des Beckens in der multivariaten Analyse unabhängige, negative Einflussfaktoren für das krankheitsspezifische Überleben (Rahbari et al. 2011). Bei etwa der Hälfte der Patienten tritt das Lokalrezidiv ohne Fernmetastasen auf (Palmer et al. 2007; Heriot et al. 2006).

Vom kurativen Ansatz zu unterscheiden ist das Behandlungsziel bei einem palliativen Vorgehen. Gründe für eine Resektion in palliativer Intention können rezidivierende Blutungen, Schmerzen, Obstruktionen, Fisteln oder zur Verhinderung einer Kloake sein (Brophy et al. 1994). Allerdings muss das zu erreichende Ziel gegen mögliche Komplikationen abgewogen werden. Denn häufig kann auch nach einer palliativ intendierten Operation keine Verbesserung der Lebensqualität erreicht werden (Quyn et al. 2016).

Aus chirurgischer Sicht gibt es wenige Kriterien, die pauschal gegen eine Resektabilität sprechen. Rein technisch sind auch ausgedehnte Resektionen mit beispielsweise Sakrektomie oder Hemipelvektomie möglich. Es sollte bei der Evaluierung der Operabilität beachtet werden, dass das Komplikationsrisiko durch einzelne Faktoren stark beeinflusst wird. So zeigte eine schwedische bevölkerungsbasierte Studie anhand einer multivariaten Analyse, dass das Risiko, an einer Resektion eines Rektumkarzinomrezidivs zu versterben bei höherem Lebensalter, durch die Anwesenheit von präoperativen Symptomen, einem Nierenstau oder bei dezentraler Lage des Tumors signifikant erhöht war (Westberg et al. 2017). Die laterale Lokalisation des Rezidivs ist mit einer niedrigeren R0-Rate und somit auch mit einem kürzeren Überleben vergesellschaftet (Iversen et al. 2018).

Neben der chirurgischen Evaluierung der Operationsfähigkeit, besteht bei diesem Patientengut die Schwierigkeit, die Tumorbiologie des einzelnen Patienten richtig einzuschätzen und zu entscheiden, ob ein großer operativer Eingriff mit relativ hoher Komplikationsrate und einer damit verbundenen langen Chemotherapiepause onkologisch vertretbar ist.

Es muss mit dem Patienten offen besprochen werden, welche Kompromisse bezüglich der zu erwartenden Funktionsausfälle mit entsprechender Einschränkung der Lebensqualität eingegangen werden können. Gegebenenfalls kann es sinnvoll sein, eine neoadjuvante Therapie zur Tumorverkleinerung und zur Überprüfung des prinzipiellen Ansprechens des Tumors durchzuführen. Es ist wichtig, dass die Entscheidungsfindung im interdisziplinären Tumorboard mit Anwesenheit eines Radiologen, eines Strahlentherapeuten, des behandelnden Onkologen und eines in der Rezidivchirurgie erfahrenen Chirurgen erfolgt. Dabei sollte beachtet werden, in welchem Zeitrahmen zur Primärtherapie oder ob gar unter laufender Chemotherapie das Rezidiv entstanden ist und ob primär bereits eine multimodale Therapie durchgeführt wurde. Letztendlich muss die Resektabilität durch den Chirurgen eingeschätzt werden, der mit dem Patienten die potenzielle Ausdehnung des geplanten Eingriffs besprechen muss (Bauer 1963).

▶ Die Resektabilität muss durch einen in der Rezidivchirurgie erfahrenen Chirurgen eingeschätzt werden.

14.1.3 Neoadjuvante Therapie

Je nach Tumorlokalisation und Tumorausdehnung kann eine neoadjuvante Therapie zur Minimierung der postoperativen Funktionseinschränkung sinnvoll sein, wenn der Tumor an relevante Strukturen wie beispielsweise an die Nervenwurzeln heranreicht. Des Weiteren kann dadurch die Rerezidivrate gesenkt werden. Je nach erfolgter Therapie des Primärtumors muss die Durchführbarkeit einer neoadjuvanten Therapie genau geprüft werden. Patienten, die im Rahmen einer primären Operation keine perioperative Therapie mit Radiatio erhalten hatten, können in der Regel nun eine neoadjuvante Therapie mit regulärer Strahlendosis erhalten. Wurde primär bereits eine neoadjuvante Bestrahlung oder Radiochemotherapie durchgeführt, sollte geprüft werden, mit welcher Dosis die primäre Strahlentherapie durchgeführt wurde und wie das Strahlenfenster gewählt wurde. Falls eine Radiochemotherapie mit einer Strahlendosis von 50–55 Gy, wie sie derzeit in Deutschland üblich ist, durchgeführt wurde, sollte eine erneute Radiochemotherapie mit einer Strahlendosis von 40,8 Gy und 5-Fluorouracil (5-FU) in Erwägung gezogen werden. Bei der Erstbeschreibung dieses Schemas durch Valentini (2006) war die erneute Bestrahlung mit einer niedrigen Rate akuter Strahlennebenwirkungen und einer akzeptablen Inzidenz von Spätkomplikationen vergesellschaftet. Bei 35,6 % der Patienten konnte nach erneuter neoadjuvanter Therapie eine R0-Situation erreicht werden, dabei korrelierte die Resektabilität signifikant mit dem Ansprechen auf die Radiochemotherapie. Die radikale Resektion beeinflusste die lokale Tumorkontrolle, das krankheitsfreie Überleben und das Gesamtüberleben signifikant. Der zeitliche Abstand zwischen der Operation des Primärtumors und Auftreten des Rezidivs korrelierte mit der lokalen Tumorkontrolle und dem krankheitsfreien Überleben signifikant. Bei 83,3 % der Patienten mit lokalen Schmerzen konnte durch die Therapie eine Schmerzkontrolle erreicht werden (Valentini et al. 2006). Allerdings muss bedacht werden, dass die Komplikationsrate bei Patienten, die eine neoadjuvante Therapie erhalten haben, um das 1,5-Fache erhöht ist. Das Gesamtüberleben scheint durch die neoadjuvante Therapie in der multivariaten Analyse nicht wesentlich beeinflusst zu werden. Daher sollte man auf eine neoadjuvante Therapie verzichten, wenn eine Resektion im Gesunden auch ohne Vorbehandlung erreicht werden kann (The PelvEx Collaborative 2018). Durch die Etablierung aktiver Chemotherapieregime (z. B. FOLFOXIRI, Chemotherapiedoublette mit Anti-EGFR/VEGF-Antikörpern) besteht auch die Option einer alleinigen systemischen Therapie in neoadjuvanter Intention.

14.1.4 Vorbereitung des Patienten

Bei der Durchführung ausgedehnter Operationen, die häufig einen prolongierten Heilungsprozess nach sich ziehen, ist nicht nur die intensive postoperative Betreuung durch ein erfahrenes Team wichtig. Auch die präoperative Konditionierung (Prähabilitation) gewinnt zunehmend an Bedeutung. Dies scheint umso wichtiger, je eingeschränkter der Allgemeinzustand der Patienten ist. So leiden Patienten mit einer aktiven Tumorerkrankung häufig an einer Tumoranämie mit Eisenmangel. In so einem Fall sollte präoperativ eine Eiseninfusion verabreicht werden (Calleja et al. 2016).

Je nach zeitlichem Vorlauf vor dem geplanten Eingriff sollte auch der Ernährungszustand, ggf. mittels hochkalorischer Zusatzkost und ggf. Vitamingaben optimiert werden. Dabei sollte auch der Trainingszustand in einer dem Allgemeinzustand angemessenen Weise verbessert werden (Gillis et al. 2018).

Je nach Ausmaß der geplanten Operation kann es hilfreich sein, die Ureteren präoperativ mittels Doppel-J-Kathetern zu schienen. Die Indikation hierzu sollte großzügig gestellt werden. Dadurch können diese auch in narbigem Gewebe deutlich leichter aufgefunden werden. Auch eine Schienung der Urethra mittels Harnblasenkatheter kann sinnvoll sein, insbesondere wenn Harnblase und Urethra belassen werden sollen.

Nicht zuletzt sollte der Patient die von der WHO empfohlenen präoperativen Hygienemaßnahmen durchführen (WHO-Guidelines 2016).

14.2 Chirurgische Strategien

Das chirurgische Vorgehen hängt maßgeblich von der Tumorgröße und der genauen Lokalisation des Rezidivs, aber auch von der vorangegangenen Primäroperation ab. Von besonderer Wichtigkeit ist, dass sich der Chirurg präoperativ anhand der aktuellen Bildgebung das mögliche Operationsausmaß vor Augen führt und dies mit dem Patienten bespricht. Nur so kann der Operateur intraoperativ im Sinne des Patienten entscheiden, insbesondere, wenn der Patient im Falle zu erwartender, größerer Funktionsausfälle lediglich eine limitierte palliative Resektion wünscht (Gall und Scheele 1986). Daher ist es für den Chirurgen wichtig, dass in der MRT die Beziehung des Rezidivs zu den für die Funktion wichtigen Strukturen wie Nerven oder Muskeln der Beckenwand dargestellt und beschrieben wird. Mit dem Patienten sollte das hohe Komplikationsrisiko einer solchen OP explizit angesprochen werden. In der Literatur wird eine 30-Tages-Komplikationsrate schwerer Komplikationen (Clavien-Dindo Grad 3–4) von mindestens 30 % angegeben (The PelvEx Collaborative 2018; Yang et al. 2013). Dies ist auch ein Grund, warum es bei den meisten Patienten nach der Operation bis zu 9 Monate dauert, bis die Lebensqualität das präoperativ erfasste Level erreicht hat (Rausa et al. 2017).

14.2.1 Resektion beim Rezidiv nach „complete response" oder lokaler Exzision

Die Situation eines Rezidivs („regrowth") nach komplettem Ansprechen („complete response") unterscheidet sich maßgeblich von einem Rezidiv nach primärer Resektion, da der Patient in diesem Falle im zu resezierenden Areal nicht voroperiert wurde. Man sollte nach initial klinisch komplettem Ansprechen eine sehr engmaschige Nachsorge durchführen, um ein Rezidiv bereits in einem frühen Stadium zu erkennen. Im Falle eines Rezidivs kann in der Regel analog zur primären Resektion eines Rektumkarzinoms verfahren werden (Dattani et al. 2018; Martens et al. 2016; Rizzo et al. 2017).

Tritt nach lokaler Exzision ein Lokalrezidiv auf, kann dies in der Regel im Rahmen einer „Rettungsoperation" („salvage surgery") reseziert werden. Allerdings scheint nach einer Salvage Surgery sowohl das Risiko eines erneuten Lokalrezidivs (5 %) als auch die Rate der Krankheitsprogression (14 %) erhöht zu sein (Jones et al. 2018).

Ob eine lokale Exzision zur histologischen Bestätigung des kompletten Ansprechens sinnvoll ist, ist bisher nicht abschließend geklärt. Aus unserer Sicht sollte im Falle der transanalen Resektion darauf geachtet werden, dass das Mesorektum nicht überschritten wird. Ansonsten müsste die Präparationsebene bei der Nachresektion bzw. bei einer Resektion im Falle eines Rezidivs außerhalb der üblichen TME-Schicht erfolgen, um den onkologisch geforderten tumorfreien zirkumferenziellen Resektionsrand (CRM) zu erreichen. Somit würde das Operationsausmaß unnötig vergrößert und ggf. die Möglichkeit einer kontinenzerhaltenden Resektion aufs Spiel gesetzt werden.

14.2.2 Lokale Resektion

Im Falle eines limitierten Rezidivs in Höhe des Beckenbodens nach Rektumexstirpation sollte möglichst eine lokale Exzision von perineal aus erfolgen, falls das Rezidiv so klein ist, dass es sicher im Gesunden ohne Eröffnung des Peritoneums reseziert werden kann. Die lokale Wundbehandlung ist ohne bestehende Verbindung zum Abdominalraum deutlich unkomplizierter.

14.2.3 Radikale Resektion

Wie bereits oben beschrieben wird in der Regel eine Resektion des Rezidivs im Gesunden angestrebt. Dabei müssen dieselben onkologischen Prinzipien wie im Rahmen der Primärresektion eingehalten werden. Das Ausmaß der Resektion wird von den infiltrierten Organen bestimmt, welche en bloc reseziert werden sollten. Meist resultieren hieraus multiviszerale Eingriffe.

Die prinzipielle Entscheidung zur radikalen Resektion sollte anhand der präoperativen Bildgebung getroffen werden. Da die Infiltration eines Organs präoperativ in der Regel nicht sicher auszuschließen ist, muss das genaue Resektionsausmaß intraoperativ gegebenenfalls dem vorliegenden Befund angepasst werden (Heger et al. 2010). Dabei gilt die Regel, dass allein der Verdacht auf eine Organbeteiligung zu dessen Resektion führen sollte. Insbesondere an den Resektionsgrenzen der primären Operation kann man intraoperativ selten zwischen Narbe und Tumor unterscheiden. Daraus resultiert, dass die Präparation vom Rezidiv aus betrachtet, jenseits der primären Präparationsebene mit einem ausreichenden Sicherheitsabstand erfolgen muss. Von den neuen Resektionsrändern sollten Schnellschnitte untersucht werden, um mikroskopisch die Tumorfreiheit des Resektionsrandes zu bestätigen.

Die Lagerung des Patienten sollte in Steinschnittlage erfolgen. Je nach geplanter Defektdeckung sollten ein oder beide Oberschenkel medial derart abgedeckt werden, dass eine Hebung des M. gracilis möglich ist.

Nach medianer Laparotomie sollte die Adhäsiolyse soweit erfolgen, dass ggf. eine bisher unbekannte Fernmetastasierung oder diffuse Tumoraussaat ausgeschlossen werden kann (Troja et al. 2010). Das Omentum majus sollte, soweit dies möglich ist, erhalten bleiben, um es später als Omentumplastik ins Becken legen zu können. Eine Panadhäsiolyse des Dünndarmes ist ansonsten nicht unbedingt erforderlich. Jedoch sollte der Beckeneingang komplett freigelegt werden. Bei fraglich tumorinfiltrierten Dünndarmschlingen werden diese im Gesunden durchtrennt. Gegebenenfalls bietet es sich je nach übrigen Verwachsungen an, die Enden so zu markieren, dass die korrekte Darmkontinuität im Rahmen der späteren Rekonstruktion zweifelsfrei gewährleistet ist. Um die Exenteration zu vereinfachen, sollte das Kolon mitsamt dem dazugehörigen Mesenterium mit ausreichendem Sicherheitsabstand zum Tumor durchtrennt werden. So erlangt man zunächst eine bessere Übersicht bei der Präparation am Beckeneingang, später profitiert man von der zusätzlichen Mobilität des Präparates.

Da in der Regel im Rahmen der Primäroperation eine totale mesorektale Exzision durchgeführt wurde, sollte die Präparationsebene im Becken nun dorsal der präsakralen Faszie liegen. Das bedeutet, der Plexus hypogastricus superior und die Nervi hypogastrici sowie die lateralen Lymphabflusswege werden mitreseziert. Insbesondere präsakral kann dies zu erheblichen Blutungen aus dem präsakralen Venenplexus führen. Es bietet sich an, die retroperitoneale Präparation in Höhe der A. mesenterica inferior zu beginnen. Nach Darstellung der Aortenbifurkation erfolgt die Präparation entlang der Iliakalgefäße (Abb. 14.1). Lateral werden die Ureteren angeschlungen. Bei geplanter Zystektomie können die Ureteren bereits durchtrennt werden. Gegebenenfalls sollte hier ein Schnellschnitt von der Absetzungsstelle angefertigt werden. Das Absetzen erfolgt je nach Ausdehnung des Rezidivs meist in Höhe der Kreuzungsstelle von Ureter und Iliakalgefäßen (Abb. 14.2). Je nach geplanter Ableitung sollte auf die ausreichende Länge und Durchblutung der verbleibenden Harnleiter geachtet werden. Es bietet sich an, den Urin intraoperativ nach Durchtrennung der Ureteren über Mono-J-Katheter abzuleiten.

Die Resektion im Becken beginnt in der Regel dorsal und erstreckt sich dann über die laterale Beckenwand nach ventral. Meist wird man während der Operation, insbesondere je tiefer man sich im Becken befindet, die Lokalisation der aktuellen Präparation wechseln. Durch die zunehmende Mobilität des Präparates ergeben sich häufig neue Präparationswege.

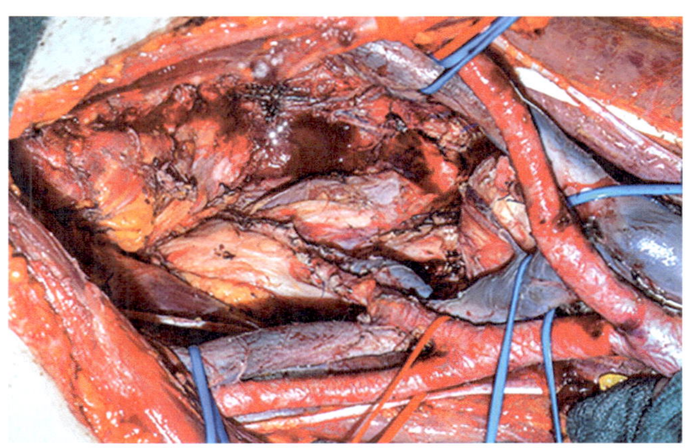

Abb. 14.1 Präparation Beckeneingang mit Aortenbifurkation und Iliakalgefäßen

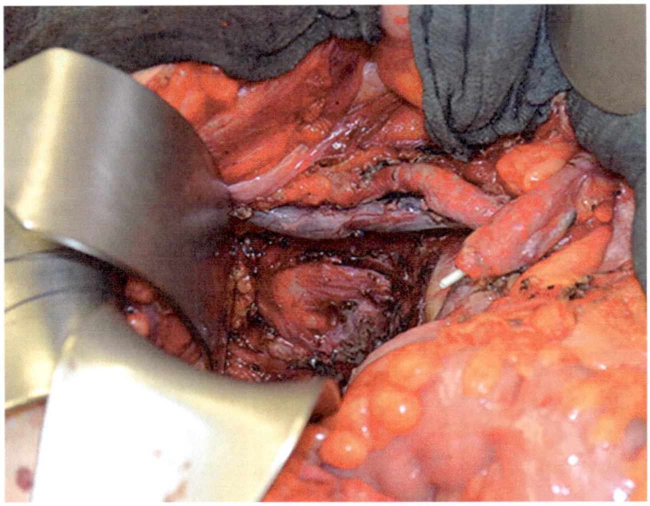

Abb. 14.2 Absetzungsstelle Urether auf Höhe Iliakalgefäße (mit durchtrennter Harnleiterschiene)

Hintere Beckenexenteration

Die weitere laterale und ventrale Präparation im Becken orientiert sich maßgeblich an den zu resezierenden Organen. Bei der Frau kann im Falle der Infiltration von Vagina oder des Uterus ohne Infiltration der seitlichen Beckenwand eine hintere Beckenexenteration ohne Harnblasenresektion erfolgen, da der Tumor in der Regel die Kompartimentgrenzen zunächst respektiert (Höckel 2010). Je nach Tumorausdehnung und Alter der Patientin können ggf. ein oder beide Ovarien in situ belassen werden. Dabei erfolgt die Eröffnung des Peritoneums entlang des Ureters. Die Vasa uterina werden im Bereich ihrer Überkreuzung des Ureters abgesetzt. Im Falle der Ovarektomie erfolgt zuvor das Absetzen der Ovarialgefäße im Ligamentum suspensorium ovarii. Anschließend wird die peritoneale Inzision ventral bis zur Mittellinie zwischen Harnblase und der Vorderwand der Vagina fortgesetzt. Die ventrale Wand der Vagina wird unterhalb der Zervix inzidiert. Je nachdem, ob die Vaginalhinterwand mitreseziert werden muss, kann die Vagina beidseits lateral längs gespalten oder quer abgesetzt werden (Williams 1993).

Bei lokal begrenzter Harnblaseninfiltration ohne Beteiligung der Ureteren kann eine Harnblasenteilresektion erfolgen. Ist ein Ureter nur über eine kurze Distanz betroffen, kann hier eine Ureterteilresektion mit Harnleiterneueinpflanzung mittels Psoas-Hitch-Plastik oder Boari-Plastik durchgeführt werden. Wichtig dabei ist, dass die Harnblase ausreichend mobilisiert wird, um eine spannungsfreie Anastomose anlegen zu können. Insbesondere nach Bestrahlung oder bei narbigen Veränderungen der Harnblase kann dies erschwert sein und damit eine relative Kontraindikation für ein derartiges Vorgehen darstellen (Becker 2016).

Totale Beckenexenteration

Bei Infiltration der Harnblase ist die totale Beckenexenteration erforderlich. Dabei erfolgt die Präparation im kleinen Becken entlang der Iliaca-interna-Gefäße. Die arteriellen Gefäßäste, die zur Harnblase und zum Uterus bzw. zur Prostata ziehen, sollten an der A. iliaca interna abgangsnah durchtrennt werden. Die A. glutea superior sollte dabei auf mindestens einer Seite geschont werden. Der Erhalt der A. glutea superior ist insbesondere dann wichtig, wenn im Rahmen der perinealen Defektdeckung eine VY-Plastik des M. gluteus maximus geplant ist. Falls aufgrund der Infiltration der lateralen Beckenwand eine komplette Durchtrennung der A. iliaca interna notwendig ist, sollte dies entsprechend auch nur einseitig erfolgen (Pistorius et al. 2016). Die weitere Präparation erstreckt sich lateral bis zur Fossa obturatoria mit Resektion des Lymphknotenpaketes, welches unterhalb der Iliakalgefäße liegt. Nach Möglichkeit sollte dabei der N. obturatorius dargestellt und geschont werden. Dorsal davon müssen die Nervenwurzeln von L4–S3 beachtet werden, die zwischen dem M. obturator internus und M. piriformis als N. ischiadicus durch das Foramen ischiadicum majus nach laterodorsal ziehen. Die Nervenwurzeln L5–S3 liegen dabei auf dem M. piriformis (Abb. 14.3). Die weitere Präparation im kleinen Becken erstreckt sich bis zum M. iliococcygeus, dem lateralen Anteil des M. levator ani. Da bei der totalen Beckenexenteration die Resektion des M. levator ani von perineal durchgeführt wird, endet die laterale Präparation von abdominal hier.

Nach Erweiterung der Inzision des Peritoneums nach ventral kann die Harnblase meist stumpf mobilisiert werden. Durch Zug an der Harnblase lässt sich lateral der vordere Blasenpfeiler darstellen. Es erfolgt nun die Durchtrennung

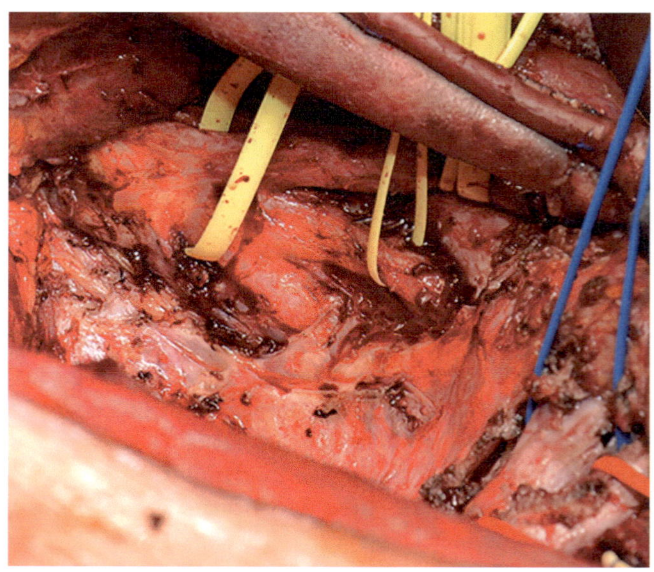

Abb. 14.3 Plexus sacralis auf M. piriformis

mit Ligatur der A. vesicalis superior und der Aa. vesicales media und inferior, falls dies noch nicht unmittelbar am Abgang aus der A. iliaca interna geschehen ist. Von ventral wird die Präparation bis zur Urethra fortgesetzt. Dabei sollte der Venenplexus über der Prostata umstochen werden. Die Urethra wird beim Mann abgesetzt und übernäht. Bei Frauen sollte aus onkologischen Gründen der Meatus aus der vorderen Vaginalwand ausgelöst werden. In Ausnahmefällen kann hier jedoch auch die Urethra abgesetzt und übernäht werden. Es sollte vom Absetzungsrand der Urethra eine schnellschnitthistologische Untersuchung angefertigt werden.

Bei Infiltration des Os sacrum erstreckt sich die dorsale Präparation bis ca. 1–2 cm an den Tumor heran. Anschließend wird die Absetzungsebene des Os sacrum mit einem Kirschner-Draht transossär markiert, sodass die Osteotomie später in Bauchlage an dieser markierten Stelle erfolgen kann. Je nach Höhe der Resektionsebene müssen ggf. die Sakralnerven von ventral durchtrennt werden. Dabei sollten unbedingt auch die aus den Neuroforamina ziehenden Venenäste durchtrennt und sicher versorgt werden. Bei sehr hohen Resektionen bietet es sich an, von ventral die Kortikalis mittels Meißel als „Sollbruchstelle" einzukerben. In diesem Bereich platzieren wir präsakral eine Kompresse, um das angrenzende Gewebe vor Verletzungen im Rahmen der Durchtrennung des Os sacrum von dorsal zu schützen.

Damit ist der abdominelle Teil der Resektion beendet. Es folgt die Anlage einer Stuhl- und Harnableitung sowie die Vorbereitung der Defektdeckung. Neben dem endständigen Kolostoma empfehlen wir die Anlage eines nichtkontinenten Ileumconduits. Dabei sollte auf die Unversehrtheit des M. rectus abdominis geachtet werden. Ureterokutaneostomien bevorzugen wir nicht, da diese häufiger zu Stenosen führen. Die Anlage einer orthotopen Neoblase ist nur in absoluten Ausnahmefällen möglich, da zur Erhaltung der Kontinenz die Integrität der quergestreiften Muskulatur des Urethralsphinkters inklusive der dazugehörigen nervalen Innervation gewährleistet sein muss (Kübler et al. 2010). Dies wird, abgesehen von der Operation, häufig durch die stattgehabte Bestrahlung bereits deutlich in Mitleidenschaft gezogen. Zudem wird das ohnehin sehr ausgedehnte Operationsausmaß dadurch deutlich verlängert. Auch stellt die Anlage einer Neoblase sehr hohe Anforderungen an die Compliance der Patienten (WHO Consensus Conference on Bladder Cancer 2007).

Um den Substanzdefekt im kleinen Becken zu füllen, sollte ein an A. und V. gastroepiploica gestielter Omentum-majus-Lappen präpariert werden und ins Becken gelegt werden. Falls zur plastischen Rekonstruktion ein VRAM-Lappen (vertikaler myocutaner Rectus-abdominis-Lappen) benötigt wird, sollte die Hebung dieses Lappens nun erfolgen. Er wird vor Verschluss des Abdomens ins Becken gelegt und nach Überprüfung der korrekten Rotation am zu resezierenden Präparat fixiert. So kann er nach Bergung des Präparates von perineal ohne die Gefahr der Malrotation implantiert werden.

Die weitere Operation von perineal erfolgt in Bauchlagerung (nach Götze). Nach Verschluss des Anus mittels Naht, wird die Haut spindelförmig um den Anus inzidiert. Dabei reicht die Inzision über dem Os sacrum bis zur Spitze des von ventral eingebrachten Kirschner-Drahtes, welcher die kraniale Resektionsgrenze des Os sacrum markiert. Nach Durchtrennung des subkutanen Fettgewebes erfolgt seitlich die weitere Präparation lateral des M. levator ani in der Fossa ischioanalis. Dorsal wird das Os sacrum in Höhe der Drahtmarkierung freigelegt, lateral davon werden die am zu resezierenden Anteil des Os sacrum entspringenden Fasern der Glutealmuskulatur und die sakrotuberalen und sakrospinalen Bandstrukturen durchtrennt. Anschließend erfolgt die Präparation lateral des zu resezierenden Os-sacrum-Anteils ggf. unter partieller Dissektion des am Os sacrum entspringenden M. piriformis. Bei weiterer Präparation kann hier die Verbindung zur ventralen Präparationsebene hergestellt werden. Wurde dies beidseits des Os sacrum erreicht, kann das Os sacrum mit dem Finger umfahren werden und die Durchtrennung des Kreuzbeines nach Entfernung des Kirschner-Drahtes erfolgen.

Bei der Frau erfolgt die perineale Präparation, in Abhängigkeit von der Höhe des Tumorrezidivs. Falls kaudale Anteile der Vagina erhalten werden können, kann die Resektion zwischen Rektum und Vagina analog zur abdominoperinealen Rektumexstirpation durchgeführt werden. Ist eine komplette Resektion der Vaginalhinterwand erforderlich, wird diese, wie schon von abdominal begonnen, im lateralen Scheidengewölbe längs gespalten. Die Hinterwand lässt sich später mit dem VRAM-Lappen rekonstruieren. Bei tief sitzenden Rezidiven mit Infiltration der Vagina oder der kaudalen Harnblasenanteile, wird die Resektion ventral des Meatus urethrae durchgeführt.

Beim Mann wird ventral des Anus zunächst das Centrum tendineum perinei dargestellt. Die weitere Präparation erfolgt unter Schonung des M. transversus perinei superficialis. Die Prostata grenzt in der Tiefe an diesen Muskel, dabei lässt sich der präoperativ eingebrachte Harnblasenkatheter in diesem Bereich in der Regel gut tasten. Je nach Tumorsitz, kann die Prostata nun komplett oder partiell reseziert werden.

Nach zirkulärer Mobilisation und Entfernung des Präparates sollten von den Resektionsrändern Schnellschnitte zur Bestätigung der Resektion im Gesunden erfolgen.

14.2.4 Erweiterte Eingriffe

Die oben dargestellte totale Beckenexenteration lässt sich bei weiterer Tumorinfiltration erheblich erweitern. Dies hängt zum einen von der Expertise des Operateurs ab, zum anderen muss mit dem Patienten genau besprochen werden, welche zu erwartenden langfristigen Einschränkungen durch die erweiterte Resektion zu erwarten sind. Für all diese erweiterten Eingriffe gilt die Empfehlung, dass derart ausgedehnte Resektionen mit entsprechend aufwendigen Rekonstruktionen nur im interdisziplinären Team mit entsprechender Expertise an ausgesuchten Zentren durchgeführt werden sollten. Die Mortalitätsraten bei derartigen Eingriffen werden mit bis zu 25 % angegeben, lassen sich bei Durchführung der Operation in spezialisierten Zentren jedoch auf ca. 1,8 % senken (The PelvEx Collaborative 2018; Yang et al. 2013).

Dorsal
Bei Tumorinfiltration der kranialen Anteile des Os sacrum, lässt sich zur Erlangung der Tumorfreiheit die Resektion bis hin zur kompletten Sakrektomie erweitern (Abb. 14.4). Je nach Resektionshöhe müssen die neuronalen Strukturen, die geschont werden können, aus dem entsprechenden Nervenbündel freigelegt werden. Zu resezierende Nervenwurzeln sollten bereits bei der Präparation von ventral durchtrennt werden, da von hier eine bessere Übersicht zu gewinnen ist und so eine exaktere anatomische Zuordnung erfolgen kann. Auch die angrenzenden Gefäßstrukturen, insbesondere die aus den Neuroforamina ziehenden Venen sollten von ventral suffizient versorgt werden. Im Rahmen der dorsalen Präparation ist bei hohen Resektionen zu beachten, dass der Durasack ggf. verschlossen werden muss. Falls die Tumorinfiltration dies zulässt, kann dazu zunächst eine Laminektomie erfolgen. Im Falle der kompletten Sakrektomie muss beachtet werden, dass keine osteoligamentäre Verbindung mehr zwischen Rumpf und Becken existiert. Daher muss eine Knochenfusion der unteren Lendenwirbelsäule mit dem Os ilium hergestellt werden, um die Last des Rumpfes auf das Becken stützen zu können (von Strempel 1995). Dies sollte jedoch nur in Kliniken erfolgen, in denen neben der viszeralchirurgischen Kompetenz eine ausgewiesene orthopädisch-traumatologische Expertise besteht. Daneben sollten in dem Zentrum auch die technischen Voraussetzungen für derartige Operationen vorhanden sein. So lässt sich beispielsweise bei Verwendung einer intraoperativen Navigation der Resektionsdefekt gering halten, ohne dass die Radikalität riskiert wird (Schaser et al. 2011).

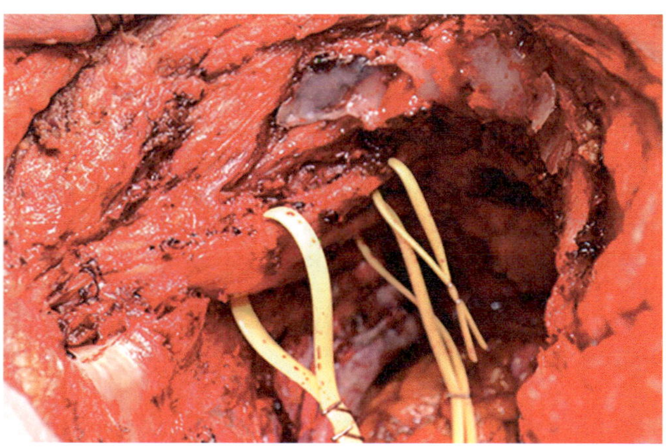

Abb. 14.4 Defekt sakral nach Sakrumteilresektion mit partiellen Erhalt des N. ischiadicus (Patient in Bauchlage)

Lateral
Im Falle der lateralen Tumorinfiltration sollte zwischen dem Befall des knöchernen Beckens und der muskulären bzw. ligamentären Beckenstrukturen unterschieden werden. In beiden Fällen müssen potenziell zu erwartende postoperative Einschränkungen klar mit dem Patienten besprochen werden. So kann bereits eine limitierte Erweiterung der Resektionsebene nach lateral zu deutlichen Funktionseinschränkungen führen, wenn die Nervenwurzeln L5–S2 reseziert werden müssen. Hier kann der Eingriff jedoch bis weit lateral ausgedehnt werden. Dabei ist zu beachten, dass akzidentielle Blutungen in der Tiefe des Foramen ischiadicum meist schwer kontrollierbar sind. Im Falle einer knöchernen Infiltration kann eine Hemipelvektomie durchgeführt werden. Hier wird zwischen einer internen und externen Hemipelvektomie unterschieden. Bei der internen Hemipelvektomie werden im Gegensatz zur externen Hemipelvektomie nur die knöchernen Strukturen reseziert, sodass eine extremitätenerhaltende Operation durchgeführt werden kann. Im Falle von ausgedehntem Befall der Glutealmuskulatur und der damit fehlenden plastischen Deckungsmöglichkeit oder falls keine suffiziente Rekonstruktion der Gefäßversorgung des Beines möglich ist, muss die externe Hemipelvektomie in Betracht gezogen werden (Nottrott et al. 2010). Aufgrund des hohen Komplikationsrisikos und der massiven Einschränkung der Funktionalität sollte dieser Eingriff nur durchgeführt werden, wenn dies die einzige kurative Möglichkeit für den Patienten darstellt.

Ventral
Auch ventral lässt sich die Resektion erheblich erweitern. Bei Infiltration der knöchernen Strukturen kann eine Resektion der Symphyse durchgeführt werden. Dabei ist eine entsprechende Beckeninstabilität zu erwarten, welche bei Bedarf im Verlauf mittels Plattenosteosynthese stabilisiert werden kann. Eine erweiterte Weichteilinfiltration kann bei der Frau bis hin zur Vulvektomie (Abb. 14.5), beim Mann zur Penektomie führen. Zur Deckung des entstandenen Weichteildefektes bietet sich hier ein VRAM-Lappen an.

14.2.5 Möglichkeiten der Beckenbodenrekonstruktion und Defektdeckung

Da die operative Entfernung von ausgedehnten Tumorrezidiven in der Regel entsprechend ausgedehnte Resektionshöhlen hinterlässt, welche unter Umständen mit

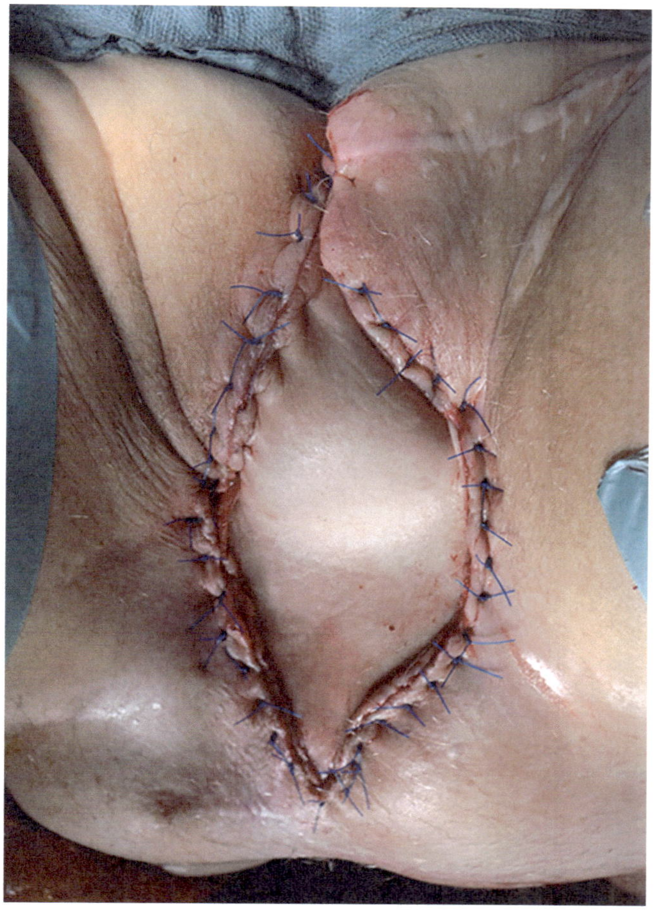

Abb. 14.5 Z.n. Vulvektomie mit Rekonstruktion durch VRAM-Lappen

großen Gewebsdefekten an der Körperoberfläche einhergehen, sollte nach Möglichkeit durch die plastische Defektdeckung neben der Integrität der Haut auch die Stabilität des Beckenbodens wiederhergestellt werden. Zusätzlich gilt es, eine Bildung von Höhlen zu vermeiden, da dadurch die Infektionsrate deutlich ansteigt. Dabei zeigen sich neben akuten postoperativen Abszessen häufig auch chronische Fisteln, die in dem voroperierten und meist vorbestrahlten Gebiet einen langen Heilungsverlauf nach sich ziehen können. Dementsprechend sollte bei der Beckenbodenrekonstruktion weitgehend auf die Verwendung von Fremdmaterialien verzichtet werden.

Zur Auffüllung von Defekthöhlen eignet sich in der Regel das Omentum majus. Um dies bis ins Becken legen zu können, muss eine links- oder rechtsgestielte Ometum-majus-Plombe hergestellt werden. Dabei wird das Omentum majus entlang der großen Kurvatur abpräpariert. Die A. gastroepiploica muss erhalten bleiben, um die Perfusion der Plombe zu gewährleisten. Je nach Bildung des Stiels, wird entweder die A. gastoepiploica dextra oder die A. gastroepiploica sinistra abgangsnah durchtrennt.

Größere Beckenbodendefekte lassen sich sehr gut mittels VRAM-Lappen decken. Darüber hinaus eignet sich dieser Lappen zur vaginalen Rekonstruktion im Falle der Vaginateilresektion (Abb. 14.6). Dabei wird ein M. rectus abdominis kranial unterhalb des Rippenbogens durchtrennt. Die Hebung kann bei Bedarf mit einer Hautinsel aus dem Oberbauch erfolgen. Oberhalb des Nabels wird in der Regel das ventrale Faszienblatt am Muskel belassen. Unterhalb des Nabels verbleibt das ventrale Faszienblatt in situ. Die Perfusion aus der A. epigastrica muss zwingend erhalten bleiben und darf durch die Verlagerung des Lappens auch nicht kompromittiert werden (Hill und Wilson 2013).

Ein Grazilislappen eignet sich, um kleine bis mittelgroße, perineale Defekte zu füllen. Dabei wird der M. gracilis je nach benötigter Länge in Höhe des distalen Oberschenkels oder an der Tibia gelöst und subkutan über mehrere Bergeschnitte gehoben – die zu hebende Hautinsel befindet sich dabei im proximalen Drittel. Auf eine sorgfältige Schonung des Gefäßstieles ist dabei zu achten, um die Perfusion erhalten zu können. Der distale Muskelanteil wird subkutan getunnelt und in den zu füllenden Defekt gelegt und dort fixiert (Abb. 14.7).

Bei größeren sakralen Wunden kann ein Verschluss mittels VY-Plastik des M. glutaeus erreicht werden. Je nach Größe des zu deckenden Bereichs, kann dies einseitig oder

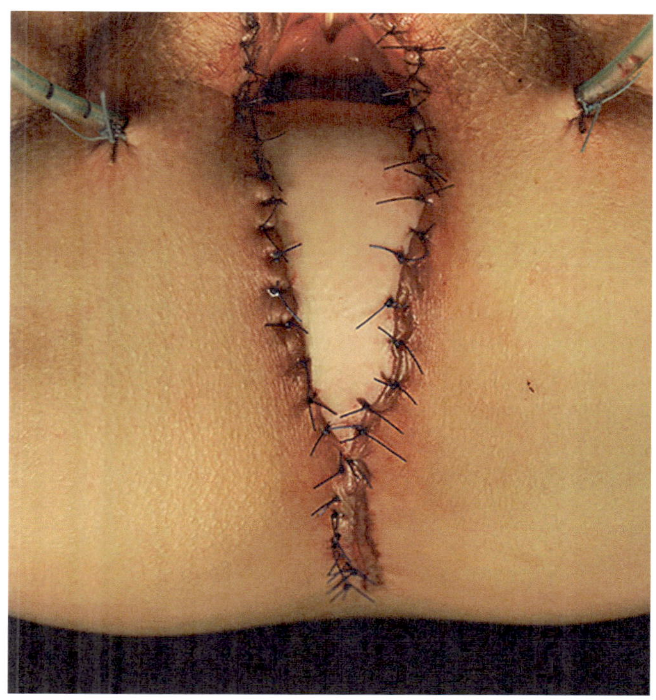

Abb. 14.6 VRAM-Lappen zur Rekonstruktion der Vaginalhinterwand

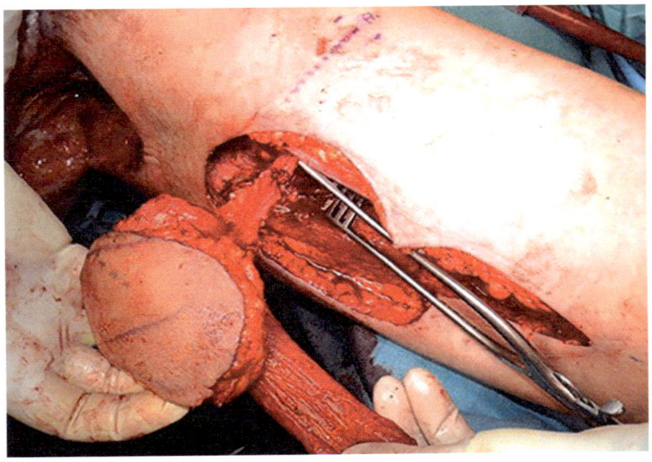

Abb. 14.7 Grazilislappen

von beiden Seiten erfolgen. Dabei muss beachtet werden, dass im Rahmen der Präparation der A. iliaca interna von abdominal die A. glutea superior erhalten wurde.

Weitere Rekonstruktionsmöglichkeiten ergeben sich durch freie Lappen, wie zum Beispiel einen muskulokutanen Lappen des M. latissimus dorsi. Zuvor müssen die infrage kommenden zu anastomosierenden Gefäße, wie beispielsweise die A. epigastica inferior auf ihre Kaliberstärke und Perfusion überprüft werden.

14.3 Prognose nach Resektion eines Rektumkarzinomrezidivs

Die Prognose nach Resektion des Rektumkarzinomrezidivs wird maßgeblich von der Möglichkeit der kompletten Resektion im Gesunden (R0) beeinflusst (Heriot et al. 2008). Dabei scheint das Ausmaß der Resektion, solange ein R0-Status erreicht werden kann, auch im Falle der Notwendigkeit einer Knochenresektion sekundär zu sein. Im Falle der kompletten Resektion kann eine 5-Jahres-Überlebensrate von ca. 28,2 % erreicht werden. Im Falle der R1-Resektion liegt diese bei 17,3 %, bei einer R2-Resektion bei 3 %.

Fazit

Die Resektion eines Rektumkarzinomrezidivs stellt eine sehr anspruchsvolle chirurgische Therapie dar. Um das genaue Ausmaß der Resektion abschätzen zu können, sollte der Chirurg in der Lage sein, die präoperative Bildgebung zu analysieren. Nur so kann er den Eingriff präoperativ planen und den Patienten auf die möglichen, funktionellen Auswirkungen der Resektion vorbereiten. Dies sollte vor dem Hintergrund erfolgen, dass nur eine Resektion im Gesunden dem Patienten einen Überlebensvorteil bietet. Je nach Ausbreitung des Rezidivs muss die Operation im interdisziplinären Team geplant und durchgeführt werden. Neben der Resektion stellt auch die häufig komplexe plastische Rekonstruktion eine ebenso große Herausforderung dar. Aufgrund der häufig entstehenden postoperativen Funktionseinschränkungen, die sich u. a. im Rahmen der Mobilisation bemerkbar machen, und des hohen Komplikationsrisikos sollte auch die postoperative Betreuung durch besonders geschultes Personal erfolgen. Dies sind nur einige Gründe, warum derartige Behandlungskonzepte nur an spezialisierten Zentren mit entsprechender Expertise umgesetzt werden sollten.

Literatur

Bauer KH (1963) Operative Krebsbehandlung. In: Das Krebsproblem: Einführung in die allgemeine Geschwulstlehre für Studierende, Ärzte und Naturwissenschaftler. Springer, Berlin, S 654–716 https://doi.org/10.1007/978-3-642-86062-1

Becker T (2016) Harnleiterneueinpflanzung in Psoas-Hitch-Technik und Boari-Plastik. Aktuel Urol 47:152–165. https://doi.org/10.1055/s-0041-108886

Berger G (1998) Chirurgische Therapie des Kolon- und Rektumkarzinomrezidivs. In: Buhr HJ, Albrecht D (Hrsg) Operationskurs Kolorektales Karzinom. Barth, Leipzig, S 153–157

Bhangu A, Ali SM, Darzi A, Brown G, Tekkis P (2012) Meta-analysis of survival based on resection margin status following surgery for recurrent rectal cancer. Colorectal Dis 14:1457–1466. https://doi.org/10.1111/j.1463-1318.2012.03005.x

Brophy PF, Hoffman JP, Eisenberg BL (1994) The role of palliative pelvic exenteration. Am J Surg 167:386–390

Calleja JL et al (2016) Ferric carboxymaltose reduces transfusions and hospital stay in patients with colon cancer and anemia. Int J Colorectal Dis 31:543–551. https://doi.org/10.1007/s00384-015-2461-x

Dattani M et al (2018) Oncological and survival outcomes in watch and wait patients with a clinical complete response after neoadjuvant chemoradiotherapy for rectal cancer: a systematic review and pooled analysis. Ann Surg. https://doi.org/10.1097/sla.0000000000002761

Enriquez-Navascues JM et al (2011) Patterns of local recurrence in rectal cancer after a multidisciplinary approach. World J Gastroenterol 17:1674–1684. https://doi.org/10.3748/wjg.v17.i13.1674

Gall FP, Scheele J (1986) Maligne Tumoren des Rektums. In: Gall FP, Hermanek P, Tonak J (Hrsg) Chirurgische Onkologie: Histologie-und stadiengerechte Therapie maligner Tumoren. Springer, Heidelberg, S 520–580 https://doi.org/10.1007/978-3-642-69600-8

Gillis C et al (2018) Effects of nutritional prehabilitation, with and without exercise, on outcomes of patients who undergo colorectal surgery: a systematic review and meta-analysis. Gastroenterology. https://doi.org/10.1053/j.gastro.2018.05.012

Grosu S, Schafer AO, Baumann T, Manegold P, Langer M, Gerstmair A (2016) Differentiating locally recurrent rectal cancer from scar tissue: value of diffusion-weighted MRI. Eur J Radiol 85:1265–1270. https://doi.org/10.1016/j.ejrad.2016.04.006

Heger U, Koch M, Büchler M, Weitz J (2010) Totale Beckenexenteration. Der Chirurg 81:897–901. https://doi.org/10.1007/s00104-010-1945-z

Heriot AG, Tekkis PP, Darzi A, Mackay J (2006) Surgery for local recurrence of rectal cancer. Colorectal Dis 8:733–747. https://doi.org/10.1111/j.1463-1318.2006.01018.x

Heriot AG et al (2008) Extended radical resection: the choice for locally recurrent rectal cancer. Dis Colon Rectum 51:284–291. https://doi.org/10.1007/s10350-007-9152-9

Hill J, Wilson M (2013) Salvage surgery of recurrent anal cancer. In: Zbar AP, Madoff RD, Wexner SD (Hrsg) Reconstructive surgery of the rectum, anus and perineum. Springer, Heidelberg, S 201–210. https://doi.org/10.1007/978-1-84882-413-3

Höcht S, Wiegel T, Hammad R, Hinkelbein W (2002) Pelvic sites of recurrence in rectal cancer. Lancet 360:879–880. https://doi.org/10.1016/s0140-6736(02)09989-0

Höckel M (2010) Onkologische Beckenchirurgie unter gynäkologischen Gesichtspunkten. Der Chirurg 81:875–882. https://doi.org/10.1007/s00104-010-1944-0

Huebner RH, Park KC, Shepherd JE, Schwimmer J, Czernin J, Phelps ME, Gambhir SS (2000) A meta-analysis of the literature for whole-body FDG PET detection of recurrent colorectal cancer. J Nucl Med 41:1177–1189

Iversen H, Martling A, Johansson H, Nilsson PJ, Holm T (2018) Pelvic local recurrence from colorectal cancer: surgical challenge with changing preconditions. Colorectal Dis 20:399–406. https://doi.org/10.1111/codi.13966

Jimenez RE, Shoup M, Cohen AM, Paty PB, Guillem J, Wong WD (2003) Contemporary outcomes of total pelvic exenteration in the treatment of colorectal cancer. Dis Colon Rectum 46:1619–1625. https://doi.org/10.1097/01.dcr.0000098930.38184.52

Jones HJS, Cunningham C, Nicholson GA, Hompes R (2018) Outcomes following completion and salvage surgery for early rectal cancer: A systematic review. Eur J Surg Oncol 44:15–23. https://doi.org/10.1016/j.ejso.2017.10.212

Kübler H, Gschwend J (2010) Onkologische Beckenchirurgie unter urologischen Gesichtspunkten. Der Chirurg 81:883–888. https://doi.org/10.1007/s00104-010-1943-1

Kusters M et al (2010) Patterns of local recurrence in rectal cancer; a study of the Dutch TME trial. Eur J Surg Oncol 36:470–476. https://doi.org/10.1016/j.ejso.2009.11.011

Lambregts DM, Cappendijk VC, Maas M, Beets GL, Beets-Tan RG (2011) Value of MRI and diffusion-weighted MRI for the diagnosis of locally recurrent rectal cancer. Eur Radiol 21:1250–1258. https://doi.org/10.1007/s00330-010-2052-8

Martens MH et al (2016) Long-term outcome of an organ preservation program after neoadjuvant treatment for rectal cancer. J Natl Cancer Inst 108 https://doi.org/10.1093/jnci/djw171

Nottrott M, Streitbürger A, Gosheger G, Dieckmann R, Gebert C, Henrichs M-P, Hardes J (2010) Hemipelvektomie: Worauf kommt es an? OP-JOURNAL 26:192–195. https://doi.org/10.1055/s-0030-1250544

Palmer G, Martling A, Cedermark B, Holm T (2007) A population-based study on the management and outcome in patients with locally recurrent rectal cancer. Ann Surg Oncol 14:447–454. https://doi.org/10.1245/s10434-006-9256-9

Pawlik TM, Skibber JM, Rodriguez-Bigas MA (2006) Pelvic exenteration for advanced pelvic malignancies. Ann Surg Oncol 13:612–623. https://doi.org/10.1245/aso.2006.03.082

PelvEx C (2018) Factors affecting outcomes following pelvic exenteration for locally recurrent rectal cancer. Br J Surg 105:650–657. https://doi.org/10.1002/bjs.10734

Pistorius S, Reeps C, Weitz J (2016) Komplexe Becken-und Sarkomchirurgie mit Gefäßersatz. Der Chirurg 87:108–113. https://doi.org/10.1007/s00104-015-0123-8

Plodeck V, Rahbari NN, Weitz J et al (2019) FDG-PET/MRI in patients with pelvic recurrence of rectal cancer: first clinical experiences. Eur Radiol 29(1):422–428. https://doi.org/10.1007/s00330-018-5589-6

Quyn AJ, Solomon MJ, Lee PM, Badgery-Parker T, Masya LM, Young JM (2016) Palliative pelvic exenteration: clinical outcomes and quality of life. Dis Colon Rectum 59:1005–1010. https://doi.org/10.1097/DCR.0000000000000679

Rahbari NN et al (2011) Surgery for locally recurrent rectal cancer in the era of total mesorectal excision: is there still a chance for cure? Ann Surg 253:522–533. https://doi.org/10.1097/SLA.0b013e3182096d4f

Rausa E, Kelly ME, Bonavina L, O'Connell PR, Winter DC (2017) A systematic review examining quality of life following pelvic exenteration for locally advanced and recurrent rectal cancer. Colorectal Dis 19:430–436. https://doi.org/10.1111/codi.13647

Rizzo G et al (2017) Transanal endoscopic microsurgery after neoadjuvant radiochemotherapy for locally advanced extraperitoneal rectal cancer. Eur J Surg Oncol 43:1488–1493. https://doi.org/10.1016/j.ejso.2017.05.011

Schaser K-D, Druschel C, Engelhardt T, Melcher I, Haas NP, Disch AC et al (2011) Navigation-assisted resections with image-guided surgery for primary and metastatic tumours of the spine and sacrum. ArgoSpine News & Journal 23(4):139–148. https://doi.org/10.1007/s12240-011-0027-5

Suzuki K et al (1995) Intraoperative irradiation after palliative surgery for locally recurrent rectal cancer. Cancer 75:939–952. https://doi.org/10.1002/1097-0142(19950215)75:4<939:AID-CNCR38>3.0.CO;2-E

Troja A, Raab H (2010) Lokalrezidiv des Rektumkarzinoms Der Chirurg 81:889–896. https://doi.org/10.1007/s00104-010-1942-2

Valentini V et al (2006) Preoperative hyperfractionated chemoradiation for locally recurrent rectal cancer in patients previously irradiated to the pelvis: a multicentric phase II study. Int J Radiat Oncol Biol Phys 64:1129–1139. https://doi.org/10.1016/j.ijrobp.2005.09.017

von Strempel A (1995) Die kombinierte totale Sakrektomie bei Tumoren des Os sacrum. Operative Orthopädie und Traumatologie 7:60–70. https://doi.org/10.1007/bf02510271

Wanebo HJ, Antoniuk P, Koness RJ, Levy A, Vezeridis M, Cohen SI, Wrobleski DE (1999) Pelvic resection of recurrent rectal cancer: technical considerations and outcomes. Dis Colon Rectum 42:1438–1448. https://doi.org/10.1007/BF02235044

Westberg K, Palmer G, Hjern F, Nordenvall C, Johansson H, Holm T, Martling A (2017) Population-based study of factors predicting treatment intention in patients with locally recurrent rectal cancer. Br J Surg 104:1866–1873. https://doi.org/10.1002/bjs.10645

Westberg K, Palmer G, Hjern F, Johansson H, Holm T, Martling A (2018) Management and prognosis of locally recurrent rectal cancer – a national population-based study. Eur J Surg Oncol 44:100–107. https://doi.org/10.1016/j.ejso.2017.11.013

Williams NS (1993) Surgical treatment of rectal cancer. In: Keighley MRB, Williams NS (Hrsg) Surgery of the anus, rectum and colon, Bd. 1. Saunders, London S, S 939–1053

World Health Organization Consensus Conference on Bladder Cancer (2007) Urinary diversion. Urol 69:17–49. https://doi.org/10.1016/j.urology.2006.05.058

World Health Organization (2016) Global guidelines for the prevention of surgical site infection. World Health Organization. http://apps.who.int/iris/bitstream/handle/10665/250680/9789241549882-eng.pdf?sequence=1. Zugegriffen: 12. Juni 2018

Yang TX, Morris DL, Chua TC (2013) Pelvic exenteration for rectal cancer: a systematic review. Dis Colon Rectum 56:519–531. https://doi.org/10.1097/DCR.0b013e31827a7868

Stichwortverzeichnis

M. E. Kreis und P. Asbach (Hrsg.), *MRT-basierte Chirurgie des Rektumkarzinoms,* https://doi.org/10.1007/978-3-662-58159-9

S

T

MIX
Papier aus verantwortungsvollen Quellen
Paper from responsible sources
FSC® C105338

If you have any concerns about our products,
you can contact us on
ProductSafety@springernature.com

In case Publisher is established outside the EU,
the EU authorized representative is:
Springer Nature Customer Service Center GmbH
Europaplatz 3, 69115 Heidelberg, Germany

Printed by Libri Plureos GmbH
in Hamburg, Germany